国家卫生健康委员会"十四五"规划教材

全国高等学校教材

供医学检验技术专业用

临床输血学检验技术

第 **2** 版

主　　审　洪秀华
主　　编　王学锋
副 主 编　谭　斌　黄远帅

数 字 主 编　戴　菁
数字副主编　谭　斌　黄远帅

人民卫生出版社
·北 京·

图书在版编目（CIP）数据

临床输血学检验技术 / 王学锋主编. -- 2 版. --
北京 ：人民卫生出版社，2025. 5. --（全国高等学校医
学检验专业第七轮暨医学检验技术专业第二轮规划教材）.
ISBN 978-7-117-37871-0

Ⅰ. R446. 11

中国国家版本馆 CIP 数据核字第 2025YR7726 号

人卫智网	www.ipmph.com	医学教育、学术、考试、健康，
		购书智慧智能综合服务平台
人卫官网	www.pmph.com	人卫官方资讯发布平台

临床输血学检验技术
Linchuang Shuxuexue Jianyanjishu
第 2 版

主　　编：王学锋
出版发行：人民卫生出版社（中继线 010-59780011）
地　　址：北京市朝阳区潘家园南里 19 号
邮　　编：100021
E - mail：pmph @ pmph.com
购书热线：010-59787592　010-59787584　010-65264830
印　　刷：人卫印务（北京）有限公司
经　　销：新华书店
开　　本：850×1168　1/16　印张：13
字　　数：349 千字
版　　次：2015 年 3 月第 1 版　　2025 年 5 月第 2 版
印　　次：2025 年 6 月第 1 次印刷
标准书号：ISBN 978-7-117-37871-0
定　　价：49.00 元

打击盗版举报电话：**010-59787491**　E-mail：**WQ @ pmph.com**
质量问题联系电话：**010-59787234**　E-mail：**zhiliang @ pmph.com**
数字融合服务电话：**4001118166**　E-mail：**zengzhi @ pmph.com**

编委名单

编　　委（以姓氏笔画为序）

王学锋　上海交通大学医学院附属瑞金医院

王海燕　青岛大学附属医院

邱　艳　北京市红十字血液中心

沈春梅　南方医科大学南方医院

张鹏宇　天津医科大学肿瘤医院

陈凤花　华中科技大学同济医学院附属协和医院

桂　嵘　中南大学湘雅三医院

黄远帅　西南医科大学附属医院

曾　涛　广东医科大学附属医院

蔡晓红　上海交通大学医学院附属瑞金医院

谭　斌　四川大学华西医院

编写秘书　雷　航　上海交通大学医学院附属瑞金医院

数字编委

新形态教材使用说明

新形态教材是充分利用多种形式的数字资源及现代信息技术,通过二维码将纸书内容与数字资源进行深度融合的教材。本套教材全部以新形态教材形式出版,每本教材均配有特色的数字资源,读者阅读纸书时可以扫描二维码,获取数字资源。

获取数字资源的步骤

1 扫描封底红标二维码,获取图书"使用说明"。

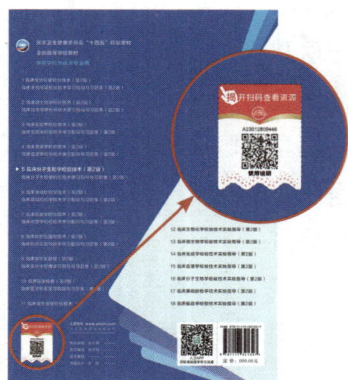

2 揭开红标,扫描绿标激活码,注册/登录人卫账号获取数字资源。

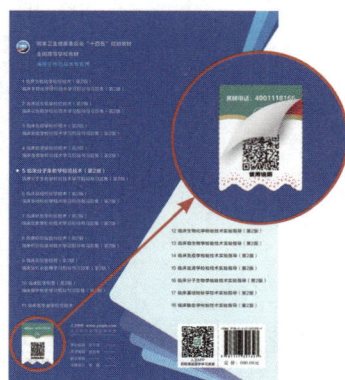

3 扫描书内二维码或封底绿标激活码随时查看数字资源。

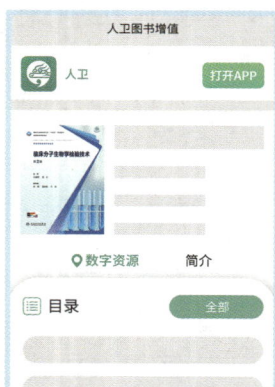

4 登录 zengzhi.ipmph.com 或下载应用体验更多功能和服务。

扫描下载应用

客户服务热线 400-111-8166

读者信息反馈方式

欢迎登录"人卫e教"平台官网"medu.pmph.com",在首页注册登录后,即可通过输入书名书号或主编姓名等关键字,查询我社已出版教材,并可对该教材进行读者反馈、图书纠错、撰写书评以及分享资源等。

全国高等学校医学检验专业第七轮暨医学检验技术专业第二轮规划教材修订说明

我国高等医学检验专业建设始于 20 世纪 80 年代初，人民卫生出版社于 1989 年出版了第一套医学检验专业规划教材，共 5 个品种。至 2012 年出版的第五轮医学检验专业规划教材，已经形成由理论教材与配套实验指导和习题集组成的比较成熟的教材体系。2012 年，教育部对《普通高等学校本科专业目录》进行了调整，将医学检验专业（五年制）改为医学检验技术专业（四年制），隶属医学技术类，授予理学学士学位。人民卫生出版社于 2013 年启动了新一轮教材的编写，在 2015 年推出了全国高等学校医学检验专业第六轮暨医学检验技术专业第一轮规划教材，对医学检验技术专业的发展起到了非常关键的引领和规范作用。

进入新时代，在推进健康中国建设，从"以治病为中心"向"以健康为中心"的转变过程中，医学检验技术专业的发展面临更多机遇与挑战。《国务院办公厅关于加快医学教育创新发展的指导意见》中明确指出，要推进医工、医理、医文学科交叉融合，加强"医学 +X"多学科背景的复合型创新拔尖人才培养。党的二十大报告也提出，要加强基础学科、新兴学科、交叉学科建设。医学检验技术属于典型的交叉学科，医工、医理结合紧密，发展迅速，学科内容不断扩增，社会需求不断增加，目前开设本专业的本科院校已增加到 160 余所，广大院校对教材建设也提出了新需求。

为促进教育、科技、人才一体化发展，人民卫生出版社在与教育部高等学校教学指导委员会医学技术类专业教学指导委员会、全国高等医学院校医学检验专业校际协作理事会联合对第一轮医学检验技术专业规划教材的使用情况进行广泛调研的基础上，启动全国高等学校医学检验专业第七轮暨医学检验技术专业第二轮规划教材的编写修订工作。

本轮教材的修订和编写特点如下：

1. 坚持立德树人，满足社会需求　从教材顶层设计到编写的各环节，始终坚持面向需求凝炼教材内容，以立德树人为根本任务，以为党育人、为国育才为根本目标。在专业内容中有机融入思政元素，体现我国医学检验学科 40 多年取得的辉煌成就，培育具有爱国、创新、求实、奉献精神的医学检验技术专业人才。

2. 优化教材体系，服务学科建设　为了更好地适应医学检验技术专业教育教学改革，体现学科特点，提升专业人才培养质量，本轮教材将原作为理论教材配套的实验指导类教材纳入规划教材体系，突出本专业的技术属性；第一轮教材将医学检验专业规划教材中的《临床寄生虫检验》相关内容并入《临床基础检验学技术》，根据调研反馈意见，本轮另编《临床寄生虫学检验技术》，以适应院校教学实际需要。

3. 坚持编写原则，打造精品教材　本轮教材编写立足医学检验技术专业四年制本科教育，坚持教材"三基"（基础理论、基本知识、基本技能）、"五性"（思想性、科学性、先进性、启发性、适用性）和"三特定"（特定目标、特定对象、特定限制）的编写原则。严格控制纸质教材字数，突出重点；注重内容整体优化，尽量避免套系内教材内容的交叉重复；提升全套教材印刷质量，全彩教材使用便于书写、不反光的纸张。

4. 建设新形态教材，服务数字化转型　为进一步满足医学检验技术专业教育数字化需求，更好地实现理论与实践结合，本轮教材采用纸质教材与数字内容融合出版的形式，实现教材的数字化开发，全面推进新形态教材建设。根据教学实际需求，突出医学检验学科特色资源建设、支持教学深度应用，有效服务线上教学、混合式教学等教学模式，推进医学检验技术专业的智慧智能智育发展。

全国高等学校医学检验专业第七轮暨医学检验技术专业第二轮规划教材共 18 种，均为国家卫生健康委员会"十四五"规划教材。将于 2025 年出版发行，数字内容也将同步上线。希望广大院校在使用过程中能多提供宝贵意见，反馈使用信息，为第三轮教材的修订工作建言献策，提高教材质量。

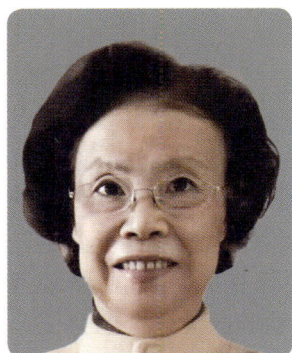

洪秀华

女，1946年2月出生于上海，教授。从事医学临床与医学教育50余年，近30年来一直承担医学检验与实验诊断学教学工作。

任职期间主审、主编与参编教材与专著50多部，其中担任医学检验专业国家级规划教材《临床微生物学检验》《医学检验技术》《医学免疫学与免疫学检验》《输血学检验技术》多版次主编与主审，长学制临床医学国家级规划教材《实验诊断学》多版次主审与编委；《检验医学名词》审定委员会学术顾问；另承担专著《中华医学百科全书·实验诊断学》《全国临床检验操作规程》等副主编与审评工作，目前仍承担多部国家规划教材的主审工作，致力于实验诊断学教育事业。曾获"宝钢教育奖（1999年）""我最喜爱的教师（上海交通大学医学院2008年）"等荣誉称号。

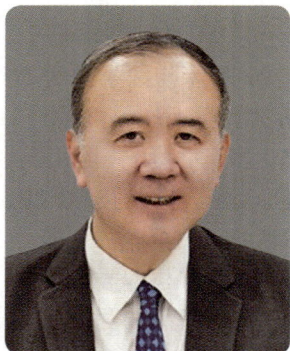

王学锋

男，1963年出生于上海，主任医师，教授（二级岗），博士生导师。上海交通大学医学院医学技术学院副院长，检验系主任；上海交通大学医学院附属瑞金医院实验诊断中心主任，检验科主任，临床输血科主任。兼任中华医学会检验医学分会常务委员，中华医学会检验医学分会临床血液体液学学组组长，上海市医学会检验医学专科分会主任委员，中国输血协会临床输血学专业委员会主任委员，中国医学装备协会检验医学分会副会长，中国老年医学学会检验医学分会副会长。

获得国家科学技术进步奖二等奖2次，省部级科学技术进步奖一等奖3次。从事临床教学工作39年，作为主编/副主编参编国家级规划教材各2部。《诊断学理论与实践》主编，*LabMed Discovery*执行主编，《血栓与止血学》《检验医学》副主编。获得上海市杰出专科医师奖，入选上海领军人才。

副主编简介

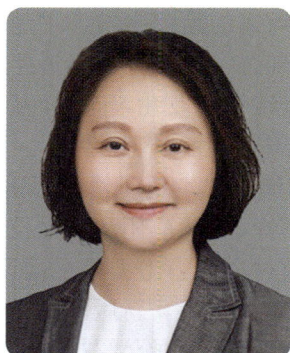

谭 斌

女，196?年出生于四川眉山，副教授。四川大学华西医院输血科主任，四川大学华西临床医学院临床输血学检验技术课程负责人。从事输血临床与教学工作32年。曾获得四川大学"优秀实习指导教师""远程教学优秀个人"和"进修生优秀指导教师"等荣誉。兼任中国医师协会第五届输血科医师分会委员；四川省医学会第七届临床输血专业委员会常务委员；四川省医师协会第二届输血科医师分会常务委员；成都市医学会第二届临床输血专业委员会副主任委员。

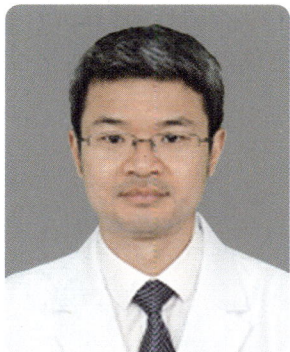

黄远帅

男，1978年9月出生于四川荣县，研究员，医学博士，美国凯斯西储大学博士后，硕士研究生导师。西南医科大学附属医院输血科主任。兼任中华医学会临床输血学分会第二届青年委员会副主任委员，中国输血协会临床输血学专业委员会委员，中国输血协会临床输血管理学专业委员会委员，白求恩公益基金会第二届输血医学专家委员会执行副主任委员，四川省医学会第八届临床输血专业委员会候任主任委员，四川省医师协会第二届输血科医师分会副会长。

从事教学工作至今24年。入选2018年国家留学基金委"西部地区人才培养特别项目"，2019年被评为四川省海外高层次留学人才。

前　言

　　输血医学历经数百年的发展，现如今作为现代医学的重要组成部分，在疾病的治疗中发挥了越来越重要的作用。输血医学涵盖血液学、生理学、遗传学和免疫学等多个基础医学学科领域。近年来，随着精准输血和输血治疗新技术的不断涌现，大大提升了临床输血的安全性和有效性。同时，基于大数据和循证医学的输血管理策略的逐步推广，也进一步提高了输血治疗的科学性和规范性。

　　随着现代生物技术和信息技术的不断进步，输血医学迎来更加广阔的发展前景。适时修订第1版《临床输血学检验技术》极有必要。新版教材系统介绍了输血医学的基本理论、临床应用和前沿技术，探讨输血医学的未来发展方向。为突出教材的"宽、新、精"特点，新版教材在内容上力争全面，突出重点，更新知识点，体现近年来国际先进输血理念、新技术及输血医学的重要进展。新版教材由上版的16章缩减至11章，突出重点。针对医学技术专业学生，技术性内容侧重于深入介绍技术原理、方法学评价以及在临床中的应用。注重培养学生的多方面能力，包括自学、动手、思维、创新、理论联系实际、问题解决与协调沟通等能力，强调对学生实践和创新能力的培养。

　　新版教材与国家医学检验技术专业资格考试的要求紧密对接，加强了与输血相关的基础医学内容，并增设数字资源内容。此外，教材着重介绍临床中常见疾病的输血及其检测，融入患者血液管理理念，精简了管理学内容。

　　新版教材虽在上版教材基础上进行了修订，但由于输血医学发展迅速，相关学科日新月异，故内容上难免存在不全甚至不妥之处，敬请专家和广大读者批评指正并提出宝贵意见，使《临床输血学检验技术》的编写质量日臻完善。

王学锋

2024年12月

目 录

第一章 绪 论

输血医学是一门综合性学科，涵盖血液学、生理学、遗传学和免疫学等基础医学学科，主要研究血液及其成分的采集、制备、检测、储存和临床应用。该领域还包括对献血者和受血者的评估，以确保输血的安全性和有效性。此外，输血医学还关注输血过程中输血反应的预防和管理，以及对医护人员的培训。随着医学检验技术的进步，血液成分中的病原体检测水平显著提高，减少了输血传播感染的风险。新兴技术如基因编辑、合成生物学和人工智能等的应用，推动了输血医学向更加安全、有效和个性化的方向发展。自动化和信息化管理系统提高了血液处理的效率和准确性，确保了血液产品的可追溯性。面对全球化带来的血液资源分配不均和伦理挑战，国际协作和最佳实践的分享变得尤为重要。另外，精准医疗的兴起也为输血医学提供了新的研究方向和治疗思路。

一、输血医学及其发展史

输血医学是以血液从献血者输注给受血者进行治疗为中心而发展的，其起源可以追溯至远古时期，但直到 17 世纪才开始形成科学的基础，其发展经历几次重大的突破，包括血液循环的发现、血型系统的发现、抗凝剂的发明以及塑料输血器材的应用等。经过多年不断地探索、总结，输血医学取得了飞跃式的发展，已成为现代医学的重要组成部分。

（一）输血医学的起源和早期历史

在生物学和医学创立发展前，人类在打猎和战争中发现伤员会从伤口流出血液，导致伤员迅速死亡。因此，古人把血液看得十分神秘，也认识到血液对于人的生命是非常重要的。

输血医学的历史可以追溯到 17 世纪，当时对血液的认识还处于启蒙阶段。1616 年，英国医生 Harvey 用动物实验阐明了血液在体内的循环方向，并于 1628 年发表论文阐述了循环系统："心脏像一个泵，它的收缩产生了脉搏，将血液挤压到动脉，血液再顺着血管流回心脏。血液由此在体内完成了一次循环。"该系统的发现为经静脉注入液体和药物的可能性提供了理论依据。1665 年，牛津大学科学家 Lower 完成了首例动物间输血试验，他将一条濒临死亡的犬的静脉与另一条健康犬的动脉连接起来，前者输血后被救活。1667 年法国科学家 Denis 将羊血输入 1 名 15 岁男孩的静脉，该患者输血后未见不良反应。此后 Denis 又为 9 名精神病患者进行异种血输血治疗，其中 1 名 34 岁男性患者第二次输血后发生了典型的溶血性输血反应，导致该患者死亡。这一事故使英法两国决定禁止输血治疗，输血研究因此停滞了 150 余年。

19 世纪，随着科学技术的进步，人们对血液的了解也在逐渐深入。1818 年英国产科医生 Blundell 首次进行了人—人输血。受血者为 1 名癌症患者，输血后患者病情一度明显改善。此后 Blundell 为产后出血患者和其他患者进行输血取得了明显的疗效，共进行了 10 次输血，其中 5 次获得成功，但由于未能解决抗凝及输血装置的改进等一系列问题，19 世纪末的输血疗效并不确定。

（二）血型的发现

输血发展史上里程碑式的进展是 1900 年奥地利维也纳科学家 Landsteiner 发现一些人的血清能凝集其他人的红细胞，确认红细胞有 A、B、C（后更名为 O）和 AB 血型，奠定了输血治疗的理论基础。在红细胞 ABO 血型系统发现后，包括 P、M 和 N 等的一系列血型系统不断被发现，其中最重要的是 1939 年发现的 Rh 血型系统（Rh blood group system）。Landsteiner 和 Wiener 用恒河猴红细胞免疫猪和兔子获得血清，此抗血清和此前不久接受同型血发生输血反应的 O 型血妇女的血清均能凝集 85% 白种人血液中的红细胞，但不能凝集其余 15% 人血液样品的红细胞，从而确认此为新发现的红细胞抗原系统，称为 Rh 系统。

（三）输血医学的逐步发展

1. 交叉配血试验的建立 自从血型系统被发现后，为确保输血安全，交叉配血试验随即被建立并应用。1907 年，Ludvig Hektoen 首次采用凝集反应做输血相容性检测，奠定了交叉配血试验的基础。1908 年，Reuben Ottenberg 进行了首次实际应用，减少了输血引起的溶血反应。1945 年，英国免疫学家 Robin Coombs 发明了抗球蛋白试验，使不完全抗体（IgG）的检测成为可能，而间接或直接的血液凝集试验后来被命名为 Coombs 试验，至今仍然是血型血清学最经典的核心技术之一。交叉配血试验如今在临床中被普遍采用，极大地提高了输血的安全性。

2. 抗凝剂和保养剂的发明 在抗凝剂应用之前，输血必须在血液采集后立即进行。1940 年，Belgium 和 Argentina 报告了柠檬酸钠的抗血液凝固作用，此后 Lewisohn 确定了柠檬酸钠起抗凝作用的适当浓度，使得建立血库、保存血液备用成为可能。1943 年第二次世界大战时，Loutit 和 Mollison 研制了 ACD（柠檬酸 - 柠檬酸钠 - 葡萄糖）配方，使血液能在血库保存至采血后 3 周。这一配方一直沿用至今。

3. 输血器材的应用与血液成分分离 早期的采血、输血一直使用带橡胶塞的玻璃瓶，不仅不方便，而且可引起热原反应。1952 年，Walter 和 Murphy 报告了用聚乙烯树脂制备密闭输血器材的研究结果。实际应用证实塑料输血器材具有许多优点，包括容易适应不同的需求、可在密闭条件下分出血浆等，因此塑料器材很快取代玻璃瓶并使血液成分分离成为可能。第二次世界大战对血液制品的需求，推动了血液制品分离技术的开发。Cohn 和他的同事开发和应用低温乙醇法制备血浆蛋白制品。白蛋白、免疫球蛋白和凝血因子制品的生产和应用使血液成分疗法达到了新的高度。

随着临床输血实践的增多，输血不良反应和事件不断增加，输血技术面临新的挑战。而输血相关学科的发展，为安全输血提供了理论和实践基础：①血型学、血液免疫学和病毒学的发展，把输血引向更加安全的轨道；②血液代用品和生长因子的出现，使输血相关免疫问题和输血传播疾病得以缓解；③成分输血的提倡，既提高了输血疗效又降低了输血风险。20 世纪 50 年代以来，现代输血医学已经成为医学与其他学科紧密结合的新学科，得到持续发展。

我国的现代输血医学始于 20 世纪初。1921 年，北京协和医院首次开展了我国的临床输血；1952 年，沈阳成立了我国首个军用血库；1955 年，上海建立了首个市级血库，标志着我国输血医学的系统化发展；1957 年，天津成立了输血及血液学研究所，次年该研究所转归中国医学科学院，为我国输血医学的发展奠定了坚实基础。1960—1968年杨成民教授等研发出具有中国特色和达到国际先进水平的塑料血袋和采、分、输血全封闭系统，为我国临床输血迈向成分输血的变革提供了有利条件，为降低输血反应发挥了重要作用。1974年，赵桐茂教授首先在我国开始HLA研究，并于1987年撰写出版了《人类血型遗传学》，为我国血型遗传学的发展提供了理论基础。2016年，国家标准化管理委员会正式将输血医学定为二级学科，这标志着我国输血学科的发展迈入新阶段。

二、输血医学的主要领域及发展趋势

未来，输血医学将持续革新，包括血液成分的分离技术、病原体检测方法以及自动化的血液处理系统等。这些进步不仅能确保输血的安全性，还能提高输血治疗的有效性。当今，输血医学已经成为一个高度专业化的学科，不仅包括血液的征集、检测、储存和分发，还涉及输血反应管理和血液病治疗。此外，该领域已扩展至对干细胞与组织工程等前沿科学的研究。

（一）免疫血液学

免疫血液学（immunohematology）是现代输血医学的一个核心领域，专注于研究血型及其相关抗原和抗体。血型，作为血液成分的一种遗传多态性标记，不仅包括红细胞血型，还涵盖血小板抗原和白细胞抗原等。随着分子生物学的进展，我们对血型抗原与抗体之间的相互作用有了更深入的理解，这些知识的积累也推动了稀有血型抗原的合成与改造，为输血领域带来了革新性疗法。免疫血液学的研究能够更精确地解决如胎母免疫性疾病、自身免疫性溶血性贫血、血小板输注无效以及各类输血反应等临床挑战，对提高输血的安全性和有效性至关重要。此外，这一领域的发展还推动了免疫学和移植学的进步，同时为遗传学、人类学、法医学和输血学开辟了新的研究方向。

（二）安全输血

安全输血是指采取一系列措施和标准操作程序来保证输血的安全。包括合理选择和筛选血液捐献者，对捐献的血液进行严格的检测（包括传染病标志物检测）、分类和处理，以及在输血前进行严格的血液相容性检测。此外，还涉及对输血实践的持续监控和评估，以及对医护人员进行输血知识和技能的培训。安全输血的目标是使输血过程中可能发生的不良反应和风险最小化，确保患者在接受输血治疗时的安全性和有效性。医学检验技术的不断发展，使病原体检测水平明显提高。世界各国在普遍采用免疫学方法检测血液中各种病原体的抗原或抗体的基础上，结合核酸扩增技术（nucleic acid amplification testing，NAT）直接检测血液中病原体核酸，这些措施已经使输血传播疾病的危险性大大降低。但随着我们对输血相关病原体的认识日益深化，除乙型肝炎病毒（hepatitis B virus，HBV）、丙型肝炎病毒（hepatitis C virus，HCV）和人类免疫缺陷病毒（human immunodeficiency virus，HIV）外，还确认其他一些病原体也可经输血传播。世界各国正在研究如何进一步提高输血安全，不断开发和应用病原体灭活、白细胞过滤、血液辐照等技术，进一步提高病原体筛查技术灵敏度，缩短窗口期，大大降低输血传播疾病的危险性。

血液安全监测（haemovigilance）指用于监测和改善输血过程安全性的系统和活动，旨在识别和预防与输血相关的不良事件和不良反应。其包括对输血服务的全过程进行监控，从血液的捐献、处理、储存到最终的输血，以及对输血后的患者反应进行跟踪和分析。血液安全监测系统的目标是提高输血的整体安全性和质量，确保患者得到最安全、最有效的输血治疗。

（三）患者血液管理

患者血液管理（patient blood management，PBM）是基于循证医学、以患者为中心的多学科方法，旨在减少或避免异体输血，改善患者预后。其核心理念包括促进造血、减少出血、优化贫血耐受。通过促进自体造血、采取措施控制失血和出血，优先考虑自体输血方式，合理使用血液制品，科学合理输血，最大限度利用患者的生理代偿机制，尽量减少不必要的输血。近年来，关于全血与成分血的使用在某些特定临床场景下（如急性大出血）也有新的认识，强调根据临床实际情况做出个体化、情境化的输血决策。

（四）临床输血治疗

临床输血治疗从传统的血液输注向更为精准和个性化治疗的方向拓展。科技进步为治疗性血液成分单采术和免疫细胞治疗带来新的发展。治疗性血液成分单采术，即通过血液分离技术采集特定的血液成分，用于特定患者的治疗，提高了输血治疗的安全性和有效性。随着分离技术的不断优化和新型设备的应用，我们能够更精确地匹配患者的需求，减少不必要的成分输注，从而降低不良反应的风险。

在这个框架内，输血门诊作为一个专门的临床服务单元，也在不断地发展和拓展其服务范围。这些门诊不仅提供常规的血液成分输注，还专注于实施个性化输血计划，确保患者在接受治疗时能够得到最适合其特定医疗需求的血液输注。通过输血门诊的服务，可以实现更加细致和有针对性的患者管理，优化治疗效果。

免疫细胞治疗，尤其是 CAR-T 细胞疗法，开辟了临床输血治疗的新领域。通过对患者 T 细胞的基因编辑，使其能够识别并攻击癌细胞，这种方法已在某些血液肿瘤的治疗中显示出巨大的潜力。尽管 CAR-T 细胞治疗目前主要用于难治性或复发性的血液肿瘤，但随着研究的深入，其应用范围有望进一步扩大。展望未来，临床输血治疗的研究将继续集中在提高治疗的精准度和个性化水平上。这包括开发更为先进的血液成分分离技术、深入探索免疫细胞的治疗潜力，利用基因编辑技术改善免疫细胞的治疗效果。同时，输血相关不良反应的预防和管理也将是研究的重点，可以进一步提高临床输血治疗的安全性。

（五）血液储存和保存

在现代医疗体系中，血液储存和保存是关键环节，其技术和方法直接影响到输血治疗的安全性和有效性。目前，血液产品的保存方法主要依赖于温度控制和添加特定的抗凝剂与营养液。随着精准医疗的发展，未来的血液制品可根据患者的需求定制。此外，延长血液制品保存期并保持其功能的增强型保养液的研究工作正逐渐展开。最后，物联网、大数据和人工智能（AI）等技术，可实现对血液制品状态的实时监控和管理，以提高血液管理效率和安全性。

血液保存技术在不断创新，致力于优化保存条件、减轻储存过程中的损伤，并延长血液成分的储存时间，以满足不断增加的医疗需求。

（六）血液代用品研发

血液作为人体内的重要资源，其供应及安全性受到人体资源开发能力的限制。因此，科研人员一直努力寻找合适的血液代用品。经过数十年的科学研究，血液代用品已取得显著进展。目前，血液代用品主要包括红细胞和血小板代用品两大类。红细胞代用品主要分为三类：合成化合物、基于天然血红蛋白的携氧载体以及人工红细胞；而血小板代用品目前仍处于实验研究阶段。虽然血液代用品距离广泛的临床应用尚有距离，但鉴于其在降低输血风险和提升急救效率等方面的优势，血液代用品的研究必将持续成为输血医学领域的一个重要研究主题。

（七）新兴技术和方法

基因编辑、合成生物学以及人工智能等新兴技术在输血医学中的应用，不仅有助于新型血液制品的研发，还能优化血液资源的分配和管理，标志着输血医学进入了一个以技术创新、提升安全标准和治疗多样化为特点的新时代。自动化技术提高了血液处理和测试的高效性和准确性。信息化管理系统如电子血液追踪系统，确保了血液产品的可追溯性。而两者结合形成的电子交叉配血则具有节省时间、减少检测工作量等优点。干细胞疗法、基因编辑技术等前沿科学为治疗一些依赖输血的疾病提供了新思路，如将 PD-1 抗体连接于血小板表面可用于术后癌症的免疫治疗；通过去除血小板外部脂质膜和内部成分的方法改造的血小板可用于抑制肿瘤细胞转移；富血小板血浆（PRP）可用于皮肤修复，骨科术后创口恢复等。另外结合一些前沿的研究方法可发现血细胞的新功能，如实时显微镜成像技术结合计算机辅助分析可发现血小板参与免疫应答活动等。结合新的治疗理论和生物合成手段，最初的放血疗法也已演变成了一种有效且较为简单、安全的血液治疗手段——治疗性血液成分单采，如血脂吸附、胆红素吸附治疗等，已成为临床输血学的重要发展方向。

三、输血医学的伦理

在全球化进程加深的背景下，输血医学面对诸如血液资源配置不均衡、医学伦理与司法课题等多重挑战。国际协作与最优实践的共享显得更为关键，同时要在维护患者个人隐私与确保血液产品的品质与安全性之间取得平衡。与此同时，精准医疗的崛起促进了对血液治疗学的新认知与应用拓展，例如，进行多系统血型基因匹配输注。为了增强临床输血的有效性与安全性，各国和地区纷纷出台了临床输血指导方针，这些方针规定了输血的适应证、禁忌证及监测要求，以规范和引导临床实践。

国际医学伦理学的基本准则包括尊重、有利、不伤害和公正。血液治疗学的临床实践深深植根于医学伦理观念。血液的特殊性在于其源自无偿献血者。为提供最为安全和合适的血液，采供血机构必须处理相关伦理问题。输血医学中的伦理问题涵盖血液资源的可得性、成本、感染风险、不良事件以及疗效争议等。2017 年，国际输血协会（International Society of Blood Transfusion，ISBT）伦理委员会通过了新版《输血医学伦理规范》。新规范不仅强调患者应获得公平的治疗，其自主权也应当被充分尊重；而献血者的奉献也应当被尊重，必须采取所有合理的步骤来保护献血者的健康和安全。输血决策应以患者利益为前提，避免给患者带来不必要或不合理的伤害。而献血者和患者的权利与责任一样重要，献血者的健康、安全和福祉不能因满足患者的需要而受到任何伤害。故输血医学伦理主要包含患者和献血者两个大方面。

（一）与患者相关的伦理原则

1. 知情同意原则 知情同意，即病患授权同意，是患者自主权的一种体现，也是处理医患关系的关键伦理标准。它包括知情部分和同意部分。知情部分要求医疗人员在提供医疗服务时，必须全面告知患者或其家属关于病情进展、诊断结论、治疗方案（包括输血方案）、恢复进程、疾病预后及医疗费用等重要信息，特别是治疗方案的性质、依据、效果、潜在损害、风险及可能发生的意外情况；同意部分则要求患者或家属在充分了解情况并经过深思熟虑后，做出授权决策。

2. 临床决策最优化原则 临床决策最优化原则，亦称为医疗决策最佳实践原则，是指医护专业人士在临床诊疗过程中遵循的，旨在以最小化医疗成本、时间和患者不适感，实现最大化疗效和最小化副作用的决策指南。此原则体现了医学伦理中的有利和不伤害原则，要求在确保诊疗有效性的前提下，选择对患者最为温和且经济的治疗方案。在输血医学领域，该原则特指实行最优的采血与输血策略。

3. 医疗隐私保护原则 医疗隐私保护原则涉及医护人员在提供医疗服务时对患者隐私的保密义务，即不对外透露可能引起医疗副作用的患者信息。此类信息泄露可能会对患者的身心健康、个人尊严和社会声誉带来直接或间接的损害。此原则是医护从业者所应遵循的专业要求，既有法律约束也有道德责任。医疗隐私的伦理标准要求保密措施不得违反患者的健康和生命权益、他人的利益以及社会公共利益，并须与现行法律保持一致。

4. 医疗合作伦理原则　医疗合作伦理原则，即在医疗服务领域内，医师与医师、医师与患者间互相协作、互相帮助的道德准则。该原则要求医护人员在医师与医师、医师与患者的互动中共同致力于维护患者与社会的福祉，实现互敬互信、平等对待，独立自主同时又相互支持、协作和监督，并通过沟通交流，团结一致地为患者的健康奋斗。

（二）与献血者相关的伦理原则

1. 自主原则　献血者必须在充分知晓相关信息的前提下明确表示同意捐献血液。知情同意应涵盖所有与献血相关的已知风险、血液的合法用途及其后续处理，以及献血者及其信息的保密管理。捐献的血液可能用于商业目的、科研、质量控制或其他用途，知情同意必须包含这些内容。献血者提供的信息以及由献血产生的数据（如检测结果）必须严格保密，任何信息发布前必须告知献血者。

2. 尊重和不伤害原则　必须实施献血者筛查标准以保护受血者和献血者的健康。献血者需明白他们有责任不对受血者造成伤害。如果献血者受到或可能受到伤害，或检测结果提示其健康状况受影响，必须及时告知。如果为了提高血液中特定成分浓度或其他原因对献血者施用物质或药品，必须确保这些措施对献血者无害，并且有充分证据证明对受血者有益，或在经过伦理委员会批准的研究项目中进行，并且献血者已被告知所有已知风险并尽可能降低这些风险时，方可实施。此外，应确保献血者与受血者之间的匿名性，除非双方自愿同意公开。

四、展望

未来，随着持续的研究和技术创新，输血领域将不断取得突破，进一步提高输血治疗的安全性、有效性和可及性，为患者提供更优质的医疗服务，包含以下几个方面。

1. 精准输血治疗　随着精准输血治疗的不断推广，输血适应证的定位更加精准，通过更多床旁监测，输血医师实时掌握患者的疾病进展，以期及时调整输血策略，将使得更多患者受益。

2. 血型匹配转化为基因匹配　随着基因测序技术和相关数据库的不断完善，基因组测序的输血时代将到来。我国各民族、地区的血型基因结构以及特性的系统性研究和血型分型基因库的建立，将在最大程度上保障患者的输血安全。

3. 智能化的输血实验室检测服务和管理　随着人工智能、检测技术和信息学不断发展，输血相关检测项目有望实现完全智能化服务模式，大大减少人力并提高工作效率。大数据在输血科的运用有利于科室的管理，保障科室安全、高效地运行；虚拟输血实验室的进一步完善不仅有利于学生学习掌握输血相关技术，更能激发学生对输血医学的兴趣，促进学科发展。

4. 血液代用品　血液代用品从全氟化碳到经化学修饰血红蛋白氧气载体，再到利用造血干细胞成功培育出红系祖细胞，在寻找理想血液代用品上不断进步。血型极大限制了输血治疗的应用，利用基因工程构建突变酶，对红细胞上的 A 抗原和 / 或 B 抗原物质进行有效切割，从而能使血型转换为 O 型；随着基因编辑技术和细胞培养技术的提高，利用诱导多能干细胞制造血小板的技术有望在确认其安全性后，用于血小板的大量生产。

5. 输血治疗技术　结合外泌体递送系统、干细胞疗法、基因编辑技术等，前沿科学技术的输血治疗成为输血依赖性疾病治疗的重要手段。如利用血小板或红细胞囊泡将靶向药物包被其中，定向运送至靶细胞，提高药物疗效。

本章小结

　　本章阐述了输血医学及其发展史,从早期的实验和理论基础,到血型系统的发现与输血技术的逐步完善。介绍了输血医学的主要领域,包括免疫血液学、安全输血、患者血液管理、临床输血治疗、血液储存和保存、血液代用品研发,以及新兴技术和方法。此外,还探讨了输血医学面临的伦理问题,强调了国际合作和最优实践共享的重要性,并对输血医学未来发展提出美好展望。这些内容体现了输血医学作为一个多学科交叉领域的复杂性及其在提高临床输血安全性和有效性方面的重要作用。

（王学锋）

第二章　输血医学中的基本理论

通过本章学习，你将能够回答下列问题：

1. 血液的基本组成有哪些？各自有什么生理功能？
2. 简述微循环中血液和组织间物质交换的机制及这些机制在输血过程中的作用。
3. 肺循环中的气体交换如何影响输血后的氧气供应效率？
4. 血型遗传的基本规律是什么？解释分离定律和自由组合定律在血型遗传中的应用。
5. 如何通过群体遗传学的研究来预测某一地区或族群中血型分布的变化，以优化该地区的血液库存管理？
6. 红细胞抗原及抗体的特性与分类有哪些？完全抗体和不完全抗体有何区别？
7. 红细胞抗原抗体反应的特点是什么？
8. 血型抗原和抗体在输血反应中的作用是什么？

输血医学是连接现代医学多学科的综合体，包含血液生理学、生物化学、分子生物学、遗传学和免疫学等。本章旨在概述这些学科在输血中的应用，解析血液的组成、功能及循环过程，强调遗传学和免疫学在输血中的重要性。

第一节　血液生理学与生物化学基础

血液是一种红色黏稠流体，在心脏的驱动下在血管中循环，携带氧气、二氧化碳、营养与代谢产物等。了解血液成分、功能及血液循环，对临床使用全血或血液成分进行疾病治疗至关重要。

一、血液组成与生理功能

血液是由血细胞（红细胞、白细胞和血小板）和血浆组成的流体组织。

（一）血细胞

1. 红细胞　红细胞呈无核双凹圆盘状，其内部充满用于运输氧气及二氧化碳的血红蛋白。红细胞从骨髓进入循环系统后，其寿命约为 120 天。红细胞通过血红蛋白分子来运输氧气和二氧化碳，维持血液酸碱平衡。血红蛋白分子由四个亚单位构成，每个亚单位由一个血红素（又称为亚铁原卟啉）和环绕它周围的一条肽链组成。成人血红蛋白，其中一对多肽是 α 链，另一对是 β 链，这四条链或每一个亚基都能够通过 Fe^{2+} 可逆地与一个氧分子结合。

2. 白细胞　白细胞包括粒细胞、淋巴细胞和单核巨噬细胞。粒细胞包括中性粒细胞、嗜酸性粒细胞和嗜碱性粒细胞。淋巴细胞大致可以分为 T 细胞、B 细胞和 NK 细胞。白细胞具有吞噬和杀伤病原体及受损细胞、执行并调节免疫应答、炎症反应及防御等功能。

3. 血小板　血小板是一种无核的微小盘状细胞碎片，由骨髓造血组织中的巨核细胞产生，寿命约 7～14 天。血小板具有聚集、黏附、释放与收缩等生理功能，能够加速血液凝固、促进伤口愈合、参与炎症反应与收缩血管,有助于减少出血。

(二)血浆

血浆由晶体物质溶液和血浆蛋白组成。前者包括水(约占血浆容积的92%)和溶解于其中的电解质、小分子有机化合物和一些气体。血浆蛋白包括白蛋白、球蛋白、纤维蛋白原及其他蛋白质等。血浆通过维持血浆胶体渗透压和pH、输送营养物质、参与止凝血、免疫防御等,维持了人体内环境的稳定。此外,血浆还可以参与体温调节,通过水和电解质平衡维持血容量和血压等生理参数。

(三)凝血、抗凝和纤溶

当血管受损时,凝血系统迅速启动,这一过程一般被分为内源凝血途径、外源凝血途径以及共同途径,形成血凝块以封闭伤口,防止血液流失。而抗凝系统则确保血液在未受伤的血管中保持流动性,避免不必要的血栓形成。纤溶系统则在伤口愈合后,去除伤口多余的凝血块,恢复血管的通畅。虽然凝血过程通常是一个动态平衡的复杂且精细协调的过程,但严重的创伤出血或严重炎症与败血症等疾病状态,均可导致严重的内环境紊乱,从而产生凝血、抗凝紊乱及纤溶亢进或血栓形成等病理过程。

二、血液循环

血液生理功能的完成需要循环系统,后者是一个连续而封闭的管道系统,负责输送氧气、营养物质以及清除二氧化碳和代谢产物。血液循环分为体循环和肺循环。体循环负责向全身输送富含氧的血液,而肺循环则负责排出二氧化碳并摄入氧气。通过心脏的有力泵血,血液在动脉、毛细血管和静脉之间循环流动,实现了与组织的物质交换。

(一)微循环与物质交换

1. 微循环通路　微循环是通过微动脉、毛细血管到微静脉的血液循环通路,是血液与组织进行物质交换的场所。这一过程涉及扩散、吞饮和滤过-重吸收等交换方式。根据滤过-重吸收学说,组织液的滤过力(毛细血管血压和组织液的胶体渗透压)与重吸收力(血浆胶体渗透压和组织液的静水压)之差称为有效滤过压,若有效滤过压为正值,则造成组织液的生成;若有效滤过压为负值,则组织液回流入血。组织液的形成与回流调节血液与组织间液体的平衡,支撑健康与生命活动。

2. 组织液的生成与回流　组织液是血浆在毛细血管动脉端滤过管壁而生成的,通过物质交换后,再经毛细血管静脉端或毛细淋巴管回流入血液或淋巴。组织液与血浆中蛋白质含量差异很大。组织液的生成与回流受到毛细血管血压、组织液静水压、血浆胶体渗透压和组织液胶体渗透压4个因素的综合作用。这些因素共同维持了血液与组织液之间的动态平衡。

3. 血管内皮细胞　血管内皮细胞覆盖血管内壁,不仅具有吞噬异物、细菌、坏死和衰老组织的功能,还参与机体免疫活动。内皮细胞功能障碍可能引发的一系列病理过程包括细胞间通透性增加、止血功能失调和炎症反应等。

(二)肺循环与气体交换

肺循环从右心室开始,通过肺动脉将静脉血输送至肺泡,进行气体交换,吸收氧气、释放二氧化碳,转化为富氧的动脉血,通过肺静脉返回左心房。与体循环相比,肺循环具有独特的生理特点:①血流阻力和血压较低;②血容量相对较小,但对血流量的变化适应性强;③毛细血管的有效滤过压较低。

肺循环的核心作用是实现肺换气,即肺泡与血液间的气体交换。在此过程中,氧气从吸入的空气中通过肺泡进入血液,同时血液中的二氧化碳释放到肺泡,以便呼出。这个过程导致静脉血逐渐富含氧气并减少二氧化碳,转化为富氧的动脉血。气体交换效率高,通常在 0.3 秒内完成,确保即便血液快速通过肺部时也能有效地进行气体交换。

三、氧气的运输与氧供需平衡

血液中含有的氧气约 98.5% 通过血红蛋白以化学结合的形式运输,血红蛋白与氧饱和状态下,每克血红蛋白可以携带 1.36ml 氧气。

(一)氧气经肺转移至血液

氧气从大气通过肺进入血液的过程涉及两个阶段:肺通气和肺换气。初始,大气中的氧气通过呼吸道差压进入肺泡,主要原因是氧气的扩散和二氧化碳交换导致氧分压从 160mmHg 降至约 100mmHg。肺泡氧分压高于返回肺的静脉血氧分压(40mmHg),促使氧气向血浆扩散。这一过程确保了氧气有效从肺泡通过毛细血管壁进入血液,并与血红蛋白结合形成氧合血红蛋白,为体循环提供富氧血液。在无屏障情况下,肺泡与血液中的氧分压几乎达到完全平衡,动脉血氧分压稳定在 98mmHg。

(二)氧气与血红蛋白(Hb)结合

1. Hb 的结构与功能 Hb 的结构详见本节"血液组成与生理功能"。血红蛋白(Hb)通过 4 个亚单位中的亚铁离子(Fe^{2+})与氧结合,形成氧合血红蛋白(HbO_2),反之则形成去氧血红蛋白。这种结合和解离的可逆性有利于氧的高效运输。

2. Hb 与氧气的结合特性 Hb 与氧气的结合是迅速且可逆的,受氧分压(PO_2)高低的调节。每个 Hb 分子能结合 4 个氧分子,Hb 的氧合状态(氧饱和度)反映在氧解离曲线上,其 S 形表现了 Hb 结构变化的协同效应和氧运输的效率。

3. 氧解离曲线及其影响因素 氧解离曲线揭示了 Hb 氧饱和度与 PO_2 的关系,显示出组织 PO_2 降低时氧的释放增加。曲线的移动受多种因素影响,如 pH、二氧化碳分压、体温和 2,3-DPG,这些变化调节氧在肺部的摄取和组织层面的释放,确保机体的氧供需平衡。

(三)氧向组织的转运评估

氧输送(oxygen delivery,DO_2)与氧消耗(oxygen consumption,VO_2)之间的动态关系揭示了氧分子如何从血液转移到细胞组织。氧输送量由公式 $DO_2 = CaO_2 \times CO$ 确定,反映动脉血氧含量(arterial oxygen content,CaO_2)与心排血量(cardiac output,CO)的乘积。其中,CaO_2 的计算公式为 $CaO_2 = (1.34 \times Hb \times SaO_2) + (0.003 \times PaO_2)$,这个公式反映了血红蛋白(haemoglobin,Hb)的浓度、动脉血的氧饱和度(arterial oxygen saturation,SaO_2)和动脉血氧分压(partial pressure of oxygen dissolved,PaO_2)对氧输送的影响。

氧消耗通过公式 $VO_2 = CO \times (CaO_2 - CvO_2)$ 计算,CvO_2 表示混合静脉血的氧含量(mixed venous oxygen content)。正常情况下,成年人安静时的 VO_2 约为 200~250ml/min,表明体循环大约使用了 25%~30% 的氧气,保持了动脉血和静脉血的氧饱和度差异。

氧输送和氧消耗的平衡对维持组织的氧合状态至关重要。任何导致 DO_2 下降或 VO_2 增加的情况都可能导致组织缺氧。例如,心脏疾病、血液疾病或呼吸功能障碍均可能影响 DO_2。在休克或重度出血情况下,氧输送的降低需通过增加组织的氧摄取率(oxygen extraction ratio,O_2ER)来补偿,以维持 VO_2。当 DO_2 降至某一临界点以下时,组织的有氧代谢转为无氧代谢,导致乳酸积累和低氧血症,进一步加剧组织损伤。

第二节　输血相关遗传学基础

本节介绍血型遗传的基本规律和分子基础,血型的遗传特征、遗传变异及其在群体中的遗传学分布。

一、输血医学中的遗传学基本概念

遗传学是一门研究生物遗传与变异本质及其规律，探索基因的结构、功能、传递、表达及变异规律的学科。分子遗传学则是利用遗传学与分子生物学技术，在分子水平研究基因结构、复制、表达及其调控的遗传学分支学科。

（一）血型基因相关概念

血型表型受遗传物质脱氧核糖核酸（DNA）的调控。DNA 的序列决定了 DNA 所编码蛋白质的种类和功能。基因是性状（遗传决定的特征）遗传的基本单位，存在于染色体上的特定 DNA 片段中，从父母传递给后代。基因座（locus）是指染色体上控制特定遗传特征的基因所在的具体位置。等位基因（allele）是指位于一对同源染色体的相同位置上控制着同一性状的一对基因。例如，SLC14A1 基因的两个等位基因 JK01（JKA）和 JK02（JKB）分别编码携带 Jk^a 和 Jk^b 血型抗原的蛋白质。单倍型（haplotype）是指位于同一染色体上的一组紧密连锁的基因座或 DNA 序列变异（如单核苷酸多态性）因遗传而共同传递给后代的特定组合。例如，RH 位点上的 RHD 和 RHCE 等位基因，通常以连锁的形式一起遗传，形成特定的单倍型组合，如 DCe 或 dce 等，这些组合可以用来预测和解释个体的 Rh 血型特征。

（二）血型的遗传规律与方式

孟德尔遗传规律主要包括分离定律（law of segregation）和自由组合定律（law of independent assortment）。分离定律是指每个个体由一对基因控制一个特征，但这对基因在形成生殖细胞时会分离，每个生殖细胞只接受其中一个基因。自由组合定律是指不同性状的基因在配子形成时是独立分配的，即一个个体的不同性状的遗传是独立的。

血型是由位于染色体上特定的基因控制的，当染色体发生分离和自由组合时，血型基因随之发生分离和自由组合，从而完成遗传信息的传递。血型基因的遗传方式包括常染色体显性遗传、常染色体共显性遗传、常染色体隐性遗传以及 X 连锁遗传。如 ABO 血型遗传是常染色体显性遗传。根据遗传学原理，每个子代均可从亲代各得到一个单倍体，因此根据父母的血型可以推断子女的血型。

二、血型的遗传特征

（一）遗传变异

遗传变异会导致 DNA 水平上个体间的差异，红细胞抗原基因的变异会引起血型多样性。基因多态性和基因突变均与等位基因变异相关，多态性通常在群体水平具有显著频率（>1%），而基因突变通常产生新表型，频率很低（估计<1/10 万）。变异类型包括单核苷酸变异、插入／缺失、结构变异，涉及同义（不改变编码氨基酸）、错义（改变氨基酸，可能影响蛋白质功能）和无义（产生终止密码子，可能导致蛋白质翻译提前终止）突变，影响红细胞抗原特性和功能。

（二）嵌合现象

嵌合现象（chimerism）指的是一个个体内存在两种或多种遗传上不同的细胞群，常见于输血或造血干细胞移植（hematopoietic stem cell transplantation, HSCT）。罕见情况下，嵌合体来自不同受精卵合并或早期发育的基因变异。人类嵌合体可分为双生嵌合体（twin chimeras）或四配子嵌合体（tetragametic chimeras）。前者因胎盘血管连接，两胎儿血液混合形成，具有免疫耐受性；后者由两个精子和卵子形成的受精卵早期融合成单个个体，又称双精嵌合体（dispermic chimeras）。血型嵌合体可以通过血型鉴定（如血清学方法、流式细胞术）、分子遗传分析（如微卫星标记、DNA 测序）、荧光原位杂交技术或单核苷酸多态性芯片来识别。

（三）基因位置效应

基因位置效应涉及邻近基因的相互作用，包括顺式（*cis*）效应和反式（*trans*）效应。顺式效应指同一染色体内基因互相影响，例如，*cDE* 和 *cdE* 基因复合体中 E 抗原表达差异，受 *D* 基因影响，*cDE* 基因复合体产生的 E 抗原量少于 *cdE*。反式效应发生在同源染色体的基因间，如 *CDe/cde* 与 *Cde/cDe* 基因型导致的 D 抗原表达差异，两者表型均为 CcDee，但由于一条染色体上的 *C* 基因对另外一条染色体上的 *D* 基因的影响，后者产生的 D 抗原较前者弱。这些效应的机制可能与基因表达差异和细胞膜蛋白组装变化有关。

（四）血型抗原表达的遗传修饰因子

基因修饰因子（genetic modifiers）是影响其他基因表达的基因或位点。例如，*KLF1* 基因在染色体 19p13.3-p13.12 上，其变异影响红细胞分化，导致显性的 Lu（a−b−）血型和其他抗原表达减少。*RHAG* 基因的突变减少 RH 抗原的表达。红细胞抗原表达常需要多个基因产物互相作用，如 GPA、RhD 和 RhCE 蛋白。ABO、H、LE 和 I 抗原的表达则需要多个位点基因产物的顺序相互作用。基因修饰因子的变异可导致酶活性缺陷，进而影响其他基因产物的表达，例如 *H* 基因对 A 和 B 抗原生物合成的作用。

（五）群体遗传学

群体遗传学（population genetics）研究种群中基因和等位基因的分布与变化。常用"流行率"衡量特定基因型或等位基因在群体中的比例，揭示基因的普遍性。例如 B 型血在亚非部分地区较普遍，O 型血则在美洲原住民中更常见，这可能反映了人类迁徙、地理隔离和疾病选择等历史因素。Hardy-Weinberg 平衡定律假设在无突变、选择、迁移，随机配对和大群体大小的理想状态下，等位基因和基因型频率代际稳定，提供了预测群体遗传结构的数学模型。该定律在血型研究中应用广泛，通过比较观察和预测频率，揭示遗传力量如自然选择、遗传漂变的作用。群体遗传学对于输血医学极为重要，有助于了解患者与献血者红细胞抗原相容的概率。

（六）血型基因图谱与基因组学

血型基因图谱（blood group gene mapping）的发展标志着遗传学、血液学和医学研究的重要突破，使得对血型相关基因的分布和变异进行了更深入的分析。这不仅揭示了血型形成的遗传机制，还帮助我们理解血型对健康和疾病风险的影响。人类基因组计划和千人基因组计划提供了丰富的数据，揭示了全球种群中的遗传变异。截至 2024 年 10 月，ISBT 收录了 45 个血型系统，血型基因图谱在疾病风险评估、血液匹配、移植和遗传研究中有着广泛应用。

随着血型基因型与表型关联性研究的深入，基因型对表型的预判越来越准确。基于 DNA 的血型鉴定方法已经把血型基因组学（blood group genomics）引入输血医学实践中。血型系统的遗传多样性远远超出了我们常见的表型，特别是在 ABO 和 Rh 系统中。目前，数百种编码 ABO 血型的糖基转移酶等位基因和超过 500 种 *RHD* 等位基因已被识别。这些等位基因可能编码改变的或新的血型抗原，有时也会导致抗原表达的减弱。

第三节　输血相关免疫学基础

一、血型抗原

（一）抗原特性

抗原（antigen，Ag）是指能够刺激机体免疫系统产生免疫应答的物质，并能特异性结合免疫应答产物。抗原分为同种抗原（人类个体间的抗原）、异种抗原（来自其他种属或微生物的抗原）与自身抗原（个体本身正常情况下不识别的抗原，在某些因素影响下，可导致识别应答，引发自身免疫病）。

广义上，血型抗原是血液中每一种成分（包括红细胞血型抗原、血小板抗原和白细胞抗原等）的遗传性状，具有免疫原性（能激发免疫应答）和免疫反应性（与免疫应答产物特异性结合）。同时具有免疫原性和免疫反应性的物质是完全抗原，只具有免疫原性的物质是半抗原。多数蛋白质是完全抗原，多数多糖和类脂是半抗原，亦称为不完全抗原。半抗原与大分子蛋白质结合才具有免疫原性，如青霉素、奎宁等药物。狭义上，血型抗原特指红细胞血型系统抗原，位于红细胞膜，由特殊化学基团决定特异性。抗原表位是决定抗原特性的立体化学基团。血型物质（blood group substance）是分泌型个体体液中的可溶性红细胞血型抗原，有助于分泌型与非分泌型个体的鉴别。

（二）血型抗原的剂量效应

当表达某血型抗原的基因为纯合子时，红细胞上该抗原为"双剂量"，杂合子时则为"单剂量"，相应血型系统的抗体与对应纯合子抗原的红细胞反应较强或只与纯合子抗原红细胞反应，这种由于等位基因数量不同所致的抗原表达上的差异现象称为剂量效应（dosage effect）。具有剂量效应的血型系统包括 Rh（D 除外）、Kidd、Duffy、MNS 血型系统。剂量效应往往出现于共显性基因的情况，如 MNS 血型系统中，MM 型红细胞的 M 抗原表达就强于MN 型红细胞。

二、血型抗体

（一）抗体的基本特性

血型抗体是 B 细胞受到血型抗原刺激后，进而分化为浆细胞而产生的能与相应抗原特异性结合并引起免疫反应的免疫球蛋白（immunoglobulin，Ig）。根据 Ig 重链恒定区可将免疫球蛋白分为五类，即 IgM、IgD、IgG、IgA 和 IgE，它们的亚类由氨基酸组成差异决定，具有不同的生物学功能和临床意义。IgG、IgA、IgM 分别约占血清 Ig 总量的 75%、15% 和 5%～10%，IgE 和 IgD 含量很少。

IgG 在出生后 3 个月开始合成，分为 IgG1、IgG2、IgG3 和 IgG4。IgG3 半衰期约 7 天，IgG1、IgG2 和 IgG4 半衰期约为 23 天。IgG 全部以单体形式存在，能通过胎盘，引起胎儿与新生儿溶血病（hemolytic disease of the fetus and newborn，HDFN）。IgG3 激活补体的能力最强，其次是 IgG1。IgG 是单体，抗原结合价是 2 价。

IgM 在胚胎末期开始合成，B 细胞受到抗原刺激后最早产生的抗体也是 IgM，半衰期约5 天。IgM 是五聚体，五个单体之间由 J 链连接。巯基试剂能够破坏 J 链，从而破坏 IgM 类抗体，但却不会影响 IgG 类抗体的抗原结合能力，以此鉴别抗体类型。IgM 类血型抗体，作为体内"天然抗体"，能够激活补体，导致严重的溶血反应，甚至死亡，例如 ABO 血型不合的输血。

IgA 在出生后 4～6 个月开始合成，分为血清型和分泌型。单体形式多存在于血液中，二聚体多为分泌型。缺乏 IgA 的患者在输入含有 IgA 的血液后，可发生严重过敏反应。IgE可参与输血引起的过敏反应。IgD 与输血关系不大。

（二）血型抗体分类

1. 完全抗体（complete antibody） 在盐水介质中能够直接凝集红细胞的抗体，又称为盐水抗体，其性质多数为 IgM 类抗体。除了凝集反应外，与抗原接触能出现沉淀、补体结合等可见反应者，亦称为完全抗体。

2. 不完全抗体（incomplete antibody） 与抗原（或红细胞）结合后，在盐水介质中未表现出可见的凝集反应，称为不完全抗体，其性质多数为 IgG 类抗体，需通过抗人球蛋白或其他介质使红细胞凝集。

3. 天然抗体 即无明确的抗原刺激而天然存在的抗体。例如 ABO 血型系统,在没有经过输血、妊娠等免疫刺激,血液中就已经存在抗 A 和 / 或抗 B 抗体,似乎天然存在。其实"天然抗体"也是机体对于某种抗原刺激所产生免疫应答的产物,其产生机制可能与环境中广泛存在的多种微生物、花粉、粉尘等有关,这些物质与某些血型抗原相似,通过隐性刺激使机体产生血型抗体。天然抗体多为 IgM 类,最佳反应温度为室温或 4℃,主要存在于ABO、MNS、P1PK 等血型系统。天然的血型抗体广泛存在于血液及体液中。

4. 免疫抗体 由已知抗原刺激所产生的抗体。由于血细胞具有很强的抗原性,因此受血者接受了异体血液,就有可能产生相应的抗体。免疫抗体多数是 IgG 类,最佳反应温度是 37℃,需要用非盐水介质方法检测。常存在于 Rh、Kell、Kidd 等血型系统。

5. 规则抗体 人类血清中含有与自身红细胞缺失的 ABO 血型抗原相对应的天然抗 A、抗 B 或抗 A,B 抗体,这类天然抗体有规律地存在于人类血清中,称为规则抗体。因此,ABO血型需要结合正、反定型来鉴定。在常见的血型系统中,只有 ABO 血型抗体为规则抗体。

6. 意外抗体(unexpected antibody) 是指除 ABO 血型系统正常产生的抗 A 和抗 B 抗体以外的所有红细胞血型抗体。包括同种抗体和自身抗体,均属于意外抗体。红细胞意外抗体主要因为输血、妊娠或移植等免疫刺激产生,也可天然产生,如抗 M 抗体。

7. 同种抗体(alloantibody) 同种属动物之间的抗原相互刺激产生的抗体。血型同种抗体可由于输血或妊娠产生,如 Rh 阴性者接受 Rh 阳性血液,或者 Rh 阴性女性通过妊娠产生的抗 D 抗体。

8. 自身抗体 是指针对自身抗原产生的抗体,或者是外来抗原与机体内某些成分结合后产生的抗体。前者可导致自身免疫性疾病,如自身免疫性溶血性贫血,后者可导致药物(如甲基多巴)诱导的免疫性溶血性贫血。这些自身抗体不仅可以破坏本身红细胞,也可以破坏输入的红细胞。

(三)临床意义

并非所有的血型抗体都具有临床意义。只有导致红细胞寿命缩短、溶血性输血反应及HDFN 的抗体,才具有临床意义。抗体与红细胞在 37℃时不发生反应者,一般无临床意义,但 MNS、P1PK 系统的抗体在少数情况下可能导致输血反应或 HDFN。抗体如果有临床意义,输血时应选择相应抗原阴性、交叉配血试验阴性的血液。抗体如果没有临床意义,输血时选择交叉配血试验阴性的血液即可。

三、血型抗原抗体反应

血型抗体与相应抗原无论是在体内或是在体外,均可发生反应。体外反应根据抗原性状、抗体类型及参与反应的介质不同,可表现为凝集反应、溶血反应、沉淀反应、中和反应等不同类型。体外的抗原抗体反应,抗体多在血清中存在,又称为血清学试验。由于血型抗原抗体结合具有高度特异性,因此临床上采用已知的抗原或抗体检测未知的抗体或抗原,用于血型鉴定、意外抗体筛查和意外抗体鉴定与交叉配血等输血前各项检测。

(一)主要类型

1. 凝集反应 红细胞抗体与相应抗原结合,并使红细胞凝集成块,这一过程称为凝集反应。出现凝块是抗体与邻近的抗原决定簇结合,红细胞互相聚集形成可见的凝集物,凝集是反应的终点。输血前的各项免疫学检测主要采用凝集试验。凝集试验一般是抗原抗体在某种介质中进行反应,采用玻片法、试管法、微量板法或微柱凝胶法。

2. 溶血反应 体外试验的溶血表现为红细胞破裂,血红蛋白释放到液体介质中,液体呈现红色。抗体介导的溶血依赖于补体的活性,如果在缺乏补体的血清中反应,溶血不会发生。若将血清改为血浆，血浆中的抗凝剂螯合了血液中的 Ca^{2+} 和 Mg^{2+}，补体不能被激活，也不会发生溶血。

在红细胞抗原抗体反应中，溶血也属于阳性结果。因此用试管法进行血清学试验时，应首先观察上清液的颜色，切不可遗漏溶血现象而误判为阴性结果。

3. 中和反应 是检测血型物质常用的试验方法。将唾液等含有可溶性血型物质的体液与已知的特异性抗血清混合，若特异性抗血清抗体效价明显降低或消失，表明该血型物质中和了特异性抗体，间接证明唾液（体液）中存在某种血型物质。

（二）反应特点

1. 高度特异性 抗原与抗体的特异性结合是抗原抗体反应的最主要特征，这种特异性是由抗原表位和抗体分子的超变区之间的氨基酸序列和空间结构的互补性决定的。

2. 可逆性 抗原抗体结合是分子表面的非共价键结合，所形成的复合物是不牢固的，在一定条件下可发生解离而恢复抗原抗体的游离状态。解离后抗原与抗体生物活性不变，故称为抗原抗体反应的可逆性。复合物的解离取决于抗体对相应抗原的亲和力及环境因素（如离子强度、pH、温度、孵育时间、反应介质的离子强度与抗原抗体比例等）。

3. 比例 当抗原抗体比例在合适范围时，抗原抗体能够相互交叉聚集形成网格状复合体，此时在反应体系中测不出或仅有极少游离的抗原或抗体。该范围称为抗原抗体反应的等价带；当抗原抗体比例不合适时，在等价带前后分别为抗体过剩或抗原过剩，形成的沉淀物小且少，反应体系中可测出较多的游离抗体或抗原，这种现象称为带现象或钩状效应（HOOK 效应）。当抗体过剩时，称为前带现象（或效应）；当抗原过剩时，称为后带现象（或效应）。因此在抗原抗体检测中，为能得到肉眼可见的反应，需在了解抗原抗体的物理性状之后，对抗原或抗体进行稀释，以调整两者的比例。

（三）影响凝集反应的主要因素

影响红细胞凝集反应的因素较多，常见的因素如下。

1. 温度 抗原抗体反应需要最适温度，温度过高会使抗原抗体变性，过低则降低生物活性。通常 IgM 类抗体在低温（4～27℃）时反应较强，此类抗体也称为冷抗体；IgG 类抗体在 37℃时活性较高，也称为温抗体。在某一温度下具有最佳反应活性的抗体，在另一温度下也可以有反应活性。多数情况是在室温和 37℃检测抗体活性。

2. 离子强度 红细胞膜上的唾液酸，使细胞带有大量负电荷，在生理盐水和血浆中被带有正电荷的阳离子云所覆盖，造成了红细胞相互排斥，使红细胞之间的距离至少为 25nm，避免发生自发聚集。低离子溶液减少了红细胞周围的阳离子云，从而促进了带正电荷的抗体与带负电荷的红细胞发生反应。低离子溶液增加了意外抗体筛查和交叉配血试验的灵敏度，应用较广泛。

3. pH 目前认为大部分血型抗体在接近生理 pH 范围 7.35～7.45 时反应最好。其他如抗 D 抗体最佳 pH 是 7.0 左右，抗 M 抗体最佳 pH 是 5.5。

4. 孵育时间 抗原抗体反应达到平衡需要一定时间，所需时间视免疫球蛋白类型及反应条件而定。例如使用低离子溶液可缩短孵育时间。一般在盐水介质中，37℃孵育 30 分钟可以检出多数具有临床意义的抗体。对于活性较弱的抗体，可以适当延长孵育时间。

本章小结

本章概述了输血医学的基础理论，强调了血液生理学、生物化学、分子生物学、遗传学和免疫学在输血中的重要性。首先，介绍了血液的组成与生理功能，包括血细胞（红细胞、白细胞、血小板）和血浆的功能，以及血液循环在物质交换中的重要作用；特别关注了血液的生物化学基础，解析了血红蛋白与氧气结合的特性。其次，详细讨论了输血相关的遗传学基础，包括血型的遗传规律和分子基础，血型的遗传特征以及遗传变异在群体中的分布。还探讨了血型抗原与抗体的关系，包括抗原的特性和抗体的分类及临床意义，强调了掌握红细胞血型抗原抗体反应特点与影响因素对实验操作的重要指导作用。

（蔡晓红）

第三章 人类血型与抗原抗体

通过本章学习，你将能够回答下列问题：

1. 什么是组织血型？列举3个是组织血型的血型系统。
2. 什么是血型物质？
3. ABO血型抗体的特点是什么？
4. 如何鉴定ABO血型？
5. 简述ABO血型系统及Rh血型系统的临床意义。
6. 什么是MHC？
7. HLA有哪些主要生物学功能？
8. HLA抗体可以引起哪些输血反应？
9. 粒细胞抗体可以引起哪些输血反应？
10. 血小板膜表面有哪些抗原？
11. 血小板输注无效的原因有哪些？
12. 如何预防血小板输注无效？

第一节 红细胞血型系统

1900年，奥地利维也纳大学助教Karl Landsteiner发现了ABO血型，从此开创了血型免疫血液学的研究。从1900年发现ABO血型系统至今，红细胞血型研究大致经历了三个阶段：①20世纪初到20世纪70年代，通过血型血清学方法检测血液成分的抗原和遗传多态性；②20世纪80年代到20世纪末，重点研究血型抗原和基因的分子基础；③21世纪初，随着血型基因组学研究的深入，建立了高通量血型基因分型技术，采用血型基因型匹配输血，进入精准输血医学时代。

一、概述

（一）红细胞血型抗原分类

人类红细胞血型抗原根据生化性质可以将抗原决定簇分为糖分子和多肽两类。抗原决定簇是糖分子的有ABO、P1PK、Lewis、H、I、Globoside、FORS和SID血型系统抗原，抗原的特异性取决于位于糖蛋白和糖脂上的免疫显性糖类表位。这类抗原不仅存在于红细胞上，也广泛分布于人体的组织细胞上，如血管内皮细胞、初级感觉神经元与呼吸系统上皮细胞等。对于分泌型个体，抗原也存在于分泌液中。因其广泛分布于组织，这类血型也称为组织血型。另一类抗原决定簇是多肽的抗原，如MNS、Rh、Kidd、Kell等血型系统抗原，其抗原特异性与蛋白质的结构有关，取决于蛋白质的氨基酸序列，此类抗原大多只分布于红细胞或其他血细胞膜上，多数在出生时已发育成熟。

根据红细胞血型抗原的生化、遗传学特性及血清学表现，红细胞血型归为四大类，即血

17

型系统、血型集合、700 系列低频血型抗原和 901 系列高频血型抗原。截至 2024 年 9 月,国际输血协会(ISBT)正式确认的人类红细胞血型相关抗原共计 393 个:血型系统 47 个,包含 366 个抗原;血型集合 3 个,包含 9 个抗原;700 系列低频血型抗原 16 个;901 系列高频血型抗原 2 个。

　　血型系统是由单个或多个抗原组成,这些抗原受控于单一基因座的基因或两个或多个紧密连锁的基因,每个血型系统在遗传上独立于其他血型系统。表 3-1 为红细胞血型系统编号、名称、符号、抗原数及基因名称。

表 3-1　红细胞血型系统

编号	名称	符号	抗原数	HGNC* 基因名称	染色体定位
001	ABO	ABO	4	ABO	9q34.2
002	MNS	MNS	50	GYPA, GYPB, GYPE	4q31.21
003	P1PK	P1PK	3	A4GALT	22q13.2
004	Rh	RH	56	RHD, RHCE	1p36.11
005	Lutheran	LU	28	BCAM	19q13.2
006	Kell	KEL	38	KEL	7q33
007	Lewis	LE	6	FUT3	19p13.3
008	Duffy	FY	5	ACKR1	1q21-q22
009	Kidd	JK	3	SLC14A1	18q11-q12
010	Diego	DI	23	SLC4A1	17q21.31
011	Yt	YT	6	ACHE	7q22
012	Xg	XG	2	XG, CD99	Xp22.32
013	Scianna	SC	10	ERMAP	1p34.2
014	Dombrock	DO	10	ART4	12p13-p12
015	Colton	CO	4	AQP1	7p14
016	Landsteiner-Wiener	LW	4	ICAM4	19p13.2
017	Chido/Rodgers	CH/RG	9	C4A, C4B	6p21.3
018	H	H	1	FUT1, FUT2	19q13.33
019	Kx	XK	1	XK	Xp21.1
020	Gerbich	GE	13	GYPC	2q14-q21
021	Cromer	CROM	20	CD55	1q32
022	Knops	KN	13	CR1	1q32.2
023	Indian	IN	6	CD44	11p13
024	Ok	OK	3	BSG	19p13.3
025	Raph	RAPH	1	CD151	11p15.5
026	John Milton Hagen	JMH	8	SEMA7A	15q22.3-q23
027	I	I	1	IGNT	6p24.2
028	Globoside	GLOB	3	B3GALNT1	3q25

续表

编号	名称	符号	抗原数	HGNC* 基因名称	染色体定位
029	Gill	GIL	1	AQP3	9p13
030	Rh-associated glycoprotein	RHAG	6	RHAG	6p12.3
031	FORS	FORS	1	GBGT1	9q34.13-q34.3
032	JR	JR	1	ABCG2	4q22.1
033	LAN	LAN	1	ABCB6	2q36
034	Vel	VEL	1	SMIM1	1p36.32
035	CD59	CD59	1	CD59	11p13
036	Augustine	AUG	4	SLC29A1	6p21.1
037	Kanno	KANNO	1	PRNP	20p13
038	SID	SID	1	B4GALNT2	17q21.32
039	CTL2	CTL2	5	SLC44A2	19p13.2
040	PEL	PEL	1	ABCC4	13q32.1
041	MAM	MAM	1	EMP3	19q13.33
042	EMM	EMM	1	PIGG	4p16.3
043	ABCC1	ABCC1	1	ABCC1	16p13.11
044	Er	ER	5	PIEZO1	16q24.3
045	CD36	CD36	1	CD36	7q21.11
046	ATP11C	ATP11C	1	ATP11C	Xq27.1
047	MAL	MAL	1	MAL	2q11.1

注：* 人类基因命名委员会。

（二）红细胞血型命名

自从 ABO 血型被发现以后，血型命名一直是一个备受关注并长期争论的问题。血型抗原的命名最初是由发现者自行命名，被称为传统命名。ISBT 红细胞抗原命名专业组在 1982 年制定了统一的数字命名法，其基本原则是赋予每个血型系统和抗原独一无二的数字编号（可查阅 ISBT 官网），使"人工和机器均可读"且"符合血型遗传基础"，给予每一个已被确立的抗原一个六位数的标志数字（可查询 ISBT 官网）。数字命名规则如下：①抗原：血型系统的抗原以 6 位数字表示，前 3 位数字为血型系统的编号，后 3 位数字为抗原编号。比如 MNS 血型系统编号为 002，M 抗原编号为 001，所以 M 抗原数字命名为 002001。②表型：在血型系统符号后加冒号，抗原编号用逗号分隔，表型中没有的抗原前面用减号表示。如 MNS 血型表型为 M+N−S−s+，以 MNS：1，−2，−3，4 表示。③等位基因：用斜体表示，系统符号后加星号和抗原编号，如 MNS 血型系统的 M 基因用 MNS*01 表示。④基因型：用斜体表示，系统符号后依次加星号和等位基因，单倍体之间用斜线分隔，如 MNS 血型的基因型 M/N 用 MNS*01/MNS*02 表示。

二、ABO 及其他糖类血型系统

ABO、P1PK、Lewis、H、I、Globoside、FORS 和 SID 血型系统中的血型抗原的特异性是由位于糖蛋白和糖脂上的糖类表位决定的。这些抗原的合成是通过糖基转移酶将特定的糖类依次连接在前体物质多糖链上形成抗原。

（一）ABO 血型系统

ABO 血型系统是人类发现的第一个血型系统，在 ISBT 命名中符号为 ABO，编号为 001，共有 4 个抗原，即 A、B、A，B 和 A1 抗原。

1. ABO 血型基因与遗传

（1）ABO 血型基因：ABO 血型基因位于 9 号染色体，由 7 个外显子组成。外显子 6 和外显子 7 分别编码 45 个和 230 个氨基酸，这个区域是决定 *ABO* 基因的产物糖基转移酶功能的主要区域，也是基因突变产生 ABO 亚型的主要部分。*A* 基因和 *B* 基因是常染色体显性基因，*O* 基因是无效等位基因。*ABO* 基因不直接编码抗原，而是编码糖基转移酶，糖基转移酶将糖分子连接到前体物质多糖链上形成抗原。

ABO 基因序列差异产生的变异体大致分为三类：正常 *A* 基因编码的糖基转移酶，产生常见的 A_1 表型抗原，而变异的 *A* 基因编码产生一系列抗原性减弱的 A 亚型抗原；正常 *B* 基因编码的糖基转移酶，产生常见的 B 表型抗原，而变异的 *B* 基因编码产生一系列抗原性减弱的 B 亚型抗原；*A* 基因和 *B* 基因突变产生的等位基因编码的转移酶可同时具有两种酶的特异性，因此在红细胞表面产生强度不一的 A 抗原和 B 抗原，表现出 B(A)、A(B) 和 *cis*AB 等表型。

（2）ABO 血型遗传：ABO 血型遗传是常染色体显性遗传，每个子代均可从亲代各得到一个单倍体，因此根据父母的血型可以推断子女的血型。但现在很少用 ABO 血型推断亲子关系，当用 ABO 血型判定遗传关系时，应注意特殊情况，例如罕见的 *cis*AB 型，需要进行家系分析及应用分子生物学技术，才能得出正确结论。

2. ABO 血型抗原的合成 ABO 血型抗原的合成受 *ABO* 基因、*H* 基因（*FUT1* 基因）和 *Se* 基因（*FUT2* 基因）的控制。

（1）红细胞 ABO 血型抗原合成：H 抗原是 A 抗原和 B 抗原合成必需的前体物质，H 抗原的合成受 *H* 基因控制。*H* 基因（基因型 *HH* 和 *Hh*）位于 19 号染色体，基因频率 >99.99%。*H* 基因编码的 α-1,2-*L*-岩藻糖基转移酶将 *L*-岩藻糖连接到Ⅱ型前体链末端的半乳糖上，形成 H 抗原。前体物质多糖链由于末端结构不同，分为Ⅰ型前体链和Ⅱ型前体链，以Ⅰ型前体链为基础产生的多糖结构抗原主要存在于血浆中，以Ⅱ型前体链为基础产生的抗原主要位于红细胞表面。

A 基因编码产生的 *N*-乙酰氨基半乳糖转移酶，将 *N*-乙酰半乳糖胺连接到 H 抗原的半乳糖上，使之成为 A 抗原。*B* 基因编码的 α-1,3-*D*-半乳糖基转移酶（B-transferase）将 *D*-半乳糖连接到 H 抗原的末端半乳糖残基上，从而形成 B 抗原。*A* 基因产生的糖基转移酶多于 *B* 基因，因此 A 型红细胞表面的抗原数量多于 B 型红细胞表面的抗原数量。*O* 基因不编码糖基转移酶，也不能修饰 H 抗原，因此 O 型红细胞表面有大量 H 抗原，而 A_1 或 A_1B 型人的红细胞，因大部分 H 抗原被转化为 A 抗原和 / 或 B 抗原，所以 H 物质很少。H 抗原完全缺乏时，无论哪种 *ABO* 基因型均不表达 A 或 B 抗原，这是孟买型（O_h）表型产生的原因。

ABO 抗原在妊娠 5～6 周即可在胚胎红细胞表面被检测到。由于胎儿的Ⅱ型前体链不成熟，因此脐带血红细胞上 ABO 抗原数量比成人低。随着年龄增长，前体链分支增多，红细胞上表达更多的 A 抗原和 / 或 B 抗原，2～4 岁时抗原表达与成人相同。

（2）可溶性 ABO 血型抗原合成：存在于体液和分泌液中的可溶性红细胞血型抗原称为血型物质（blood group substance）。可溶性 ABO 血型抗原的合成受 *ABO* 基因和 *Se* 基因（*FUT2* 基因，分泌基因）控制，*Se* 基因编码的 α-1,2-*L*-岩藻糖基转移酶将岩藻糖连接到分泌液中的Ⅰ型前体链上，产生 H 物质，H 物质被 *A* 基因和 / 或 *B* 基因编码的酶转化为分泌液中的 A 物质和 / 或 B 物质。*Se* 基因的等位基因 *se* 不能编码岩藻糖基转移酶，因此 *sese* 个体称为非分泌型，其分泌液中无 ABO 血型物质。

分泌型人的血型物质存在于除脑脊液外的所有体液中。其意义在于当红细胞上抗原弱表达时，可以通过检测体液中的血型物质帮助确定 ABO 血型。

3. ABO 血型抗体 ABO 血型抗体几乎存在于所有缺乏相应抗原的人血清中。正常成人没有 ABO 血型抗体者极少见。新生儿无 ABO 血型抗体，能检测出的抗体通常是来自母体的 IgG 抗体，新生儿自出生后开始产生抗体，3～6 个月时可检出，5～10 岁时达到高峰。

（1）抗 A 和抗 B 抗体：A 型人的抗 B 或 B 型人的抗 A 抗体以 IgM 类抗体为主，也有少量的 IgG 和 IgA 类抗体。各种分泌液和体液中的 ABO 抗体，多数是 IgA 类抗体。O 型人血清中 IgG 和 IgM 类的抗 A、抗 B 和抗 A,B 抗体均存在。然而，与非 O 型人相比，O 型人的抗 A 和抗 B 抗体中 IgG 类抗体比例相对较高。由于 IgG 能够通过胎盘，所以 O 型母亲妊娠的非 O 型胎儿更容易发生 HDFN。

（2）抗 A,B 抗体：O 型人的血清中除了抗 A、抗 B 抗体外，还有抗 A,B 抗体，抗 A,B 抗体不是抗 A 和抗 B 抗体的混合物，通过以下试验可以证实。将 B 细胞与 O 型人血清孵育后，其放散液不仅与 B 细胞反应，同样也与 A 细胞反应，说明抗 A,B 抗体识别的是 A、B 抗原的共同表位。如果将抗 A 与抗 B 抗体混合，则无此现象发生（此试验原理及方法参见第四章第一节"吸收放散试验"）。O 型人的抗 A,B 抗体效价高于 B 型人的抗 A 或 A 型人的抗 B 抗体，因此，O 型人血清中的抗 A,B 抗体可用于弱 A、弱 B 抗原的检测。

（3）抗 A1 抗体：O 型人血清中含有抗 A 和抗 A1 抗体，部分 A 亚型（如 A_2）人血清中也有抗 A1 抗体。抗 A1 抗体多数是 IgM 类抗体，可导致血型鉴定的正、反定型不一致或交叉配血不相合，多数情况下没有临床意义。如果抗 A1 抗体在 37℃ 与 A_1 或 A_1B 细胞出现凝集，表明该抗体有临床意义，此时 A_2 型人只能输 O 型或 A_2 型红细胞，A_2B 型人只能输 A_2B、A_2、B 或 O 型红细胞。

（4）ABO 血型抗原抗体的临床意义：ABO 血型不相容的输血可以引起溶血性输血反应（hemolytic transfusion reaction，HTR），严重者可发生弥散性血管内凝血、急性肾衰竭，甚至死亡。ABO 抗体可引起 HDFN。由于 ABO 抗原广泛表达于其他组织，ABO 血型主侧不相容的器官移植可能导致急性排斥反应，次侧不相容可能发生过客淋巴细胞综合征，造成患者溶血；ABO 主侧不相容的 HSCT 可能会导致纯红再生障碍性贫血，次侧不相容可能发生迟发性溶血。因此 ABO 血型在临床输血、HDFN、器官移植以及 HSCT 等方面都具有重要意义。

4. ABO 血型定型 ABO 血型系统与其他血型系统的不同之处在于：正常情况下，当红细胞表面不表达 A 抗原或 B 抗原时，血清中天然存在针对该抗原的抗体。所以血型鉴定时除了用抗 A 和抗 B 抗体检测红细胞上抗原外（正定型），还必须用 A 型红细胞和 B 型红细胞检测血清中的抗 A 和抗 B 抗体（反定型），当正定型和反定型结果一致时，才能确定 ABO 血型。由于新生儿出生时尚未产生 ABO 血型抗体，所以不必做反定型。

5. ABO 亚型 ABO 亚型是由于 *ABO* 基因突变产生了糖基转移酶变异体，不能合成正常的 A 抗原和 / 或 B 抗原，导致 ABO 抗原分子结构和数量与正常的 ABO 血型抗原存在一定差异。ABO 亚型的共同特点是红细胞表面 A 抗原和 / 或 B 抗原数量减少，与抗体或血凝集素的凝集反应强度减弱，因此也可称为弱 A（A_{weak}，A_w）抗原、弱 B（B_{weak}，B_w）抗原。

（1）A 亚型：A_1 和 A_2 是最早被发现、用血清学方法确认的最常见的亚型。亚洲人中 A_2 亚型较少，白种人中 A_2 亚型约占 A 型的 20%。有研究表明 A_1 的糖基转移酶活性是 A_2 的 5～10 倍，从而导致 A_1 和 A_2 在抗原数量和性质上有差异，A_1 抗原数量是 A_2 的 5 倍，A_1 和 A_2 也存在抗原性的差异，约 1%～8% 的 A_2 型和 22%～35% 的 A_2B 型个体血清中有抗 A1 抗体。A_1 细胞与抗 A 及抗 A1 均发生凝集反应，而 A_2 细胞只与抗 A 发生凝集反应，与抗 A1 不发生凝集反应，因此使用抗 A1 即可鉴别 A_1 与 A_2 亚型。

其他 A 亚型的共同特点是红细胞表面 A 抗原数量明显减少，红细胞与抗 A 反应出现弱凝集或者无凝集，与抗 A，B 有不同程度的凝集，与抗 H 反应较强，部分人血清中有抗 A1（表 3-2）。

表 3-2 A 亚型的血型血清学反应

红细胞表型	红细胞与抗血清反应				血清（血浆）与试剂红细胞反应			分泌型人唾液中的血型物质
	抗 A	抗 B	抗 A，B	抗 H	A_1 细胞	B 细胞	O 细胞	
A_1	++++	0	++++	0	0	++++	0	A，H
A_2	++++	0	++++	++	0/++*	++++	0	A，H
A_3	+++[mf#]	0	+++[mf%]	+++	0/++*	++++	0	A，H
A_x	0/±	0	+～++	++++	0/++*	++++	0	H
A_m	0/±	0	0/±	++++	0	++++	0	A，H
A_{el}	0**	0	0	++++	0/++*	++++	0	H

注：+～++++，逐渐增强的凝集反应；±，弱凝集；[mf]，混合凝集；0，无凝集；* 可能出现的凝集。# 反应可判读为 +++ 混合凝集，但通常看起来像大量游离细胞中的一个或几个大的凝块；** 抗 A 的吸收放散试验阳性。

（2）B 亚型：B 亚型比 A 亚型少，几种常见 B 亚型的血型血清学反应特点见表 3-3。

表 3-3 B 亚型的血型血清学反应

红细胞表型	红细胞与抗血清反应				血清（血浆）与试剂红细胞反应			分泌型人唾液中的血型物质
	抗 A	抗 B	抗 A，B	抗 H	A_1 细胞	B 细胞	O 细胞	
B_3	0	+++[mf#]	+++[mf#]	++++	++++	0	0	B，H
B_w	0	±/++	±/++	++++	++++	0	0	H
B_m	0	0/±	0/±	++++	++++	0	0	B，H
B_{el}	0	0**	0	++++	++++	0	0	H

注：+～++++，逐渐增强的凝集反应；±，弱凝集；[mf]，混合凝集；0，无凝集。# 反应可判读为 +++ 混合凝集。** 抗 B 的吸收放散试验阳性。

（3）亚型鉴定：ABO 血型鉴定时，如果出现正、反定型不一致或凝集强度较弱，除常规试验外，可增加抗 H、抗 A1、抗 A，B 做正定型；增加用 O 细胞、A_2 细胞做反定型；还可以做吸收放散试验、基因检测等。亚型鉴定的意义在于为受血者选择合适的血液。

6. 特殊 ABO 血型

（1）B（A）及 A（B）表型：B（A）表型的特征是 B 型红细胞上表达弱 A 抗原。其血型血清学反应特点为：正定型表现为红细胞与单克隆抗 B 有强凝集，与单克隆抗 A 反应凝集较弱（<++），与抗 H 有强凝集（+++～++++），反定型表现为血清能够凝集 A_1、A_2 细胞。B（A）型红细胞与不同的单克隆抗 A 呈不同的反应性，但大都可以与含 MHO4 克隆株的单克隆抗 A 凝集。因此，可以利用一系列的多克隆和单克隆抗 A 解决 B（A）正、反定型不一致的问题。必要时借助基因检测。

B（A）表型的产生是由于 B 等位基因的突变，例如 c.703G＞A（p.Gly235Ser）位点的改变或其他导致 A 抗原弱表达的 B 等位基因变异。B 型糖基转移酶将 N-乙酰半乳糖胺连接到半乳糖上的活性增强，从而出现了可检测到的 A 抗原。B（A）型为常染色体显性遗传。B（A）型在黑种人里表达较多，近年来国内发现多例。A（B）型与 B（A）型血型血清学反应特点相似，可以与单克隆抗 B 发生凝集。

（2）顺式 AB（cisAB）：cisAB 较罕见。1964 年在波兰一家庭发现两个子女均同时遗传了母亲的 A 和 B 抗原，而父亲是 O 型，之后又发现了同样的家庭。典型的 cisAB 采用人源抗血清鉴定时，表现出 A_2B_w 型的血型血清学反应特点：A 抗原表达强于 B 抗原，A 抗原强度弱于 A_1，类似 A_2；B 抗原表达弱，与抗 H 反应凝集强（++++）。血清中可有弱的抗 B 抗体，分泌型人唾液中有正常 A、少量 B 和大量 H 物质。

cisAB 的产生是因为基因突变产生顺式的 A、B 基因，该基因产生一种嵌合酶，该酶既有 A 型糖基转移酶的特点，又有 B 型糖基转移酶特点，所以同时产生了 A 抗原和 B 抗原（图 3-1）。

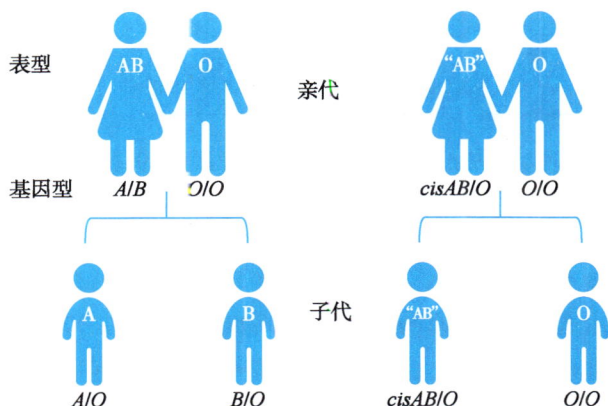

图 3-1　正常 ABO 血型和 cisAB 血型遗传图

（3）获得性 B：获得性 B 是 A 型人出现的暂时的血清学正、反定型不一致的现象。获得性 B 的血型血清学反应特点为红细胞与单克隆抗 A 有强凝集（+++～++++），与某些单克隆抗 B 和多数多克隆抗 B 反应凝集较弱（≤++），血清中有抗 B 抗体，但该抗 B 抗体与自身红细胞不反应。

获得性 B 一般出现于肠道细菌感染者，由于肠道细菌产生的脱乙酰酶使 A 抗原表位 N-乙酰半乳糖胺脱乙酰基成为半乳糖胺，半乳糖胺与 B 抗原表位的半乳糖分子结构类似，因此与抗 B 发生交叉反应凝集较弱。在正常 pH 介质中，获得性 B 与抗 B 出现凝集反应，当抗 B 血清 pH≤6.0 时，无凝集反应。为了确认是否为获得性 B，可使用不同的单克隆抗 B 和酸化的人源抗 B 检测红细胞，酸化的人源抗 B 不与获得性 B 抗原反应。也可借助基因检测。

（二）P1PK 和 Globoside 血型系统

P1PK 血型系统在 ISBT 命名中符号为 P1PK，编号为 003，有 P1、P^k 和 NOR 3 个抗原，Globoside 血型系统在 ISBT 命名中符号为 GLOB，编号为 028，有 P、PX2 和 ExtB 3 个抗原。虽然这些抗原不受同一基因控制，但抗原的合成途径有关联，而且有相似的血型血清学特征。P1PK 和 Globoside 血型系统的抗原都是鞘糖脂抗原。

1. 基因及抗原合成　P1PK 血型基因（A4GALT 基因）位于 22 号染色体，编码 α-1,4- 半乳糖基转移酶。P1、P^k 和 P 抗原的合成是在乳糖苷神经酰胺上逐步添加糖的过程，α-1,4- 半乳糖基转移酶分别以副红细胞糖苷脂、乳糖神经酰胺为底物分别合成 P1、P^k 抗原；P 抗原的合成酶是 β-1,3-N- 乙酰半乳糖胺转移酶，以 P^k 抗原为底物合成 P 抗原。P 抗原进一步延伸在 Globo 糖脂末端加上 α-1,4- 半乳糖形成 NOR 抗原。p 表型大多是由于 A4GALT 基因突变而导致酶功能丧失，无法有效促成 P1、P^k 和 P 抗原的合成，但 PX2 抗原在 p 表型的红细胞上高表达。

婴幼儿时期 P1 抗原尚未发育成熟，7 岁以后逐步发育完全，P1 抗原主要表达于红细胞

23

表面，P^k、P 和 PX2 是高频抗原，表达于 null 表型外的所有红细胞，P^k 和 P 抗原也广泛存在于血浆和非红系细胞或组织。P1PK 和 Globoside 血型系统抗原表型分布频率见表 3-4。

表 3-4　P1PK 和 Globoside 血型系统抗原表型分布频率

表型	频率 /%		
	亚洲人	欧洲人	非洲人
P$_1$	20	79	94
P$_2$	80	21	6
p	罕见	罕见	罕见
P$_1$^{k}	罕见	罕见	罕见
P$_2$^{k}	罕见	罕见	罕见

P 抗原是人类细小病毒 B19 的细胞受体，细小病毒 B19 衣壳能够凝集携带 P 抗原的红细胞，不能凝集 p 和 P^k 表型红细胞。p 表型个体对细小病毒 B19 有天然抵抗力。

2. P1PK 和 Globoside 血型系统抗体及临床意义　抗 P1 是天然产生的 IgM 类冷抗体，凝集反应很弱，如果温度超过 25℃，一般不出现凝集反应，也不会发生溶血反应，因此临床意义不大，输注时不用选择 P1 抗原阴性红细胞。如果抗 P1 在 37℃ 有活性，应选择用抗球蛋白试验方法交叉配血相合的血液。由于抗 P1 为 IgM 抗体，无法通过胎盘，目前暂时未见抗 P1 引起 HDFN 的报道。包虫囊肿患者、肝吸虫患者以及养鸟人士体内抗 P1 效价较高，鸟类粪便里有 P1 样物质。

同种抗 P 是 P^k 个体中存在的天然抗体，主要是 IgM 类，偶有 IgM 与 IgG 抗体共存，在补体存在的情况下，抗 P 可使 P 抗原阳性红细胞发生溶血。此类抗体能引起 HDFN。所有表型为 P^k 的个体，血液中都有抗 P。自身抗 P 常见于阵发性冷性血红蛋白尿症（paroxysmal cold hemoglobinuria，PCH），这是一种多发于儿童感染病毒后的以溶血为表现的临床综合征。PCH 的抗 P 是一种 IgG 型的双相溶血素，能够在低温结合红细胞，在温度升高时（37℃）激活补体导致溶血。自身抗 P 可通过多 - 兰试验（Donath-Landsteiner test）检测。

抗 PP1P^k（旧称抗 Tj^a）抗体是 p 表型个体天然存在的一种可以分离出抗 P、抗 P1、抗 P^k 的混合性抗体，该抗体具有临床意义，能凝集除 p 表型外的所有表型红细胞，能结合补体引起血管内溶血，抗 PP1P^k 与高自发性流产和 HDFN 有关。

罕见的 p 和 P^k 表型个体宜输注交叉配血相合、抗原阴性的红细胞。由于 P^k 型个体的血清中同时含有抗 P 和抗 PX2，即使 P 抗原阴性，应避免输注 p 表型的红细胞，因为 PX2 在 p 表型中高度表达。

（三）Lewis 血型系统

Lewis 血型系统在 ISBT 命名中符号为 LE，编号为 007，共有 6 个抗原，最重要的两个抗原是 Le^a 和 Le^b。Le^{ab}、Le^{bH}、ALe^b 和 BLe^b 是 Le^a、Le^b 和 ABH 抗原之间的复合抗原。中国人常见表型有三种，即 Le（a−b+）、Le（a+b+）及 Le（a−b−）。

1. 基因及抗原合成　Lewis 抗原不是由红细胞合成，而是血浆中可溶性 LE 糖脂被动吸附到红细胞膜上形成，其合成依赖于 Le 基因（FUT3）及 Se 基因（FUT2）。Se 基因编码的糖基转移酶在 I 型前体链末端加上岩藻糖，形成 I 型 H 抗原，Le 基因编码的 α-1,4-L- 岩藻糖基转移酶将岩藻糖连接到 I 型前体链次末端的 N- 乙酰葡萄糖胺上，形成 Le^a 抗原，该酶也可将第二个岩藻糖连接到 I 型 H 抗原末端，形成 Le^b 抗原。由于 Le^a 抗原合成过程中添加的一个近末端岩藻糖，在空间上抑制分泌酶的结合，即空间位阻作用，因此 Le^b 不能由 Le^a 合成。

新生儿红细胞很少表达 Lewis 抗原，大多数表现为 Le（a−b−）。若使用间接抗球蛋白试验或者用无花果蛋白酶处理脐带血红细胞，约 50% 能检出 Le^a 抗原。出生后不久，首先生成 Le^a 抗原，由于 Se 酶的活性很低，Le^b 抗原频率也很低，随着 Se 酶活性增高，可能表现为一过性的 Le(a+b+)。随着年龄增加，分泌型酶活性增强，其表型逐渐发生变化。5～6 岁以后，Lewis 抗原表达与成人相同。妊娠期间，由于循环血浆体积和脂蛋白增加，可将红细胞上 Lewis 抗原洗脱下来，红细胞 Lewis 抗原量减少，出现一过性 Le(a-b-) 表型。Lewis 抗原不仅存在于红细胞，还广泛存在于血小板、内皮细胞、肾脏组织以及泌尿生殖系统和胃肠上皮细胞。

2. Lewis 血型系统抗体及临床意义　Le(a-b-) 的个体可能产生抗 Le^a、抗 Le^b 及抗 Le^{ab}，抗 Le^{ab} 既能凝集 Le^a 阳性细胞，又能凝集 Le^b 阳性细胞。红细胞表型为 Le(a-b+) 一般不产生抗 Le^a，因为唾液和血浆中含有少量的 Le^c 抗原。Le(a+b-) 表型中较少存在抗 Le^b。由于妊娠期间出现一过性 Le(a-b-) 表型，可出现 Lewis 抗体，分娩后随着 Lewis 抗原的恢复，抗体逐渐消失。

大多数 Lewis 抗体为天然产生的 IgM 抗体，该抗体在 37℃ 很少有活性，一般没有临床意义。献血者血浆中的 Lewis 抗原能够中和患者体内的 Lewis 抗体，输入患者体内的红细胞表面的 Lewis 抗原数天后会脱落释放到血浆当中，所以临床极少出现 Lewis 抗体引起的 HTR。对于有 Lewis 抗体的患者，选择 37℃ 交叉配血相合的血液即可，一般不需要检查献血者抗原是否阴性。尽管 Lewis 抗体比较常见，但该抗体不能通过胎盘，并且出生时 Lewis 抗原发育不全，多数新生儿为 Le(a-b-)，故 Lewis 抗体通常不会引起 HDFN。

（四）H 血型系统

H 血型系统在 ISBT 命名中符号为 H，编号为 018，只含有 1 个 H 抗原。除了罕见的孟买血型（O$_h$）外，所有人红细胞表面都表达 H 抗原。H 抗原是 A 抗原和 B 抗原的前体物质，H 抗原数量与 ABO 血型相关，O 型红细胞上 H 抗原数量最多，而 A 型、B 型红细胞上的 H 抗原绝大部分已转化为 A 抗原和 B 抗原。使用抗 H 试剂检测红细胞上 H 抗原，从强到弱排列顺序为：O＞A$_2$＞B＞A$_2$B＞A$_1$＞A$_1$B。

1. 基因及抗原合成　H 抗原的合成受 19 号染色体上的 *H* 基因（*FUT1*）及 *Se* 基因（*FUT2*）两个基因控制。两个基因均编码 α-1,2-L-岩藻糖基转移酶，*H* 基因编码的糖基转移酶作用底物是红细胞上的 II 型前体链，合成红细胞上的 H 抗原；*Se* 基因编码的糖基转移酶作用底物是体液中的 I 型前体链，合成体液和分泌液（分泌型）的 H 抗原。

2. H 抗原缺失表型

（1）孟买型：1952 年，该血型首先在印度孟买发现，因此命名为孟买型，用 O$_h$ 表示。孟买型是一种罕见的常染色体隐性遗传表型，通过家系研究表明，孟买型携带的 *ABO* 基因可以遗传给子代，但因其自身缺乏 *H* 基因（基因为 *hh*）和 *Se* 基因（基因为 *sese*），不能形成 H 抗原，所以即使有 *ABO* 基因，也不能形成 ABO 抗原。

孟买型的血型血清学特征是：正定型表现为红细胞与抗 A、抗 B、抗 A，B、抗 H 均不凝集，易误判为 O 型；反定型表现为与 A、B、O 细胞都凝集，血清中存在抗 A、抗 B、抗 H；唾液中无 ABH 血型物质。孟买型个体血清中通常含有抗 H 抗体，所以孟买型的受血者只能输注孟买型的血液。

（2）类孟买型：类孟买型个体缺乏 *H* 基因，其基因型为 *hh*，但至少有一个 *Se* 基因。虽然红细胞上不能检测出 H 抗原，但有少量的 A 抗原和 / 或 B 抗原，分别用 A$_h$、B$_h$、AB$_h$ 表示。

类孟买型的血清学特征是正定型表现为红细胞与抗 H 不凝集，由于类孟买型红细胞上有从血浆吸附的微量 A 抗原和 / 或 B 抗原，所以与抗 A、抗 B 反应凝集很弱，甚至要用吸收放散试验才能检出 A 抗原和 / 或 B 抗原。类孟买型个体的唾液中含有少量的 ABH 血型物质，血清中存在抗 H 和 / 或抗 HI（抗 HI 是类孟买型产生的抗体，能凝集有 H 和 / 或有 I 抗原的红细胞，绝大部分是冷抗体，也有在37℃反应的，抗HI不能被H物质中和）。根据其ABO血型，可能含有抗A或抗B。类孟买型的受血者输血首选是类孟买型的血液，紧急情况下可考虑输注ABO同型的红细胞，如 A_h 患者可输注A型红细胞。

3. H血型系统抗体及临床意义

（1）同种抗H抗体：孟买型的抗H抗体主要是IgM类抗体，能激活补体导致血管内溶血，引发急性溶血性输血反应。因此，有抗H抗体的孟买型个体输血必须输注H抗原阴性（O_h）的红细胞。类孟买型个体的抗H抗体效价较低，在体外不容易直接引起溶血，但也具有临床意义，输血时要进行评估。

（2）自身抗H或抗HI抗体：正常人血清中可能存在自身抗H或抗HI抗体，常见于红细胞上只有低水平H抗原的 A_1 型、A_1B 型个体。自身抗H或抗HI抗体会干扰血型鉴定和意外抗体筛查，正定型无影响，反定型与O细胞有凝集，意外抗体筛查结果呈阳性。自身抗H或抗HI抗体通常是IgM抗体，最佳反应温度为室温或低于室温，多数没有临床意义。

（五）I血型系统和Ii血型集合

I血型系统在ISBT命名中符号为I，编号027，只有1个I抗原。i抗原属于Ii血型集合（编号207）。红细胞膜上普遍存在I和i抗原，两者结构密切相关。i是非分支状直链结构，I抗原是由i抗原衍生的具有分支结构的多价聚糖，I和i抗原共同的表位是 *N*-乙酰乳糖胺（*N*-acetyllactosamine），这是一种Ⅱ型前体链的结构单元。

1. 基因及抗原合成 *GCNT2* 基因位于6号染色体，含有5个外显子，编码 β-1,6-*N*-乙酰氨基葡萄糖转移酶，负责在胚胎发育过程中将胎儿i抗原转化为成人的I抗原。胎儿和新生儿携带大量i抗原，随着年龄增长逐渐减少，I抗原逐渐增加，多数幼儿在两岁左右I抗原基本达到成人水平。根据是否存在I抗原，分为I和i（I-i+和I-i-）两种表型，所有成人红细胞均表达I抗原，仅携带少量i抗原。成人i表型（I-i+）非常少见，由 *I* 基因突变所致，多为常染色体隐性遗传。

2. I血型系统和Ii血型集合抗体及临床意义

（1）抗I抗体：抗I抗体是一种常见于健康成年人的自身抗体，通常为IgM抗体，最佳反应温度是4℃，效价通常<64。抗I抗体与成人红细胞出现强凝集反应，与脐带血细胞不出现凝集反应，或只有微弱凝集反应。4℃孵育或者用酶介质处理红细胞，可提高反应强度。某些抗I抗体很复杂，可与特定ABO、P1、Lewis等血型抗原出现强凝集反应。

抗I抗体可干扰血型鉴定、意外抗体筛查和交叉配血，该抗体在低温时反应性增强，在37℃条件下试验可避免其干扰。对于效价很高的抗体，也可以采用冷自身吸收方法去除抗体。

（2）抗i抗体：抗i抗体是一种在正常人中少见的冷凝集素，主要是IgM类抗体，在4～10℃反应较弱，抗i抗体与脐带血和成人i抗原阳性红细胞反应较强，与成人I抗原阳性红细胞反应弱。传染性单核细胞增多症可出现一过性高效价的抗i抗体。

自身抗I抗体和自身抗i抗体在冷凝集素综合征（cold agglutinin syndrome，CAS）和混合型自身免疫性溶血性贫血中具有病理学意义。某些感染性疾病，如支原体肺炎等，可出现高效价自身抗I抗体，甚至有一过性溶血的临床表现。

三、Rh血型系统和Rh相关糖蛋白血型系统

Rh血型系统在ISBT命名中符号为RH，编号004，共有56个抗原，其中D、C、c、E、e抗原与临床关系最为密切。Rh血型系统在临床输血中的重要性仅次于ABO血型系统。

（一）Rh血型系统基因

Rh血型抗原受控于1号染色体上的两个紧密连锁的基因 *RHD* 和 *RHCE*。*RHD* 和

RHCE 基因结构相似,均有 10 个外显子,在编码区有 97% 的同源性。*RHD* 和 *RHCE* 基因在染色体上是相对排列的,两个 3′ 端相邻,形成类发夹样结构,因此在基因复制过程中很容易发生基因转换,出现新的杂交基因。*RHD* 和 *RHCE* 基因之间交换产生的杂合蛋白的产物可能会表现为独特的抗原决定簇。新的 Rh 抗原的产生基于基因突变、基因重排等,所以 Rh 血型系统抗原表现出复杂的多态性。

(二) Rh 血型系统命名

1. Fisher-Race 命名法 Fisher-Race 命名法认为 3 个紧密连锁的基因 *C/c*、*E/e* 和 *D* 是以复合体形式遗传并负责编码抗原。这种命名法受早期技术条件的限制,对 Rh 血型基因认识不足。但目前在日常工作中仍在使用 CDE 命名法,常用于 Rh 分型的书面记录,如临床 Rh 分型报告以 CCDee、ccDEe 表示。

2. Wiener 命名法 Wiener 命名法又称为 Rh-Hr 命名法。Wiener 认为,单一基因编码几个血型因子。例如大写 R 表示有 D 抗原,小写 r 表示无 D 抗原;R_1 表示 DCe,R_2 表示 DcE,R_z 表示 DCE 等。虽然该方法不够准确,但是我们可以用简单的名称表示或描述由一个单倍型产生的抗原,目前使用的意外抗体筛查细胞谱和意外抗体鉴定细胞谱都用此命名方法标注试剂里的抗原表型。Rh 血型系统 8 种主要单倍型频率见表 3-5。

表 3-5　Rh 血型系统 8 种主要单倍型频率

Rh 血型系统	Fisher-Race 命名	改良 Wiener 命名	频率 /%		
			亚洲人	白种人	黑种人
Rh 阳性	DCe	R_1	70	42	17
	DcE	R_2	21	14	11
	Dce	R_0	3	4	44
	DCE	R_z	1	<0.01	<0.01
Rh 阴性	ce	r	3	37	26
	Ce	r′	2	2	2
	cE	r″	<0.01	1	<0.01
	CE	r^y	<0.01	<0.01	<0.01

3. 现代命名法 现代命名法可区分抗原、基因和蛋白质。抗原用字母表示,如 D、C、c、E、e 等。基因用大写字母斜体 *RHD* 和 *RHCE* 表示,并根据其所编码的抗原进行命名,如 *RHCE*ce*、*RHCE*CE* 等。部分 D 或变异 D 表示为 *RHD*D Ⅵ*、*RHD*DFR* 等。蛋白质按照携带的抗原命名,如 RhD、RhcE、RhCe 等。

4. 国际命名法 ISBT 红细胞抗原命名专业组规范了 Rh 血型的字母 / 数字命名方式,以 6 位数表示红细胞抗原,前 3 位数表示血型系统,后 3 位数表示抗原特异性。如 D 抗原,国际命名为 004001,004 表示为 Rh 血型系统,001 表示抗原特异性。

(三) Rh 血型系统抗原

RHD 基因编码 D 抗原,*RHCE* 基因编码有 4 种组合(Ce、CE、ce 和 cE)的 C、c、E、e 抗原。在蛋白质抗原的血型系统中,Rh 血型抗原的免疫原性最强,输血或妊娠产生的同种抗体中以 Rh 抗体最多见,Rh 抗体可以导致 HTR 和 HDFN,临床上 RhD 表型鉴定是输血前常规检验项目。Rh 血型系统几个主要抗原频率见表 3-6。

1. D 抗原 D 抗原位于 *RHD* 基因编码的 D 多肽链上。D 抗原只存在于人类红细胞膜上,其他血细胞、组织细胞以及体液与分泌液中均无 D 抗原。

表 3-6　Rh 血型系统 5 个主要抗原频率

抗原	频率 /%		
	亚洲人	白种人	黑种人
D	99	85	92
C	93	68	27
E	39	29	22
c	47	80	96
e	96	98	98

（1）D 抗原阳性：在输血医学中，红细胞上存在 D 抗原的个体称为 Rh 阳性，红细胞上没有 D 抗原的个体称为 Rh 阴性。黄种人 Rh 阳性率为 99% 以上，亚洲的某些地方甚至高达 100%，中国汉族人群 Rh 阳性率约为 99.6%，白种人 Rh 阳性率约为 85%，黑种人约为 92%。

超过 500 种 RHD 等位基因编码的蛋白质存在氨基酸的改变，造成 D 抗原在质和量的表达上有变化，称为 D 变异型。D 变异型包括弱 D（weak D）、部分 D（partial D）、Del 和非功能性 RHD 4 种。

弱 D 表型红细胞上的 D 抗原数量减少，以前被称为 D^u。一般情况下，弱 D 表型红细胞与 IgM 类抗 D 反应呈弱凝集（≤++）或无凝集，采用间接抗球蛋白试验方法才能检测出 D 抗原。中国人最常见的弱 D 表型是 D15 型和 DⅥ.3 型，欧洲人最常见的是 D1。弱 D 产生的一个原因是单个核苷酸的突变，影响到 D 抗原多肽链插入细胞膜，导致嵌入细胞膜的 D 抗原数量减少。位置效应也可使 D 抗原数量减少，如果 D 抗原阳性个体的基因型为 CDe/cde 和 Cde/cDe 时，两者虽然表型相同，但后者产生的 D 抗原比前者弱，这是因为后者一条染色体上的 C 基因对另一条染色体上的 D 基因的影响。

部分 D 表型是由于缺失 D 抗原上的某些表位，导致抗原结构发生改变，不被某些抗 D 识别。有些部分 D 表型的个体血清中含有同种抗 D。通过分子生物学技术测序结果发现，部分 D 的产生机制有多种，其中一种是由于部分 RHD 基因被 RHCE 基因替代，产生了杂合基因。新基因产生的杂合蛋白不仅丢失了部分 D 抗原决定簇，还可能会产生新的抗原。部分 D 个体如果输注了 Rh 阳性血液，可以产生针对所缺失表位的抗体，某些部分 D 是在抗体产生后才被发现的。

Del 表型也称为 D 放散型，红细胞表面 D 抗原表达水平极低，用常规的血清学方法（包括间接抗球蛋白试验）不能被检出，易误判为 D 抗原阴性，但是用吸收放散试验可以检测到。导致 Del 表型的主要原因是 RHD 基因剪接位点突变和错义突变，大约 90% 的 Del 表型携带 RHD*1227G＞A 碱基替换。亚裔人群 D 阴性者中约有 10%～30% 是 Del 表型，欧洲人 D 阴性中约 0.027% 是 Del 表型。必要时可借助基因检测确定。

非功能性 RHD：不能编码 1 条完整长度多肽的 RHD 基因被认为是非功能性的。

D--（增强 D）是指红细胞表面 D 抗原表达增强，而 C/c 抗原和 E/e 抗原不表达、表达减弱或发生改变。D-- 与部分 D 相反，是部分 RHCE 基因被 RHD 基因取代，在正常 D 表达的同时，重组到 RHCE 中的 RHD 也表达，此时 D 抗原表达增强，C/c 和 E/e 抗原表达减弱或消失。

D 变异型个体的输血策略：当弱 D 表型和部分 D 表型个体作为献血者时，视为 Rh 阳性供者，当弱 D 表型和部分 D 表型个体接受输血时，视为 Rh 阴性。Del 表型个体在 D 抗原状况未确定前，作为 Rh 阴性对待。

（2）D 抗原阴性：在输血医学中，红细胞上没有 D 抗原的个体称为 Rh 阴性。种族不同，

D 抗原阴性个体所携带的基因也有差异。中国人 D 抗原阴性个体中约 60% 缺失 *RHD* 基因,25% 携带不完全 *RHD* 外显子,其余的携带 *RHD* 和 *RHCE* 杂交基因。几乎所有白种人的 D 抗原阴性个体通常只有 *RHCE* 基因,无 *RHD* 基因。黑种人 D 抗原阴性个体中约 70% 携带 *RHD* 基因,但该基因无功能(沉默),15% 缺失 *RHD* 基因,15% 是 *RHD* 和 *RHCE* 杂交基因。

2. C/c 和 E/e 抗原 C、c 和 E、e 抗原由 *RHCE* 基因编码。C、c 和 E、e 抗原的改变和表达变化与 *RHCE* 基因突变相关。

(1)C、e 抗原变异:*RHCE* 基因突变会导致 C/c 和 E/e 抗原数量及质量改变,常见的是 C 抗原和 e 抗原的改变。欧洲人中 C 抗原的改变与 RhCe 蛋白第一个细胞外环氨基酸突变有关,非洲人的 C 抗原表达的改变,与杂合基因 *RHD-CE-(3-7)-D* 有关,这些个体红细胞虽然表现为 C 抗原阳性,但是受到免疫刺激后,可能产生抗 C 或者抗 Ce。常见于非裔人群的 *RHCE* 基因多处突变导致 e 抗原的变异,该红细胞表达 e 抗原,但因基因突变有可能产生抗 e 的同种抗体,容易被误认为是自身抗体。

(2)CE、Ce、cE、ce 复合抗原:以往观点认为复合抗原是顺式基因的产物,该基因位于同一条染色体的单倍体的同一基因内。目前已经清楚复合抗原是在同一蛋白质分子上表达。

3. 抗原检测 现在临床使用的抗 D 试剂是单克隆的 IgM 抗体,或单克隆 IgM 与 IgG(单克隆或多克隆)抗体混合的抗 D 试剂。单克隆 IgM 抗体可使红细胞在室温直接凝集,单克隆或多克隆 IgG 抗体可通过间接抗球蛋白试验检测弱 D。

患者 D 抗原检测:患者通常不做弱 D 检测,除非是评估新生儿红细胞以确定母亲的 D 抗原免疫风险。在欧美人群中,D Ⅵ 是最常见的部分 D 型别,D Ⅵ 型可以产生抗 D 并导致严重的 HDFN 和溶血反应,因此用于检测患者 D 抗原的 IgM 单克隆抗 D 应不与 D Ⅵ 发生反应。否则,会误将 D Ⅵ 表型患者判为 D 抗原阳性。D Ⅵ 表型患者输血时应视作阴性,选择 D 阴性的血液。

献血者 D 抗原检测:为了防止血液对受血者产生抗 D 免疫,献血者的 D 抗原检测应能检测出弱 D,并标记为 Rh 阳性。Rh 阴性的献血者必须进行 D 抗原阴性的确认试验。

RH 基因检测可用于因近期输过血而用血清学方法鉴定血型有一定困难的患者,以及 Rh 阴性的孕妇,检测胎儿父亲的 *RHD* 基因状态,有助于判断胎儿的 Rh 血型。

(四)Rh 血型系统抗体及临床意义

Rh 血型系统抗体主要是通过妊娠或输血产生,大多是 IgG 抗体,IgM 类抗体比较少见。Rh 血型系统抗体最适反应温度是 37℃,酶处理红细胞可增强 Rh 抗体反应。Rh 抗体通常不激活补体,导致的溶血一般为血管外溶血。Rh 抗体可引起 HDFN。

复合 Rh 抗体是指一些同时存在的 Rh 抗体,例如一位 R_1R_1(DCe/DCe)患者血清中检测到有抗 E,该患者输注了 E 抗原阴性、c 抗原阳性的血液,可能会发生急性或迟发性溶血反应,因为患者体内原本已有的抗 c 与抗 E 同时存在,但因抗 c 效价低未检测出来。欧洲一些国家采取的做法是如果患者对某一 Rh 抗原致敏,则选择 Rh 表型(C、c、E、e)完全一致的血液输注。

高频 Rh 抗原的同种抗体包括由缺乏 Rh 抗原的 Rh_{null} 个体产生的抗 Rh29 及最常见于长期输血的镰状细胞贫血患者中的抗体(抗 hr^B、抗 hr^S、抗 Hr^B 和抗 Hr)。

(五)Rh 相关糖蛋白血型系统

Rh 相关糖蛋白(Rh-associated glycoprotein)血型系统在 ISBT 命名中符号为 RHAG,编号为 030,有 6 个抗原。*RHAG* 基因位于 6 号染色体,与 *RHD/RHCE* 结构有 38% 相同。RhAG 蛋白在运输 RhCE 和 RhD 至细胞膜中起关键作用。

Rh_{null} 是指完全缺乏 Rh 抗原的表型。其产生原因可能是缺乏 *RHD* 基因同时伴有 *RHCE*

基因失活突变，或是 *RHAG* 基因失活突变导致 RhAG 缺乏，使得 Rh 抗原不表达。如果 *RHAG* 基因突变导致 RhAG 减少，Rh 抗原表达减弱，这种情况称为 Rh_{mod}。Rh_{null} 和 Rh_{mod} 表型的红细胞形态及功能均不正常，可发生溶血性贫血。

四、其他血型系统和抗原

（一）MNS 血型系统

MNS 是继 ABO 血型之后第二个被发现的血型系统。其在 ISBT 命名中符号为 MNS，编号为 002，目前已确定的该血型系统有 50 个抗原，大家比较熟知的是 M、N、S 和 s 抗原。

1. 基因及抗原合成 *MNS* 基因是位于 4 号染色体上两个紧密连锁的 *GYPA* 基因和 *GYPB* 基因，分别编码血型糖蛋白 A（glycophorin A，GPA）和血型糖蛋白 B（glycophorin B，GPB）。*GYPA* 基因有 7 个外显子，*GYPB* 基因有 5 个外显子和 1 个无功能的外显子。

GPA 和 GPB 是红细胞膜上主要的唾液酸糖蛋白，M 和 N 抗原位于 GPA 分子上，S 和 s 抗原位于 GPB 分子上。MN 抗原特异性由 GPA 氨基末端第 1 位和第 5 位氨基酸决定。S 和 s 抗原的区别在于 GPB 肽链第 29 位氨基酸的不同。GPB 氨基末端的 26 位氨基酸与 GPA 中形成 N 抗原的序列相同，因此在几乎所有的欧洲裔和大多数其他族裔中，GPB 表达少量 "N" 抗原。

GPA 只在红细胞上表达，通常作为红系标志。GPA 和 GPB 为恶性疟原虫结合红细胞的受体，可能在疟原虫入侵过程中发挥重要作用。

M 和 N 抗原、S 和 s 抗原是具有多态性的对偶抗原。MNS 血型抗原表型分布频率见表 3-7。

表 3-7　MNS 血型抗原表型分布频率

表型	频率 /%		
	中国人	白种人	黑种人
M+N−	26.34	30	25
M+N+	52.03	49	49
M−N+	21.63	21	26
S+s−	0.09	10	6
S+s+	6.47	42	24
S−s+	93.44	48	68
S−s−	0	0	2

M 和 N 抗原对胰蛋白酶敏感，而 GPB 上的 S、s 和 "N" 抗原抵抗胰蛋白酶。在 α- 糜蛋白酶作用下，M 和 N 抗原的活性部分减低，但是 S、s 抗原和 GPB 上的 "N" 抗原将会失活。木瓜蛋白酶、无花果蛋白酶、菠萝蛋白酶对 M、N、S、s 和 GPB 上的 "N" 抗原都具有破坏作用。

2. MNS 血型系统的抗体及临床意义 抗 M 是比较常见的抗体，多为自然产生的 IgM 抗体，在 4℃ 反应活性最强。

抗 N 比较罕见，以 IgM 为主，表现为典型的冷凝集素性质，在 25℃ 以上很快失去活性。做意外抗体筛查（意外抗体鉴定）时，可灵活应用酶处理红细胞的方法，进行抗体鉴别。多数抗 M 及抗 N 没有临床意义，如果患者血清中检出在 37℃ 有活性的抗 M 或抗 N，输血时应选择相应抗原阴性、抗球蛋白试验配血相合的血液。抗 M 和抗 N 引起重度 HDFN 的非常少见。抗 M 和抗 N 与抗原反应，有剂量效应现象。

抗 S 和抗 s 大多是在 37℃有反应的 IgG 抗体，能够引起 HDFN 和 HTR。约 2% 的非裔美国人和超过 2% 的非洲人的红细胞表型为 S−s−U−，此表型人群免疫后会产生抗 U，抗 U 会导致严重的 HTR 和 HDFN。

自身抗 S、抗 U（MNS5）偶尔与自身免疫性溶血性贫血相关。

3．MNS 血型系统的其他抗原抗体 MNS 血型系统还包括一些低频抗原和高频抗原。主要原因是 *GYPA* 和 *GYPB* 基因有部分相似，可能发生基因互换重组产生杂合基因。

Mur（或 Mi^a）抗原在中国人群中阳性率约为 7%，白种人和黑种人中罕见。如我国香港和台湾地区曾报道，抗 Mur 是除了抗 A、抗 B 之外最常见的血型抗体，应引起足够重视。抗 Mur 可引起较为严重的 HTR 和 HDFN，因此在东南亚地区用于意外抗体筛查的细胞通常包括 Mur 抗原，避免抗 Mur 抗体漏检。而我国 Mur 抗原人群比例高的地区，抗筛细胞应覆盖 Mur 抗原。

（二）Lutheran 血型系统

Lutheran 血型系统在 ISBT 命名中符号为 LU，编号为 005，有 28 个抗原。

1．基因及抗原合成 *BCAM* 基因位于 19 号染色体，基因产物是 Lutheran 糖蛋白，该糖蛋白具有黏附功能和介导细胞内信号传递功能。

Lutheran 血型系统中与输血关系密切的是 Lu^a 抗原，中国人 Lu^a 抗原频率约 0～1.13%，Lu^b 抗原频率几乎 100%。Lu^a 抗原在欧洲和非洲人中约占 8%。LU 抗原在脐带血细胞上表达很弱，直到 15 岁左右逐步发育成熟，达到成人水平。LU 抗原会被胰蛋白酶和 α- 糜蛋白酶破坏，而胃蛋白酶、木瓜蛋白酶和无花果蛋白酶对其影响较小。Lu（a−b−）表型又被称为 Lu_{null} 表型，是一种罕见的表型，是由于无活性的 *BCAM* 基因的纯合子遗传造成的，红细胞上无 LU 抗原表达，由此可能产生抗 Lu3 抗体，能与除 Lu（a−b−）表型外的所有红细胞发生反应。

2．Lutheran 血型系统抗体及临床意义 抗 Lu^a 一般是通过妊娠和输血产生，也有天然产生的抗体，以 IgM 为主，也有 IgG 和 IgA 类抗体。抗 Lu^b 较罕见。一般认为 Lutheran 抗体临床意义不大，偶见抗 Lu^a 和抗 Lu^b 引起的轻度 HTR 和 HDFN。

（三）Kell 血型系统

Kell 血型系统在 ISBT 命名中符号为 KEL，编号为 006，目前已经确认的 Kell 血型系统有 38 个抗原。Kell 血型抗体是应用抗球蛋白方法检出的第一个血型抗体。由于 Kell 血型抗原的抗原性较强，所以在输血中具有重要意义。

1．基因及抗原合成 *Kell* 基因位于 7 号染色体，包括 19 个外显子。Kell 抗原位于红细胞膜糖蛋白 CD238，通过二硫键连接到 XK 蛋白上，XK 蛋白是 Kx 系统的血型抗原的整合膜蛋白。红细胞表面若无 XK 蛋白，就会减少 Kell 糖蛋白的表达，Kell 抗原减弱。

以前一直认为中国汉族人群几乎 100% K 抗原阴性，近年来国内已有抗 K 的报道。Kell 血型抗原表型分布频率见表 3-8。

Kell 抗原除了在红细胞上表达，还表达于骨髓祖细胞；睾丸、淋巴组织中可检测到 Kell 糖蛋白，骨骼肌中可检测到 XK 蛋白。

Kell 抗原对木瓜蛋白酶、无花果蛋白酶、胰蛋白酶和 α- 糜蛋白酶不敏感，但可被胰蛋白酶和 α- 糜蛋白酶混合物破坏，也能被 0.2M DTT、AET 以及 EDTA 甘氨酸破坏。

2．Kell 血型系统抗体及临床意义 抗 K 及抗 k 主要是通过免疫产生的 IgG 类抗体，主要是 IgG1。Kell 系统抗体能够引起严重的 HDFN 和 HTR。抗 Kp^a、抗 Kp^b、抗 Js^a 及抗 Js^b 均较抗 K 少见，但临床意义相同，均可发生 HDFN 和 HTR。Kell 系统对凝聚胺配血方法不敏感，如果患者有 Kell 系统抗体，应选择抗球蛋白试验交叉配血相合且相应抗原阴性的血液。抗 K 在中国人群中意义不大。

表3-8　Kell 血型抗原表型分布频率

表型	频率 /%		
	中国人	白种人	黑种人
K+k−	0	0.2	罕见
K+k+	罕见	8.8	2
K−k+	100	91	98
Kp(a+b−)	0	罕见	0
Kp(a+b+)	0	2.3	罕见
Kp(a−b+)	100	97.7	100
Js(a+b−)	0	罕见	1
Js(a+b+)	0	罕见	19
Js(a−b+)	100	100	80

（四）Duffy 血型系统

Duffy 血型系统在 ISBT 命名中符号为 FY，编号为 008，共有 5 个抗原，Fy^a 和 Fy^b 是对偶抗原，Fy3、Fy5、Fy6 是高频抗原。

1. 基因及抗原合成　Duffy 血型基因 *ACKR1* 位于 1 号染色体，编码 DARC 糖蛋白。*ACKR1* 基因有 2 个常见的等位基因 *FY*A* 和 *FY*B*，由 2 个外显子组成。Fy^a 和 Fy^b 抗原为共显性等位基因产物，是人类第一个在常染色体定位的遗传标记，而且临床意义较大。

Duffy 血型常见表型有 4 种，分别是 Fy(a+b−)、Fy(a−b+)、Fy(a+b+)和 Fy(a−b−)。中国人群中 Fy^a 抗原频率高达 99.8%，Fy(a−b+)少见。Duffy 血型抗原表型分布频率见表3-9。

表3-9　Duffy 血型抗原表型在不同人群中的分布频率

抗原	频率 /%		
	中国人	白种人	黑种人
Fy(a+b−)	90.8	20	10
Fy(a−b+)	0.3	32	20
Fy(a+b+)	8.9	48	3
Fy(a−b−)	0	0	67

人类红细胞膜 DARC 糖蛋白是间日疟原虫裂殖子的受体，由于表型为 Fy(a−b−)的个体的红细胞表面缺少 DARC 蛋白分子，因此可以抵抗疟原虫和恶性疟原虫入侵的能力，对间日疟具有天然免疫力。非洲人群中 Fy(a−b−)表型最常见。

2. Duffy 血型系统抗体及临床意义　Duffy 血型系统抗体是通过输血或妊娠免疫产生的 IgG 类抗体，大多是 IgG1 类抗体，用抗球蛋白试验能够检出。Fy^a 和 Fy^b 抗原对除胰蛋白酶以外的多数蛋白酶敏感，用酶处理红细胞检测抗 Fy^a 和抗 Fy^b，通常表现为阴性结果。

抗 Fy^a 较常见，能引起中重度的 HDFN 和急性或迟发性 HTR。抗 Fy^b 少见，可引起中重度的迟发性 HTR，引起 HDFN 较少见。抗 Fy3 比较罕见，可引起急性或迟发性 HTR，抗 Fy5 可引起迟发性 HTR。Duffy 血型抗体与抗原反应，有剂量效应现象。

（五）Kidd 血型系统

Kidd 血型系统在 ISBT 命名中符号为 JK，编号为 009，共有 3 个抗原，即 Jk^a(JK1)、Jk^b

（JK2）和 Jk3。Kidd 抗原不仅在红细胞上表达，在肾脏组织也有表达。

1. 基因及抗原合成 Kidd 血型基因（*SLC14A1*）位于 18 号染色体，由 11 个外显子组成。Jk^a 抗原和 Jk^b 抗原是对偶等位基因产物，位于具有 10 个跨膜结构域的尿素转运体蛋白上。Jk（a-b-）表型罕见，在波利尼西亚人中频率约 0.25%，其中纽埃人约 1.4%。Kidd 血型抗原表型分布频率见表 3-10。

表 3-10　Kidd 血型抗原表型分布频率

表型	频率 /%		
	亚洲人	白种人	黑种人
Jk（a+b-）	23	26	52
Jk（a-b+）	27	24	8
Jk（a+b+）	49	50	40
Jk（a-b-）	1	罕见	罕见

Kidd 抗原位于红细胞的尿素转运蛋白上。正常表达 Kidd 抗原的红细胞在 2mol/L 尿素溶液中迅速肿胀并溶解，机制是尿素转运入红细胞使其处于高渗状态，水大量涌入使红细胞胀裂，但 Jk（a-b-）细胞能较长时间抵抗这种溶解作用，根据细胞这一特征，可用 2mol/L 尿素溶液筛选 Jk（a-b-）细胞。Kidd 血型系统抗原能够耐受蛋白水解酶。

2. Kidd 血型系统抗体及临床意义 抗 Jk^a、抗 Jk^b 和抗 Jk3 通常是通过输血或妊娠产生的 IgG 类抗体，多数是 IgG1 和 IgG3，约有 50% 的 Kidd 抗体能结合补体。抗 Jk^a 和抗 Jk^b 常与其他抗体同时存在。抗 Jk3 是由 Jk（a-b-）个体产生的抗体，可以与除 Jk（a-b-）外的所有红细胞反应，输血应选择 Jk（a-b-）的血液成分。

用抗球蛋白试验或使用酶处理红细胞，可以检出弱抗体。Kidd 抗体可以引起中等程度的 HDFN 和严重的急性或迟发性 HTR，虽然不常见但应引起重视。Kidd 抗体出现较快，但很容易消失，输血前很难被检出，但通过回忆反应，抗体会迅速产生，破坏外周血中的红细胞，表现为严重的溶血反应。Kidd 抗体与抗原反应，有剂量效应现象。因此对于已检出 Kidd 抗体者，应输注相应抗原阴性、抗球蛋白试验交叉配血相合的血液。Kidd 抗体与急性肾移植排斥反应有关。

（六）Diego 血型系统

Diego 血型系统在 ISBT 命名中符号为 DI，编号为 010，共有 23 个抗原，其中最主要的两个抗原是 Di^a 和 Di^b。Di^a 抗原分布有种族差异，主要存在于蒙古人种中，被人类学家作为蒙古人种后裔迁移的标记。在中国人群中 Di^a 抗原频率约为 5%，Di^b 抗原频率 97%～98%。Di^b、Wr^b、DISK 抗原是高频抗原，其余 20 个都是低频抗原。Diego 血型系统抗原表型分布频率见表 3-11。

表 3-11　Diego 血型系统抗原表型分布频率

表型	频率 /%		
	亚洲人	白种人	黑种人
Di（a+b-）	<0.01	<0.01	<0.01
Di（a+b+）	10	<0.1	<0.1
Di（a-b+）	90	>99.9	>99.9

1. 基因及抗原合成 Diego 血型系统基因 *SLC4A1* 位于 17 号染色体，由 20 个外显子组成，编码带 3 蛋白。带 3 蛋白是红细胞阴离子交换蛋白或溶质载体家族 4A1（SLC4A1）的通用名，是主要的红细胞膜糖蛋白。Diego 血型系统的 23 个抗原都位于带 3 蛋白上。Diego 血型系统抗原在出生时就已经发育成熟。Diego 血型系统抗原不会被蛋白水解酶破坏。

2. Diego 血型系统抗体及临床意义 抗 Di^a 和抗 Di^b 是免疫产生的 IgG 抗体，通常是 IgG1 和 IgG3。抗 Di^a 可导致严重的 HDFN 和破坏输入的 Di^a 阳性的红细胞，抗 Di^a 通常作为单一的特异性抗体被发现，偶尔也存在于混合抗体血浆中。抗 Di^b 很少见，但会引起 HDFN 和 HTR。

Wr^a 是低频抗原，在中国汉族人群中频率小于 0.1%，但抗 Wr^a 是相对常见的抗体，常常伴随同种抗体或自身抗体出现，主要是 IgG1，也有 IgM，或 IgM 与 IgG 同时存在，可在盐水介质或抗球蛋白试验中被检出，抗 Wr^a 与严重的 HTR 和 HDFN 有关，具有临床意义。

（七）Kx 血型系统

Kx 血型系统在 ISBT 命名中符号为 XK，编号为 019，Kx 是唯一的抗原，位于一个跨红细胞 10 次的多形蛋白上，并通过单二硫键与 Kell 糖蛋白连接。XK 蛋白由染色体 Xp21.1 上的 *XK* 基因编码。

（八）不属于血型系统的抗原（血型集合、高频抗原、低频抗原）

在血清学、生物化学或遗传学上有关联的血型抗原，但尚未达到可以定义为血型系统的标准，归类为血型集合，如 Cost、Ii、Er 等。血型集合以数字 200 开始编号，又被称为 200 系列。

低频抗原是指频率在人群中低于 1% 的红细胞抗原，而其中不被任何血型系统或集合所包含的则被称为低频抗原系列，即 700 系列。700 系列低频率血型抗原包括 By、Chr^a、Bi、Bx^a、To^a、Pt^a、Re^a、Je^a、Li^a、RASM、JFV、JONES、HJK、HOFM、REIT 等抗原。

901 系列高频血型抗原是指在大多数群体中的频率大于 99%，不被血型系统或血型集合所包含的抗原。901 系列高频血型抗原包括 AnWj、ABTI、LKE 等抗原。

第二节　白细胞抗原系统

一、概述

人类白细胞上表达的抗原比较多，包括人类白细胞抗原（human leukocyte antigen，HLA）、粒细胞特异性抗原和红细胞血型抗原三类。由于人类白细胞表达的红细胞血型抗原比较少，意义也不大，本节主要介绍 HLA 及粒细胞特异性抗原。

HLA 是人们在对移植时的组织相容性研究中被认识的，是白细胞与其他组织细胞共有的抗原。组织相容性是指器官或组织移植时供者与受者相互接受的程度，组织相容性由供者与受者细胞表面组织抗原的特异性决定。人们把这种代表个体特异性的同种异体抗原称为移植抗原或组织相容性抗原（histocompatibility antigen）。根据组织相容性抗原引起排斥反应的强弱和诱发排斥反应的快慢，分为主要组织相容性抗原（major histocompatibility antigen）和次要组织相容性抗原（minor histocompatibility antigen）。编码主要组织相容性抗原的基因群称为主要组织相容性复合物（major histocompatibility complex，MHC）。不同的脊椎动物有各自的 MHC，人类的 MHC 为人类白细胞抗原系统 HLA。HLA 在输血医学、移植医学及法医学等领域都有极其重要的意义。

世界卫生组织 HLA 系统命名委员会制定了 HLA 系统的命名方法，命名法规定 HLA

系统由字母－数字表示（例如 HLA-A1 和 HLA-B8）。以下几种情况加前缀"w"：①Bw4 和 Bw6，用于"共有抗原"与其他 B 位点等位基因的区分（Bw4 和 Bw6 几乎存在于所有 HLA-B 分子上）；②所有血清上确定为 C 位点特异性的抗原，避免与补体系统成分混淆；③根据混合白细胞反应确定的 Dw 特异性，但目前已知是由 HLA-DR、HLA-DQ、HLA-DP 多态性引起。HLA-A 和 HLA-B 特异性的数字编号是根据其发现顺序来分配的。

由于 DNA 测序技术已取代血清学方法用于 HLA 系统的研究，越来越多的 HLA 等位基因被发现并确认，HLA 基因命名结合了位点、血清学特异性和等位基因分组。HLA 等位基因的命名遵循以下原则：①HLA 代表系统符号。②基因座以 A、B、C、DR、DQ 及 DP 等表示，与 HLA 用"-"连接。③等位基因用阿拉伯数字表示，采用"*"与基因座符号分隔，等位基因中的数字用":"分隔，第 1 个冒号前的数字用来指定等位基因所属的等位基因族，通常与血清学特异性相对应；第 2 个冒号前的数字表示编码区等位基因，第 3 个冒号前的数字用来区分编码区同义突变的等位基因，第 3 个冒号后的数字表示非编码区的变异。④HLA-C 在描述等位基因时删除"w"。⑤异常表达的等位基因在名称后加上后缀，等位基因加"N"表示该基因为无效基因或不表达基因，等位基因加"L"表示基因编码抗原低表达，等位基因加"S"表示基因编码的蛋白以可溶性方式表达，但细胞表面不表达，等位基因加"C"表示基因编码产物存在于细胞质中，但细胞表面不表达，等位基因加"A"表示基因编码产物表达异常，等位基因加"Q"表示基因表达抗原存在疑问。

二、人类白细胞抗原系统

（一）HLA 基因结构与遗传特点

1. HLA 基因结构 HLA 基因位于第 6 号染色体短臂 21.31-21.33 区域，该区域被定位的基因有 270 多个，分为Ⅰ类、Ⅱ类和Ⅲ类，每一类基因均含有多个基因座。

（1）HLA-Ⅰ类基因：HLA-Ⅰ类基因靠近染色体端粒，HLA-A、HLA-B、HLA-C、HLA-E、HLA-F 及 HLA-G 为表达基因。HLA-A、HLA-B 和 HLA-C 基因具有高度遗传多态性，广泛表达在各种有核细胞表面。HLA-E、HLA-F 及 HLA-G 基因多态性程度不高，在多种胚胎和成人组织表达，HLA-G 在母胎界面的滋养层表达。

（2）HLA-Ⅱ类基因：HLA-Ⅱ类基因靠近染色体着丝点，从中心侧开始依次为 DP、DO、DM、DQ 及 DR 基因区域。HLA-Ⅱ类基因结构具有高度类似性。

（3）HLA-Ⅲ类基因：HLA-Ⅲ类基因位于 HLA 基因复合体的中段，编码 C2、C4A、C4B、Bf 等补体蛋白，肿瘤坏死因子（TNF）和热激蛋白 HSP-70 等与免疫应答相关的蛋白。

2. HLA 遗传特点

（1）单体型遗传：单体型是指连锁在一条染色体上的 HLA 各位点的基因组合。HLA 是单体型遗传。每个个体都有两条不同的 HLA 单体型，分别来自父亲和母亲，因此子女与父亲和母亲至少有一条 HLA 单体型相同，而同胞之间 HLA 基因型完全相同和完全不相同的概率均为 25%，一个单体型相同的概率则为 50%。HLA 单体型遗传的特点在法医学及器官移植配型中具有重要意义。

（2）多态性现象：是指群体中不同个体的等位基因存在差别。多态性是由复等位基因和共显性遗传两个因素所致。复等位基因是 HLA 各个基因座上等位基因随机组合，导致人群中出现非常庞大的 HLA 基因型；共显性遗传是每对等位基因所编码的抗原都表达于细胞膜上，无隐性基因。HLA 基因的多态性是 HLA 复合体最显著的特点，多态性现象使无关个体间 HLA 型别完全相同的可能性极小，这在法医学上具有重要意义。

（3）连锁不平衡：是指不同基因座上的两个等位基因出现在同一条单体型中的频率与理论预期值存在明显差异，这种现象称为连锁不平衡。

（二）HLA抗原结构、分布及主要生物学功能

1. HLA抗原结构

（1）HLA-I类抗原：是在内质网合成的一种糖蛋白，分子量约为57kDa，由两条蛋白链组成，一条是由6号染色体短臂上基因编码的糖蛋白重链，另一条是由15号染色体上基因编码的β_2微球蛋白分子。β_2微球蛋白通过非共价键与重链结合形成HLA-I类抗原。重链分为胞外区、跨膜区和胞内区。胞外区由3个氨基酸结构域（α_1、α_2和α_3）构成，每个结构域约含90～100个氨基酸残基。位于顶部的α_1和α_2两个结构域构成肽结合槽，是HLA-I类抗原与外源多肽结合和呈递的位点。由于肽结合槽很小，蛋白质抗原必须经过加工成为小片段才能与MHC结合并被T细胞识别。α_3结构域起始于α_2的羧基端，终止于插入的质膜部分，是HLA-I类抗原与T细胞表面CD8分子的结合部位。跨膜区是α链从α_3结构域延伸出一个短的连接区形成一个α螺旋，穿过细胞膜的脂质双层，使HLA-I类抗原锚定在膜上。胞内区有30个氨基酸残基，与细胞内外信号传递有关。β_2m和α_3结构域类似，通过非共价键形式与α_1、α_2及α_3相互作用，保持HLA-I类抗原天然构象稳定。

（2）HLA-II类抗原：也是在内质网合成的一种糖蛋白，分子量约为63kDa，由两条结构类似的糖蛋白链α链和β链组成，这两条链均跨膜，每条链的胞外部分均有两个氨基酸域，最外层的域中包含II类等位基因的可变区。

胞外区是α链和β链的胞外部分，α_1、β_1结构域共同组成肽结合槽，肽结合槽是抗原肽的结合位点。α_2和β_2结构域都有链内二硫键，它们折叠成类似于免疫球蛋白结构域，是T细胞表面CD4分子特异的结合部位。跨膜区的羧基端有几个碱性氨基酸，随后是一个亲水的短胞质尾区，将整条多肽链固定在胞膜上。胞内区的HLA抗原的羧基端伸入胞质内，参与跨膜信号的传递。

2. HLA抗原分布 "经典的"HLA-I类抗原（HLA-A、HLA-B和HLA-C）存在于血小板和绝大多数有核细胞表面，其中淋巴细胞表达量最高，而滋养层细胞、神经元、角膜上皮细胞和生发细胞例外。成熟红细胞上有一些残留分子，这些残留的I类抗原可作为红细胞抗原用血清学方法单独鉴定出来，被命名为Bg（Bennett-Goodspeed）抗原。"Bga""Bgb"和"Bgc"分别是HLA-B7、HLA-B17（B57或B58）和HLA-A28（A68或A69）。血小板表面存在HLA-I类抗原，主要是HLA-A和HLA-B抗原，很少表达HLA-C抗原。

HLA-II类抗原主要表达在B淋巴细胞、单核细胞、巨噬细胞、树突状细胞、肠道上皮细胞和早期造血细胞。而中性粒细胞、未致敏的T细胞和肝、肾、脑及胎儿滋养层细胞等均不表达HLA-II类分子。

3. HLA抗原主要生物学功能

（1）参与抗原处理、运输与提呈：HLA参与抗原处理是指把天然蛋白质抗原转变成和HLA抗原相结合的肽链的过程，这一过程主要在细胞内完成。处理后的抗原肽段被转运到细胞表面与HLA抗原结合并被T细胞识别，称为抗原提呈。细胞对抗原的加工与提呈是激活机体免疫应答的关键步骤。通常外源性蛋白质抗原由提呈细胞加工后与HLA-II类分子结合，呈递给CD4[+]辅助T细胞；内源性蛋白质抗原由靶细胞处理后与HLA-I类分子结合，呈递给CD8[+]细胞毒性T细胞。

（2）MHC的限制作用：在免疫应答诱发过程中，T细胞之间、T细胞和B细胞之间、T细胞和巨噬细胞之间的相互作用都需要识别细胞上的MHC分子。这种自我和非我的识别功能只有具有统一HLA表型的免疫细胞才能有效地进行，称为MHC的限制作用。

（3）调节NK细胞的活性：自然杀伤细胞（NK）是一种连接天然免疫和获得性免疫的桥梁细胞，通过多种方式发挥其细胞毒效应，一个重要的机制是NK细胞表面表达HLA-I类分子特异的活化性及抑制性受体，能识别及杀伤HLA-I类分子结构改变或下调的靶细胞。

（4）参与免疫应答的遗传控制：机体对某种抗原物质是否产生应答以及应答强弱受遗传控制，控制免疫应答的基因称为 *Ir* 基因。由于 HLA-Ⅱ类基因编码分子的多肽结合部位构型各异，故与不同抗原多肽结合并刺激 Th 细胞的能力也不同，由此实现 *Ir* 基因对免疫应答的遗传控制。即具有不同 HLA-Ⅱ类等位基因的个体，其对特定抗原的免疫应答能力各异。

（5）参与妊娠免疫耐受：胎盘组织的滋养层细胞高度表达 HLA-G 抗原，HLA-G 抗原是免疫耐受因子，通过与母体 NK 细胞表面 KIR 结合，抑制 NK 细胞杀伤活性，从而导致母体对 HLA 半异源性胎儿产生免疫耐受，使胎儿免受母体免疫的攻击。HLA-G 分子还可通过与细胞毒性 T 细胞作用，保护胎儿免受母体 CTL 细胞杀伤。

（三）HLA 系统的临床意义

1. HLA 系统在输血医学的意义　HLA 抗原具有高度的免疫原性，通过妊娠、输血及移植等途径可产生 HLA 抗体。HLA 抗原与 HLA 抗体作用可以引起多种输血反应。

（1）输血相关急性肺损伤（transfusion related acute lung injury，TRALI）：TRALI 是由 HLA 抗体或粒细胞抗体引起的一种致死性的严重的输血反应。详细内容参见"第十章 输血反应"。

（2）非溶血性发热反应（febrile non-haemolytic transfusion reaction，FNHTR）：FNHTR 是患者在输血中或输血后 4 小时内体温≥38℃或输血导致体温上升≥1℃，同时排除其他原因引起的发热。可伴寒战、畏寒和呼吸频率加快等症状。详细内容参见"第十章 输血反应"。

（3）输血相关移植物抗宿主病（transfusion-associated graft versus host disease，TA-GVHD）：TA-GVHD 是输血最严重的并发症之一。详细内容参见"第十章 输血反应"。

（4）血小板输注无效（platelet transfusion refractoriness，PTR）：HLA-Ⅰ类抗体是免疫性 PTR 的最主要原因。详细内容参见本章第三节"血小板抗原抗体"和"第七章 血液临床应用"。

2. HLA 系统在移植医学的应用　HLA 抗原与器官移植的排斥反应密切相关，移植物存活很大程度上取决于供受者之间 HLA 匹配程度，HLA 配型能显著改善移植物的存活。

（1）HLA 系统在 HSCT 中的应用：造血干细胞（hematopoietic stem cell，HSC）来源于骨髓、外周血及脐带血，含有大量的免疫细胞，如成熟的 T 细胞等，这些免疫细胞可引起严重的免疫排斥反应。因此 HSCT 对供、受者之间 HLA 匹配程度的要求在所有器官移植中最为严格。

根据供、受者 *HLA-A*、*HLA-B*、*HLA-C*、*HLA-DR*、*HLA-DQ* 及 *HLA-DP* 的相合情况，HSCT 分为 HLA 相合和 HLA 部分相合两种。前者指供、受者的 *HLA-A*、*HLA-B*、*HLA-C*、*HLA-DR*、*HLA-DQ* 及 *HLA-DP* 全部相合，后者指供、受者以上 *HLA* 位点仅部分相合。*HLA* 相合的 HSCT 患者 GVHD 发生率低。在 HSCT 时，一般首选 *HLA* 相合的同胞供者或非血缘供者，后者可以在 HSC 捐献者资料库中筛选。

（2）HLA 系统在肾移植中的应用：影响肾移植的基因位点主要是 *HLA-A*、*HLA-B* 及 *HLA-DR* 位点。其中，*HLA-DR* 位点与肾移植的早期排斥有关，而 *HLA-A* 及 *HLA-B* 位点与肾移植的远期存活有关。近年来，随着新的免疫抑制剂不断应用于临床，HLA 不匹配肾移植的近期存活率已经明显提高，HLA 不匹配已经不是肾移植的障碍。但是，新型免疫抑制剂的应用对不匹配肾移植长期存活率的影响尚待证实，临床上仍应保持对受者 HLA 抗体的监测和筛查，选择尽可能多的 *HLA* 位点匹配的供肾进行肾移植。

（3）HLA 系统在其他实质器官移植中的应用：HLA 配型在肝移植中的作用尚存在争议。临床上实施的大多数肝移植手术中，HLA 配型通常不完全相合，且研究表明 HLA 配型与肝移植后的排斥反应无明显相关性，这可能与肝脏免疫耐受的特性有关。

胸腔器官移植包括心脏移植、肺移植及心肺联合移植。这类移植手术大多属于紧急移植手术，术前 HLA 配型难以实现。初步观察显示 *HLA-A*、*HLA-B* 及 *HLA-DR* 位点匹配可减少心、肺移植免疫排斥反应的发生,并提高心、肺移植的存活率。

对于肝脏、心脏、肺及心肺联合移植,ABO 血型相容仍是选择适合捐献者要考虑的主要免疫因素。建议对潜在的非肾移植的患者进行 HLA 抗体筛查和鉴定,在非紧急情况下,如果接受移植的患者已经有 HLA 抗体,应在移植前进行交叉配型试验。

3. HLA 系统在法医学的应用 HLA 基因终生不变,具有高度多态性,无血缘关系的个体之间 HLA 型别完全相同的概率极低,此特点使 HLA 成为最能代表人体特异性的遗传标志。通过 HLA 基因型或表型检测已经成为法医学上个体识别和亲子鉴定的重要手段之一。

近年来,随着分子生物学技术的发展,采用短串联重复序列检测或采用线粒体 DNA 的序列分析用于个体识别或亲子鉴定更加简便准确,已经取代 HLA 检测,成为个体识别或亲子鉴定的重要手段。

4. HLA 系统与疾病的关联 HLA 系统与多种疾病存在关联,所谓关联即疾病与表型的联系。阳性关联指个体携带某种抗原者易患某种疾病,而阴性关联指个体携带某种抗原者对某种疾病具有一定的抵抗力。HLA 与疾病关联程度用相对危险度(relative risk,RR)来表示,RR 值越大,相关程度越大。例如,强直性脊柱炎与 HLA-B27 呈现明显的关联,强直性脊柱炎患者中 90%~95% 带有 HLA-B27 抗原,而正常人群 HLA-B27 的基因频率较低。

5. HLA 系统与药物不良反应 已发现 20 多种 HLA 等位基因与特定的药物过敏相关。与 HLA 相关的药物过敏反应的常见药物有:抗癫痫药物卡马西平、苯妥英、磷苯妥英钠;治疗高尿酸血症和痛风的别嘌醇;治疗获得性免疫缺陷综合征的阿巴卡韦;抗感染药物氟氯西林;其他药物如奈韦拉平、拉帕替尼、阿莫西林/克拉维酸、氨苯砜等。对患者做药物过敏相关 HLA 基因筛查有助于避免发生药物不良反应。

三、中性粒细胞抗原系统

(一)中性粒细胞抗原

早在 20 世纪初期,人们就发现某些患者的血清可以引起其他一些患者的白细胞发生凝集。之后,人们在多次输血患者血清中检测到粒细胞抗体。目前,已发现 10 种人类中性粒细胞同种抗原(human neutrophil alloantigens,HNA),归属于 5 个 HNA 系统。

1. HNA 的命名 1998 年 ISBT"粒细胞抗原工作小组"在西班牙制定了粒细胞抗原命名法则,要点为:①HNA 表示人类粒细胞同种抗原;②不同抗原系统用数字表示;③同一糖蛋白位点上的不同抗原用英文小写字母表示,如 HNA-1a、HNA-1b 和 HNA-1c 等;④新发现的 HNA 暂时用字母缩写命名直至"粒细胞抗原工作小组"提出正式命名;⑤HNA 等位基因编码依照国际人类基因组公布的人类基因组图谱的规定命名。

2. HNA 抗原

(1)HNA-1 抗原:有 5 个等位基因,编码 HNA-1a、HNA-1b 和 HNA-1c,这 3 个抗原均位于糖蛋白 FcγRⅢb 上,FcγRⅢb 是 IgG Fc 段的 GPI 偶联受体,只分布在中性粒细胞上。FcγRⅢb 由位于 1 号染色体的基因 FCGR3B 编码。一些个体由于 FCGR3B 基因缺乏,在中性粒细胞上并不表达 FcγRⅢb,缺乏 FcγRⅢb 的个体称为 CD16null 表型,当输血或妊娠接触到 FcγRⅢb 会产生抗 FcγRⅢb。有报道称 HNA-1b 上存在另一个表位 HNA-1d。抗 HNA-1a、抗 HNA-1b 与新生儿同种免疫性中性粒细胞减少症、TRALI、自身免疫性中性粒细胞减少症有关,抗 HNA-1c 与新生儿同种免疫性中性粒细胞减少症有关。

(2)HNA-2 抗原:由 CD177 基因编码,基因产物是 CD177 糖蛋白。有一部分个体不表达 CD177,称为 CD177 缺失型,这种表型易产生抗 HNA-2。抗 HNA-2 与新生儿同种免疫性中性粒细胞减少症、TRALI、自身免疫性中性粒细胞减少症、HSCT 受者中性粒细胞减少有关。

(3)HNA-3 抗原:位于胆碱转运蛋白样蛋白 2(CTL2)上,HNA-3a 是一个高频抗原,存在于粒细胞、血小板、淋巴细胞和内支细胞上。抗 HNA-3a 是致死性 TRALI 最常见原因，也是引起发热反应和新生儿同种免疫性中性粒细胞减少症的原因。

（4）HNA-4 抗原：位于 Leu-CAM 和 β_2 整合素（CD18），存在于单核细胞、粒细胞和淋巴细胞上。抗 HNA-4 与新生儿同种免疫性中性粒细胞减少症相关。

（5）HNA-5 抗原：位于 CD11a/18 糖蛋白（LFA1、$\alpha_1\beta_2$）上。HNA-5a 抗原存在于单核细胞、粒细胞和淋巴细胞上。抗 HNA-5 与新生儿同种免疫性中性粒细胞减少症有关。

（二）中性粒细胞抗体

通过免疫刺激，机体可产生粒细胞抗体，这些抗体通过免疫反应引起多种免疫性中性粒细胞减少或输血反应。粒细胞抗体可通过粒细胞凝集试验、粒细胞免疫荧光试验等方法检测，但操作复杂、难度较大，需由设备完善且经验丰富的实验室进行。

（三）中性粒细胞抗原系统的临床意义

1. 中性粒细胞抗体引起多种免疫性中性粒细胞减少症

（1）新生儿同种免疫性中性粒细胞减少症（neonatal alloimmune neutropenia，NAN）：NAN 是由父亲遗传给胎儿的粒细胞抗原刺激母体产生 IgG 类的粒细胞抗体，抗体通过胎盘引起新生儿粒细胞破坏。50% 以上的 NAN 可以检出抗 HNA-1a、抗 HNA-1b 和抗 HNA-2，少部分 NAN 也可以检测出抗 HNA-1c、抗 HNA-3a 和抗 HNA-4a。NAN 发病概率约为 1:500，而且也可发生在 $Fc\gamma RIIIb$ 蛋白缺乏的孕妇所生的子女中。NAN 的中性粒细胞减少症偶尔会危及生命，因为粒细胞减少增加了感染的风险。

（2）自身免疫性中性粒细胞减少症（autoimmune neutropenia，AIN）：AIN 是由于机体产生针对自身粒细胞的自身抗体，引起粒细胞的破坏。分为原发性 AIN 和继发性 AIN。AIN 可发生在成人或婴儿，发生在成人的 AIN 常常继发于自身免疫性疾病、恶性肿瘤、感染，婴儿 AIN 有 60% 的自身抗体具有中性粒细胞抗原特异性，常常是 HNA-1a，偶见 HNA-1b 或 HNA-4a。AIN 一般是良性自限性疾病，通常在发病 7~24 个月后恢复。

（3）药物诱导的免疫性中性粒细胞减少症（drug induced neutropenia，DIN）：DIN 的发病机制比较复杂，包括药物作为抗原诱导机体产生破坏粒细胞的抗体、药物相关的免疫复合物与粒细胞结合从而引起粒细胞破坏、药物通过补体介导的免疫性中性粒细胞破坏等。能诱导 DIN 的相关药物包括抗炎药、止痛药、抗精神病药、抗惊厥药、抗甲亢药及抗生素等。DIN 患者常常在接受药物治疗后数小时至 2 天内发生，之前患者接触过此种药物。

（4）骨髓移植后同种免疫性中性粒细胞减少症：骨髓移植后同种免疫性中性粒细胞减少症是指骨髓移植后由于患者体内的粒细胞抗体引起的免疫性粒细胞减少，其发病机制包括同种免疫作用与自身免疫作用两种，引起骨髓移植后同种免疫性中性粒细胞减少症的相关抗体包括 IgM 及 IgG 抗体。

2. 中性粒细胞抗体引起输血不良反应 输血相关同种免疫性中性粒细胞减少症（transfusion-related alloimmune neutropenia，TRAIN）发病率较低，其病因和发病机制是献血者血浆中含有高滴度 HNA 抗体（如抗 HNA-1b），而受血者体内有相应的抗原（如 HNA-1b），输血后通过免疫反应引起患者体内中性粒细胞的破坏。

TRALI 和 FNHTR 参见"第十章 输血反应"。

第三节 血小板抗原抗体

本节主要介绍血小板抗原及医抗原致致产生的抗体，以及抗原抗体免疫应答在血小板相关的同种免疫、自身免疫和药物性诱导免疫中的临床意义。

一、血小板抗原

血小板表面表达多种抗原，主要有两类：血小板特异性抗原和血小板相关抗原。血小板特异性抗原是血小板表面由血小板特有的抗原决定簇组成，表现出独特的遗传多态性的抗原。如人类血小板同种抗原（human platelet alloantigen，HPA）。血小板相关抗原（platelet associated antigen）是血小板表面存在的与其他细胞或组织共有的抗原，如 ABO、Lewis、I、P1PK 及 Globoside 等血型系统抗原和 HLA-I 类抗原。

（一）血小板特异性抗原

HPA 是位于血小板膜糖蛋白（glycoprotein，GP）上的抗原表位。目前发现有 6 种血小板膜糖蛋白（GP I a、GP I bα、GP I bβ、GP II b、GP III a 及 CD109），GP 的多态性由编码膜糖蛋白基因的单核苷酸多态性（single nucleotide polymorphism，SNP）所致，由于 SNP 的氨基酸改变导致 GP 结构和抗原改变，从而导致妊娠或输注血小板时引起同种免疫反应。最新研究发现，HPA 并非血小板特有，一些特异性抗原也分布于其他细胞上，如 HPA-1 和 HPA-4 也存在于内皮细胞、成纤维细胞、平滑肌细胞上；HPA-5 存在于长效活化的 T 淋巴细胞和内皮细胞上。尽管如此，这些特异性抗原的临床意义主要体现在血小板上。

2003 年由 ISBT 和国际血栓和止血协会（ISTH）联合成立的"血小板命名委员会"，建立了 HPA 命名原则和认可新抗原的标准。HPA 国际命名原则为：以 HPA 为字头，依照其发现时间先后顺序进行数字编号。在由 2 个对偶抗原组成的 HPA 遗传系统中，对偶抗原分别用英文小写字母 a 和 b 表示。字母 a 代表基因表达频率大于 50% 的抗原，字母 b 代表基因表达频率小于 50% 的抗原。只有在 2 个对偶抗原都被检测出来后，才能被称为系统。在对偶抗原尚未被发现时，给予暂时命名，在数字后加后缀 w 表示。目前已被正式命名的抗原有 35 个，其中 12 个抗原被列为 6 个遗传系统，其余 23 个抗原未达到系统标准。

1. HPA-1 血型系统 HPA-1a 抗原是最早被人们认识且具有临床意义的血小板特异性抗原，HPA-1a/1b 抗原位于 GP III a 分子上。HPA cDNA 链上第 176 号位点 T 替换为 C（c.176T>C）核苷酸变化导致 GP III a 多肽链上第 33 位氨基酸 Leu 被 Pro 所替代（p.Leu33Pro）的转变，从而决定了 HPA-1a/HPA-1b 的特异性。HPA-1a 与 HPA-1b 的基因频率在白种人中分别为 0.89 和 0.11，在汉族人中分别为 0.996 和 0.004。抗 HPA-1a 与胎儿和新生儿同种免疫性血小板减少症（fetal and neonatal alloimmune thrombocytopenia，FNAIT）、输血后紫癜（post-transfusion purpura，PTP）和 PTR 有关。

2. HPA-2 血型系统 HPA-2a/2b 抗原位于 GP I bα 分子上，受 GP I bα 上的一对等位基因 *HPA-2a* 和 *HPA-2b* 控制，HPA cDNA 链上第 482 号位点 C 替换为 T（c.482C>T）核苷酸突变，导致 GP I bα 多肽链上第 145 位氨基酸 Thr 被 Met 所替代（p.Thr145Met）的转变，产生 HPA-2a/2b 抗原。HPA-2a 基因频率为 0.91~0.93（白种人），HPA-2b 基因频率为 0.07~0.09（白种人），汉族人与白种人 HPA-2 的基因频率相差不大。抗 HPA-2a/2b 均可导致 FNAIT。

3. HPA-3 血型系统 HPA-3a/3b 抗原位于 GP II b 分子上，是由 c.2621T>G 多态性引起 p.Ile843Ser 的转变，产生 HPA-3a/3b 抗原。HPA-3 是低频抗原，抗 HPA-3a/3b 与 FNAIT 有关。

4. HPA-4 血型系统 HPA-4a/4b 抗原位于血小板膜糖蛋白 GP III a 上，是由 c.506G>A 多态性引起 p.Arg143Gln 的转变，产生 HPA-4a/4b 抗原。低频抗原 HPA-4b 在中国人群中常见。抗 HPA-4a/4b 与 FNAIT、PTP 和 PTR 有关。

5. HPA-5 血型系统 HPA-5a/5b 抗原定位于 GP I a，其特异性在于 c.1600G>A 多态性引起 p.Glu505Lys 替换。抗 HPA-5 与 FNAIT、PTP 和 PTR 有关。

6. HPA-15 血型系统 HPA-15 抗原位于 CD109 糖蛋白上，其特异性在于 c.2108C>T 多态性引起 p.Ser682Tyr 替换，HPA-15 系统的 2 个抗原频率接近，抗原免疫原性较低，抗

HPA-15 较少见，与 FNAIT 和 PTR 有关。

7. 其他 HPA 低频血型抗原 目前共有 23 个不同的低频抗原被检出，其中 19 个抗原位于 GPⅡb 或 GPⅢa 上。这些抗原均与 FNAIT 有关，母亲血清中发现的特异性抗体仅与父亲血小板上的 GPⅡb/Ⅲa 反应。多数抗原均局限于首报的病例，而 HPA-6w 和 HPA-21bw 例外，这两个抗原在日本人群中的频率分别是 1% 和 2%。另外，HPA-9bw 也在数例 FNAIT 病例中被检出。

（二）血小板相关抗原

1. ABO 血型抗原及其他血型抗原 血小板上的 ABH 抗原位于血小板膜糖蛋白的糖分子上。血小板表面 A 抗原和 B 抗原的数量因个体差异而不同。少数非 O 型个体血小板膜上有着极高水平的 A 和 / 或 B 抗原。输注 ABO 主侧不相合血小板（如 A 型血小板输注给 O 型受者），受者体内的抗 A 或抗 B 会破坏输入的不相合血小板，导致血小板输注疗效不佳甚至输注无效。输注 ABO 次侧不相合血小板（如 O 型血小板输注给 A 型受者），不会导致血小板回收率降低，但血浆中的抗 A 和抗 B 可能引起 HTR（罕见）。ABO 血型不相合的血小板输注无效率明显高于 ABO 血型相合的血小板输注。尽管其他红细胞血型抗原物质（Le^a、Le^b、I、i、P、P^k）也存在于血小板表面，但是没有证据显示这些物质可以导致血小板输注后在体内的寿命缩短。

2. HLA 系统血型抗原 血小板表面存在 HLA-Ⅰ类抗原，主要是 HLA-A 和 HLA-B 抗原，很少表达 HLA-C 抗原。迄今未发现血小板表面存在 HLA-Ⅱ类抗原。血小板上的大部分 HLA 抗原是内源生成的完整膜蛋白，少量是从血浆中吸附的。妊娠或多次输血可能产生 HLA 抗体。使用去白细胞血液成分，相关的 HLA 同种免疫会大幅减少。

二、血小板抗体

血小板抗体一般通过输血、妊娠或骨髓移植等同种免疫刺激产生。血小板同种抗体中，最常见的是 HLA 抗体或 HLA 抗体合并 HPA 抗体。有研究发现，HLA 抗体占 79.9%，HLA 抗体合并 HPA 抗体占 17.6%，HPA 抗体占 2.7%。一般情况下，随着输血次数和妊娠次数增加，产生血小板抗体的概率会增加。

三、血小板抗原抗体的临床意义

血小板抗体是造成同种免疫性血小板减少症的直接原因。

（一）血小板输注无效

1. 血小板输注无效（platelet transfusion refractoriness，PTR） 是指血小板输注后血小板计数增加未达到预期值。

2. PTR 的判断 参见"第七章 血液临床应用"。

3. PTR 的原因 引起 PTR 的原因有免疫因素和非免疫性因素。大多数的 PTR 是由非免疫因素造成的，约 20% 是由免疫因素引起的。

（1）非免疫因素：弥散性血管内凝血、发热、药物（两性霉素、万古霉素）、脓毒血症、严重出血、脾大、输注前血小板储存不佳、移植物抗宿主病、静脉闭塞性疾病（肝窦阻塞综合征）等。

（2）免疫因素：HLA 抗体、HPA 抗体、ABO 血型不相容以及自身抗体等。①有妊娠史或多次输血的患者血清中可产生 HLA 抗体和 / 或 HPA 抗体，当再次输入相应抗原阳性的血小板后，会产生血小板抗原抗体的免疫反应，导致输入的血小板被巨噬细胞吞噬、血小板的寿命缩短，表现为血小板减少，临床疗效不佳。HLA-Ⅰ类抗体是 PTR 最常见的免疫因素。②携带高滴度抗 A 或抗 B 抗体的患者，输注 ABO 血型系统不相容血小板将降低血小板存活率。③患者携带抗血小板糖蛋白 4 抗体，即抗 CD36 抗体，该抗体能降低体内血小板与胶原蛋白的黏附力,也能抑制血小板分泌、聚集和变形,导致 PTR。④血小板表面表达一些药物作用的靶抗原,一些药物在体内可诱导产生血小板相关抗体,这些抗体主要以药物依赖的方式与血小板膜糖蛋白Ⅳ结合,由单核吞噬细胞系统引起血小板清除增加,导致 PTR。

4. PTR 的预防 非免疫原因引起的 PTR 以治疗原发病为主,通过增加血小板的输注量以提高血小板输注效果。免疫因素引起的 PTR 必须采用配合性血小板输注来预防及处理,盲目输注随机血小板将导致严重的输血反应。

(1)提倡大型的血液中心建立 HLA、HPA 已知型供者资料库,充分为患者提供 HLA、HPA 同型或配合性单采血小板。

(2)输注去除白细胞的血液成分,可预防 HLA 抗体产生及避免由于 HLA 抗体引起的血小板免疫性输血反应的发生。血小板表达 HLA-Ⅰ类抗原,但免疫原性相对较弱,而发生免疫性 PTR 主要是由于白细胞刺激产生 HLA 抗体。

(3)配合性血小板输注

1)ABO 血型选择:首选 ABO 同型的血小板输注。机采血小板输注前无须交叉配血试验,但手工制备血小板因可能混入红细胞,需进行交叉配血试验。有报道证实输注 ABO 不相合的血小板,其血小板计数增量校正(CCI)仅为相合的 77%。但是在紧急情况下可输注 ABO 不相合的血小板。

2)Rh 血型选择:血小板不表达 RhD 抗原,但是血小板在采集制备过程中可能会混入少量红细胞。对 RhD 阴性的育龄妇女,最好避免使用 RhD 阳性供血者的手工分离浓缩血小板悬液。如果急需输注血小板而又无法得到 RhD 阴性血小板时,输注 RhD 阳性血小板后,应在输注后 72 小时内注射免疫球蛋白(RhIG)以消除低风险的同种免疫。

3)交叉配型:为解决血小板输注产生的同种免疫反应,最好的对策是对患者进行血小板抗体筛查,对含有血小板抗体的患者进行配合性血小板输注。理想的血小板交叉配血试验应包括 HLA 和 HPA 型均能达到配合,能大大提高血小板输注效果。

由于 HLA 抗原多态性,献血者与受血者 HLA 抗原完全一致的概率极低,可以选择 HLA 抗原交叉反应组(cross reactive group,CREG)匹配的供者。CREG 是根据抗原决定簇的特点,将若干个交叉反应抗原按不匹配程度进行分级。属于同一个 CREG 组的抗原共享某些公共抗原表位,可以降低发生同种免疫的风险。临床应用证明,在 CREG 水平上的 HLA 配型再加上 HPA 的同型输注可显著提高 PTR 患者的血小板输注后 1 小时回收率,降低产生同种免疫反应的风险。由于检测技术的发展和成熟,通过 HLA 单特异性抗体检测和 HLA 分子分型来选择匹配的血小板,比抗原 CREG 匹配分级系统更精准。

(二)胎儿和新生儿同种免疫性血小板减少症

胎儿和新生儿同种免疫性血小板减少症(FNAIT)发病机制与 HDFN 相似,妊娠期间由于母胎间血小板血型不合,胎儿的血小板抗原刺激母体产生血小板相关抗体,血小板抗体通过胎盘导致胎儿和新生儿血小板减少。FNAIT 是最常见的胎儿或新生儿血小板减少的原因,最严重的并发症是颅内出血。该病在白种人中的发生率约为 1/2 000~1/1 000,所有的 HPA 都可导致 FNAIT,在亚裔人群中,抗 HPA-4b 是引起 FNAIT 的主要原因。欧洲裔约 80% 的 FNAIT 病例是由抗 HPA-1a 引起的。FNAIT 的血清学检测诊断为:①筛查母亲是否有同种抗体,如果检测到母亲体内有抗体,应鉴定其抗体的特异性。②父亲、母亲 HPA 的 DNA 分型,如果母亲体内的抗体特异性是针对父亲血小板抗原的,可为 FNAIT 的产前诊断提供依据。有胎儿/新生儿产前颅内出血(intracranial hemorrhage,ICH)或 FNAIT 病史的,是预测发生 FNAIT 的重要指标之一。

(三)输血后紫癜

输血后紫癜(post-transfusion purpura,PTP)参见"第十章 输血反应"。

（四）免疫性血小板减少症

"特发性血小板减少性紫癜"（idiopathic thrombocytopenic purpura）这个术语已不再使用，因为近年来对免疫性血小板减少症（immune thrombocytopenia，ITP）的病因理解更加明确，研究者认为它是由免疫介导的血小板破坏引起的，而非特发性（原因不明）；而"减少症"也比"紫癜"更准确，因为紫癜并不是所有 ITP 患者都表现出来的症状。由于自身免疫系统失调，机体产生针对自身血小板抗原（包括 HPA、HLA）的抗体，从而引起免疫性血小板减少。临床上慢性 ITP 常见于成年人，发病隐匿，往往在明确诊断前已有数月至数年的隐匿性血小板减少，女性发病是男性的两倍。慢性 ITP 可能是特发的，也可能和其他疾病相关，如人类免疫缺陷病毒感染、恶性肿瘤或其他自身免疫性疾病。急性 ITP 主要发生在儿童病毒感染后，表现为突发性血小板减少和出血症状，患者在发病 2～6 个月后多数会自发缓解。

对患者血清和洗涤血小板的研究发现，患者的 IgG、IgM 和 IgA 自身抗体可与一种或多种血小板膜表面的糖蛋白（Ⅱb/Ⅲa、Ⅰa/Ⅱa、Ⅰb/Ⅸ、Ⅳ和Ⅴ）反应。大多数患者的自身抗体可与两种或两种以上的血小板糖蛋白发生反应。迄今为止，尚未发现自身抗体特异性与疾病的严重程度和预后相关。由于巨核细胞表面存在与血小板相同的抗原成分，所以自身抗体不仅可与自身或同种血小板结合，还能与巨核细胞结合而引起血小板的生成障碍。

体内针对自身血小板的抗体是 ITP 中血小板减少的主要原因。因此，ITP 治疗时血小板的输注仅在血小板计数低至 20×10^9/L 可能引起导致生命危险的出血时才考虑使用。

（五）药物诱导的免疫性血小板减少症

药物诱导性的免疫性血小板减少症是药物治疗中出现的并发症。常见药物包括奎宁、磺胺类药物、万古霉素、哌拉西林、GPⅡb/Ⅲa 拮抗剂和肝素。产生的抗体包括药物依赖性和非药物依赖性。药物依赖性抗体的形成机制普遍认为是药物与血小板膜糖蛋白相互作用诱导构象变化，被体液免疫系统识别后诱导产生抗体。抗体的产生导致血小板突发性快速减少，在停药 3～4 天后好转。非药物依赖性抗体虽然是由药物刺激产生，但其与血小板之间的反应不需要药物的持续存在，所以无法通过血清学方法将此类抗体与血小板自身抗体区分。

本章小结

红细胞血型抗原根据不同的生化特性、遗传学特性、血清学表现归为四大类：血型系统、血型集合、700 系列低频血型抗原和 901 系列高频血型抗原。

红细胞表面的抗原决定簇根据生化性质分为糖分子和多肽两类。糖类的血型抗原的合成是通过糖基转移酶将特定的糖类依次连接在前体物质多糖链上。多肽类抗原是由基因直接编码。由于 ABO 血型抗体的特点，ABO 血型鉴定必须是正、反定型一致才能确定（新生儿除外）。ABO 血型在临床输血、HDFN、器官移植以及 HSCT 等方面都具有重要意义。

Rh 血型系统的重要性仅次于 ABO 血型系统，D 抗原的存在和缺失在临床输血中视为 Rh 阳性和 Rh 阴性。Rh 血型抗体主要是通过妊娠或输血产生的，大多是 IgG 抗体，一般不激活补体，主要造成血管外溶血。Rh 抗体能导致 HDFN。

本章也介绍了几个临床上较常见的血型系统（MNS、Lewis、Kell、Duffy、Kidd、Diego 等），了解这些血型系统抗原抗体的特点及分布频率，有助于在临床输血中为抗体阳性的患者找到相容的血液输注。

HLA 抗原分为 HLA-Ⅰ类和 HLA-Ⅱ类抗原，它们在不同组织中的分布是不同的。HLA 系统在输血医学、移植医学以及法医学中有重要意义。HLA 系统还与多种疾病发生有关联。

中性粒细胞系统抗原抗体与多种免疫性中性粒细胞减少症等综合征及不良反应相关。

血小板表面的抗原非常复杂，既有与其他组织或细胞共有的抗原，也有其特有的抗原。当个体有妊娠史或多次输血史，则可能被血小板表面抗原免疫产生相应的抗体，从而引起PTR及多种血小板相关免疫性疾病。

（谭 斌）

第四章 临床输血学检测技术

通过本章学习,你将能够回答下列问题:

1. 盐水介质试验、抗球蛋白试验的原理和临床应用是什么?
2. 常用的 HLA 分型的分子生物学方法的原理是什么?
3. 血小板血型血清学检测方法有哪些?
4. 血型血清学检测和分子生物学方法的选择策略是什么?

输血是临床上非常重要的一项治疗手段,特别是对大量出血和严重贫血患者。输血治疗必须确保安全,血液输注应遵循同型或相容性输注原则,不相容血液输注可导致急性溶血性输血反应,严重时危及患者生命。

输血相关检测项目主要包括输血相容性检测及红细胞血型、白细胞、血小板相关项目的检测。一般先采用免疫血清学方法,在疑难血型鉴定、HLA 抗原分型、血小板有效性输注等方面,分子生物学方法也被广泛地使用。

第一节 红细胞血型检测

一、检测方法

(一)盐水介质试验

1. 原理 盐水介质试验是输血技术的基础,本质是凝集反应,红细胞上的抗原决定簇与相应抗体分子上的抗原结合部位结合,在盐水介质中,两个红细胞之间的距离大约为 25nm,五聚体的 IgM 类天然抗体分子链较长,不需要加入其他试剂就可以跨越红细胞的间距,呈现肉眼可见的凝集。IgG 类抗体分子量较小,不能起到桥联作用,一般情况下不能出现肉眼可见反应。所以盐水介质试验仅能检出 IgM 类抗体,而无法检出 IgG 类抗体。

2. 临床应用 盐水介质试验常用于血型鉴定、抗体的筛查和鉴定、交叉配血等,红细胞出现凝集反应或溶血判为阳性反应。该方法操作简便、快捷,可在很短时间内对供、受者间血液是否相容得出初步结论,可为紧急抢救患者及时提供血液。

(二)凝聚胺介质试验

1. 原理 凝聚胺(polybrene)是一种高价阳离子的多聚季铵盐,溶解后能产生很多正电荷,可以中和红细胞表面的负电荷,减弱红细胞之间的排斥力,使红细胞之间距离缩小,引起正常红细胞可逆性的非特异性聚集。凝聚胺介质试验是利用多价阳离子聚合物在低离子溶液中的反应来检测临床上有意义的红细胞抗本,在加入待检血清/血浆和意外抗体筛查试剂红细胞后,再加入低离子介质以增进抗体的吸附,然后加入凝聚胺溶液,离心后红细胞会在试管底部形成凝块,当血清中有 IgM 或 IgG 类血型抗体时,抗体与红细胞紧密结合,此时加入柠檬酸重悬液恢复红细胞表面电荷,由抗原抗体产生的凝集不会散开,呈现出肉眼可见的凝集现象。而仅由凝聚胺引起的非特异性聚集在加入柠檬酸重悬液后会因电荷中和而消失。

2. 临床应用 凝聚胺介质试验操作简便、快捷，灵敏度高，可检出 IgM 和 IgG 类抗体，是临床输血科最常应用的方法，已广泛应用于血型鉴定、意外抗体筛查和交叉配血试验。本方法对 Kell 系统检测不理想，不能检出抗 K 的 IgG 抗体。但对于中国汉族人群来说，几乎 100% 为 K 抗原阴性者，所以采用此方法做输血前检查相对安全。

（三）酶介质试验

1. 原理 红细胞膜表面的唾液酸带负电荷，使红细胞相互排斥，保持悬浮状态。某些蛋白水解酶可作用于红细胞表面的多糖链上，切断带有负电荷羧基基团的唾液酸，从而减少红细胞表面负电荷，降低 Zeta 电位，缩短红细胞之间的距离，增强 IgG 抗体与红细胞表面抗原的凝集反应；酶还可以部分地改变红细胞表面结构，暴露出某些隐蔽抗原，使 IgG 类不完全抗体可以与酶处理的红细胞在盐水介质中发生凝集反应；酶介质试验还可增强红细胞对抗体的吸附能力，与二硫苏糖醇（DTT）结合使用，可去除包被在红细胞上的自身抗体。

临床工作中常用的酶介质为木瓜蛋白酶和菠萝蛋白酶。蛋白酶对不同血型系统作用不同，对 Rh、Kidd 血型系统可以促进抗原抗体反应，加强凝集，检出效果良好，但对 M、N、S、Fy^a、Fy^b 等红细胞抗原的结构破坏较为显著，不适用于相应抗原检测。

2. 临床应用 酶介质试验可用于抗体筛查与鉴定，可分为一步法和二步法。一步法在血清和红细胞反应体系中直接加入酶液，操作简便，但灵敏度稍差。二步法是先用酶液消化红细胞，增强红细胞抗原性，洗涤去除酶液后，与被检血清反应，操作复杂，但灵敏度较强。试验应设有阴性和阳性对照；此外，要注意酶的加入量，量过少会导致阴性结果，量过多会导致红细胞自发凝集。

（四）抗球蛋白试验

抗球蛋白试验又称为 Coombs 试验，属于间接免疫凝集试验，主要用于检测 IgG、IgA 等抗体参与的抗原抗体反应，也可测定补体组分 C3、C4 片段参与的免疫反应，包括直接抗球蛋白试验（direct antiglobulin test，DAT）和间接抗球蛋白试验（indirect antiglobulin test，IAT）。

1. 原理 抗球蛋白试验主要通过抗人球蛋白分子的搭桥作用使已结合了不完全抗体的红细胞凝集，是检测红细胞上或血清中是否存在不完全抗体的经典方法。不完全抗体主要是 IgG 类，IgG 为 7S 的单体结构，分子量较小（150kDa），其 Fab 段可识别并结合红细胞上的相应抗原，但是不能跨越两个相邻红细胞之间的距离，所以在盐水介质中不能出现可见的凝集反应；加入抗人球蛋白试剂后，抗人球蛋白的 Fab 片段可识别结合相邻的两个 IgG 的 Fc 片段，从而通过抗人球蛋白分子的搭桥作用使已结合了不完全抗体的红细胞凝集，未被抗体致敏的红细胞不会发生凝集，因此采用此种方法能够检测血清中或红细胞上是否存在不完全抗体。另外，多特异性抗人球蛋白试剂除了含有抗 IgG 抗体，还含有抗补体组分的抗体，还可检测红细胞上的补体组分（如 C3 片段）。

DAT 是检测红细胞在体内是否被不完全抗体或补体致敏。患者体内若有与自身红细胞抗原不相合的不完全抗体存在，可使红细胞处于致敏状态，通过加入抗人球蛋白试剂，与红细胞上吸附的不完全抗体结合，在致敏红细胞之间搭桥，出现肉眼可见的凝集。

IAT 是用已知抗原的红细胞检测受检者血清中相应的不完全抗体，或用已知的不完全抗体检测受检者红细胞上相应的抗原。在 37℃ 条件下孵育，若被检血清或红细胞有对应的不完全抗体或抗原，抗原抗体作用使红细胞致敏，再加入抗人球蛋白试剂，与红细胞上不完全抗体结合，出现肉眼可见凝集。

2. 临床应用 DAT 在临床上主要用于 HDFN、自身免疫性溶血性贫血、药物诱导的溶血性贫血的诊断以及输注不相容血液所致溶血性输血反应的调查。

IAT 主要应用于血型鉴定，交叉配血，器官移植，妊娠所致免疫性血型抗体以及自身免疫性血型抗体的检出和鉴定。

3. 试剂 抗人球蛋白试剂主要有多特异性和单特异性的区分,多特异性抗人球蛋白试剂主要含有抗 IgG 和抗 C3d,也可能含有抗 C3b、抗 C4b 和抗 C4d,以及抗 IgA 和抗 IgM 分子重链的成分。单特异性抗人球蛋白试剂主要含有某一种抗人球蛋白成分,例如抗 IgG、抗 IgA、抗 IgM、抗 C3d 等。

4. 直接抗球蛋白试验临床意义 DAT 阳性可以是在体外形成的,也可以是在体内形成的,以体内形成为主。DAT 阳性的红细胞在体外偶尔会发生溶血,在体内则多半会受到免疫系统攻击而被破坏,其具体意义需要结合临床病情加以判断。

(1)单抗 C3d 阳性的意义:补体可在体内或体外致敏红细胞,可以伴随抗 IgG 阳性一起出现,也可以单独出现,常见的抗 C3d 阳性有以下情况。

1)IgM 抗体在体内激活补体:冷凝集素综合征的患者,冷反应自身抗体在 32℃时可致敏红细胞,同时补体吸附到红细胞上,是否溶血取决于患者的免疫状态。未溶血的红细胞返回体内 37℃环境,冷抗体被释放到血液中,但补体成分仍然牢固地吸附在红细胞上,存在于红细胞上的补体成分主要为 C3d 和 C4d。

2)IgM 抗体在体外激活补体:在体外检测红细胞时,单纯的抗 C3d 阳性常由具有冷抗体性质的 IgM 抗体造成。

3)温抗体型自身免疫性溶血性贫血:DAT 阳性大约 10%~20% 是由 C3 单独引起的。此时在常规检测方法中检测不出 IgG、IgA 及 IgM 抗体,虽然部分标本红细胞有 IgG 包被,但数量有可能低于抗 IgG 试剂能够检出的最小量。

4)血浆内形成的免疫复合物能够很弱、非特异性地结合到红细胞上,引起补体包被。在免疫复合物解离后,只留下激活的补体继续附着于红细胞膜上,此时只有 C3d 能被特异性地检出。

(2)单抗 IgG 阳性的意义:单抗 IgG 阳性,说明红细胞表面致敏了 IgG 免疫球蛋白。确认致敏在红细胞上的 IgG 抗体的特性,常用的方法是选择合适的放散方法,将 IgG 抗体从红细胞上放散下来,然后进行意外抗体鉴定以确定放散液中 IgG 抗体特性。

1)自身抗体:如果从患者红细胞上放散下来的抗体与试剂红细胞组出现阳性反应,同时患者不是新生儿,在 4 个月内也无输血史,则该抗体通常为自身抗体,患者很可能患有自身免疫性疾病。该自身抗体与试剂红细胞组反应,会出现较为一致的凝集强度,此种情况下一般难以确认抗体特异性。

2)类同种特异性自身抗体:偶尔某些自身抗体在与试剂红细胞组反应时,与某些细胞反应较强,与另外一些细胞反应较弱。对照试剂红细胞组抗原列表分析,可见该抗体似乎包含了某种类似同种抗体的特异性。用吸收放散试验可以证明,该抗体仍然是一种自身抗体,只是该自身抗体具有某些特性,类似同种抗体的特点。

3)同种特异性抗体:在 HDFN、免疫性溶血性输血反应的病例中,往往能从红细胞放散液中检测到同种特异性抗体。当我们明确了这些抗体的特异性后,就可以选择合适的血液对患者进行输血治疗。

4)药物抗体:有时直接抗球蛋白试验明显阳性的红细胞,其放散液与试剂红细胞组不发生反应。这种情况若是抗 IgG 阳性,则有可能是药物抗体引起的,应结合临床用药情况做出判断。

5. 影响因素

(1)抗体亲和力:即一个抗体结合部位与一个抗原决定簇相互作用的强度,常用亲和力常数来表示。亲和力常数越高,抗原抗体反应致敏阶段的抗体水平越高。对具体实验来说,在平衡状态下要求和细胞结合的抗体量最大,以利于抗原或抗体的检测。

(2)孵育时间和温度:一般来说,IgG 抗体最适反应温度是 37℃,补体致敏的最适温度也是 37℃。温度如果较低，抗体与抗原结合量将减少；温度过高时，抗原抗体变性。红细胞悬浮于生理盐水中，37℃孵育 30～60 分钟，能检出多数有临床意义的抗体。

（3）离子强度：低离子强度溶液可以加快致敏速度或提高灵敏度，增强抗体的结合作用，孵育时间可缩短到 10～15 分钟。

（4）抗原、抗体比例：通常情况下，增加抗体量可增强反应体系的灵敏度。在红细胞血型血清学试验中，常用的比例是 2 滴血清加 1 滴 2%～5% 的红细胞悬液。如果增大血清的比例，可以发现在标准实验条件下未检测出的抗体，但需要注意可能发生前带现象。

（5）洗涤：为使结合到红细胞上的抗体不因洗涤而损失，要尽可能缩短洗涤时间。每次洗涤要尽可能完全去除盐水，每次加盐水要充分混悬红细胞，最好用急流方式加盐水，每次加试管 3/4 容量的盐水，通常洗涤 3～4 次。洗完红细胞后，应立即加入抗人球蛋白试剂血清。因为结合在红细胞上的 IgG 可以脱落，游离在液体介质中，一方面会降低红细胞的凝集强度，另一方面游离 IgG 会抑制抗人球蛋白试剂血清的活性。

（6）体外补体致敏：在 DAT 试验的判读中，C3 阳性往往并不代表患者体内的情况，C3 成分可以因血样采集和保存因素的影响而致敏在红细胞上。常见的过程是血液采集后置于较冷的环境中，血液中的冷抗体结合在红细胞上，导致补体系统激活，使红细胞表面存在 C3 成分。要尽量避免这种情况发生，最有效的方法是将血液标本直接采集到 EDTA 抗凝管中，足量的 EDTA 可以完全螯合血液中的 Ca^{2+}，从而阻断补体系统活化过程。

（7）红细胞自身凝集：少部分患者红细胞有自身凝集倾向，例如患者体内存在常温下具有活性的冷抗体时，红细胞经过洗涤后仍可能在离心后出现凝集。为避免自身凝集造成抗球蛋白试验出现假阳性结果，需要在试验中加入盐水对照试验，即将患者红细胞经充分洗涤后直接离心观察结果，如果盐水对照试验出现阳性，则直接抗球蛋白试验不可能得出可靠的结果。

（五）微柱凝胶介质试验

1. 原理　微柱凝胶介质试验是分子筛技术和免疫学技术相结合的产物，原理是游离红细胞和凝集红细胞通过特殊结构的凝胶介质的能力不同，从而使不同的红细胞得以分离。其实质是红细胞膜抗原与相应抗体在微柱管中利用凝胶介质的凝集反应。

特定配比的葡聚糖凝胶分装于特制的微柱中，其上层为"反应池"（红细胞抗原与相应抗体结合区），下层为"分离池"。在一定的离心力作用下，未与抗体结合的游离红细胞因体积小而能够通过凝胶层，沉积于底部，形成"细胞扣"，即为阴性反应；与特异性抗体结合或凝集的红细胞因体积大被凝胶阻滞不能通过凝胶层，留于凝胶介质的顶部或悬浮于凝胶中，即为阳性反应。

根据试验目的的不同，微柱凝胶介质试验分为中性胶（不含抗体，相当于试管的作用）、特异性胶（含特异性抗体，如抗 A、抗 B，可进行 A、B 抗原检测）和抗人球蛋白胶（含抗人球蛋白，可进行 IgG 类抗体的检测）。

2. 临床应用　主要应用于抗球蛋白试验、ABO 血型正 / 反定型、交叉配血及其他血型系统抗原检测。微柱凝胶卡试验前应离心；试验中需要设定阴性对照；微柱凝胶介质试验如果抗原抗体反应时间较短，有可能难以鉴别或漏检某些 ABO 亚型抗原，也不适用于自凝的红细胞样本和酶处理的红细胞样本的检测。

（六）吸收放散试验

1. 吸收试验

（1）原理：待检血清抗体加入已知抗原的红细胞，或待检抗原红细胞加入已知效价的特异性抗血清，产生抗原抗体反应，离心后分离经过抗原吸收的血清。将吸收前与吸收后的血清用生理盐水作倍比稀释并测定其效价差异，若吸收后的血清效价低于吸收前，证明待检血清中含有与已知红细胞抗原对应的抗体，或待检红细胞含有与加入的已知抗体相对应的抗原。

不同类型的抗体最适吸收条件不同，IgM 抗体通常在 4℃ 条件下更容易被吸收，且容易被完全吸收。IgG 类抗体通常在 37℃ 的吸收效果最好，但难以完全吸收；冷抗体在 4℃ 反应最强，温抗体的吸收通常采用酶处理后的红细胞在 37℃ 孵育；自身抗体用自身红细胞吸收，同种抗体用对应红细胞吸收；某些酶增强的抗体如 Rh 抗体，可用酶处理红细胞后进行吸收。

进行吸收试验所用抗 A、抗 B 血清效价应≥128，且不含有其他抗体，同时使用 O 型红细胞作为阴性对照进行平行试验。自身抗体如果用 O 型红细胞进行吸收试验，吸收后的血清可用于 ABO 血型鉴定，但不宜用于意外抗体筛查和交叉配血。因为随机 O 型红细胞有可能会吸收同种抗体，必须用自身细胞吸收后才能用于意外抗体筛查和交叉配血（适用于近期无输血史患者）。

（2）临床应用

1）ABO 亚型等弱表型的鉴定：如 A_{el} 或 B_{el} 亚型红细胞上极弱抗原的鉴定，以及某种原因引起的红细胞血型抗原减弱时的定型。

2）鉴定抗体特异性：结合放散试验探明是单一抗体、混合抗体或复合抗体，是何种免疫球蛋白，是否为冷凝集素。

3）获取单一特异性抗体：可在多种抗体中通过吸收试验去除某种不需要的抗体，保留某种需要的目的抗体的特异性。

4）消除自身抗体的干扰：如用自身红细胞或 O 型红细胞吸收血清中的自身抗体，用于自身抗体阳性的交叉配血和血型鉴定。

2. 放散试验

（1）原理：放散试验是通过改变条件，将可逆性结合在红细胞膜上的抗体解离下来，用于其他目的。通过放散试验获得的含有或不含有抗体的溶液称为放散液。放散试验可得到红细胞上致敏的抗体用于进一步鉴定，也可得到没有抗体吸附的红细胞用于血型鉴定和交叉配血。根据放散条件的不同，将放散试验分为物理放散和化学放散，物理放散主要有热放散技术、冻融放散技术等，化学放散主要有乙醚放散技术、磷酸氯喹放散技术等。

（2）热放散技术：将抗原抗体反应温度提高到 56℃，抗体就会从红细胞膜解离到放散液中。热放散既可以获取放散液，也可以用于获取没有抗体附着的红细胞；既可以针对盐水 IgM 类反应性抗体，也可以针对 IgG 类抗体；既可针对冷抗体，也可针对温抗体。常用于 ABO 抗体的放散，例如 HDFN 试验。也可用于红细胞弱抗原检测、ABO 亚型鉴定、自凝集细胞的血型鉴定。

（3）乙醚放散技术：利用有机溶剂乙醚破坏红细胞膜，解离 IgG 抗体，该方法制备的放散液，抗体回收率较高。主要用于红细胞上各种 IgG 类抗体的检测。适用于解离红细胞上致敏的 Rh 抗体；放散液可用于特殊情况下的配血。但是乙醚的可燃性、毒性和致癌性使其在临床中的应用受到了限制。

3. 临床应用

（1）鉴定存在于红细胞上的弱抗原：例如在 ABO 亚型鉴定中，红细胞上的 ABH 抗原有时很弱，通过直接凝集、低温或抗体增强法都无法检出时，通过吸收放散试验，测定放散液中的抗体，可以确定红细胞上带有的抗原。

（2）分离、鉴定、提纯混合抗体：当血清中存在多种血型抗体，并要求鉴定抗体特异性时，可以利用吸收放散试验将抗体分离开来，并分别加以鉴定和提纯。

（3）除去血清中不需要的抗体：当存在冷抗体、自身抗体或抗血清试剂中混有其他特异性抗体时，可以利用吸收试验除去这些不必要或干扰试验的抗体。

（4）浓缩富集低效价抗体：当血清抗体效价很低时，可以利用吸收放散试验浓缩抗体。

（5）鉴定血清中特异性抗体：由于某种抗体只能被特定血型抗原表型红细胞吸收的特性，已知抗原红细胞吸收抗体，可有效地明确抗体特异性，有助于鉴定、核实该抗体的特异性。

（6）鉴定 HDFN 和免疫性输血反应的抗体。

（7）鉴别免疫性溶血性贫血的抗体。

（七）凝集抑制试验

人类血型抗原除存在于红细胞膜上，部分还以游离形式存在于血浆、唾液等体液中，称为可溶性血型物质，如 ABH、Lewis、I 等。体液中可检出 ABH 抗原物质的称为分泌型，这些血型物质可与对应的血型抗体结合中和该抗体，使该抗体凝集对应红细胞的能力受到抑制，称为凝集抑制试验。

1. 原理 凝集抑制试验主要应用于鉴定存在于体液中的可溶性血型物质，利用这些血型物质可以结合相应抗体的性质，再用红细胞检测抗体是否被中和，以证实相应血型物质的存在。Se 基因控制产生可溶性 ABH 抗原的分泌腺体，这些分泌的 ABH 抗原能够进入除脑脊液以外的所有体液中。将被检体液标本与已知效价的试剂血清（抗体）一起孵育，如果存在相应可溶性抗原，就会与抗体结合，结合程度根据被检标本中抗原活性强度的不同而异，即根据抗原活性不同，孵育后的血清抗体效价可能明显降低，亦可能轻度减少。如果被检标本中不含可溶性抗原，孵育后抗体效价无变化。

2. 临床应用

（1）鉴定唾液中的 ABH 和 Lewis 抗原：常用于 ABO 血型鉴定的辅助试验。试验需要用已知分泌型或非分泌型人的唾液做对照。

（2）用已知血型物质测定未知抗体的特异性：常用来确定被检血清的 P1、I 等血型抗体特异性。

（3）证明可溶性血型物质的存在及对其进行半定量测定。

（4）用于司法鉴定及考古研究：由于 ABO 等血型系统属于组织抗原，因此在人的毛发、骨骼、血管内皮、食管上皮、胆囊的黏膜上皮细胞、黏膜腺上皮及黏液腺体等均含有与红细胞相同的血型物质，因此可利用它们进行凝集抑制试验以鉴定 ABO、MN 等血型。

（八）自动化检测技术

全自动血型分析系统可自动完成标本和试剂的条码阅读、加样、加试剂、孵育、离心、振荡、CCD 图像分析判定、传输结果的过程。它可以采用微柱凝胶卡或微孔板技术进行 ABO 正、反定型，稀有血型鉴定和交叉配血等项目。微孔板技术的原理和试管法凝集反应相同。

微孔板技术一般使用聚氯乙烯（PVC）或聚苯乙烯（PS）板。分 U 形底或 V 形底，利用自动化加样设备，在微孔板中分别加入 ABO、Rh 血型的定型血清，标准红细胞和受检标本，通过振荡、离心、沉淀等步骤，由图像捕捉装置自动扫描读数。通过对吸光度、凝集点数、积分面积、吸光度比值等一系列多参数综合计算，凝集效果分级检出，结果按不同颜色分级显示。再根据程序设定的血型定型结果模式，来判定受检标本的血型。同时采用高清晰数码成像技术，在保存数据结果的同时，增加了直观的原始影像资料，使结果具有可追溯性。自动化检测可以避免人为加样错误，操作简单，易于标准化、规范化，灵敏度高，结果清晰、直观可靠，易于储存，可电脑管理数据。

将微流控技术和柱凝集技术结合，并利用血型检测原理与相关方法，就形成了新一代产品——微流控血型检测卡。微流控血型检测卡实现了单次加样、自动分样，并避免了人工或者机器加样时加样器在不同的检测孔间移动加样造成污染的潜在可能。微流控技术可以实现纳升到微升的精确定量，无须稀释细胞，用全血即可完成检测。

该技术可以用照相设备完成加样前的试剂卡检测、加样和分样的监控、离心后的结果分析,从而实现结果的全程监控,更加有助于提高检测质量。采用该技术的芯片还可以实现多个项目联合检测,比如可以同时检测 ABO 血型和 Rh 血型抗原,甚至 Kell、Kidd 和 MNS 血型系统等。也可用于抗球蛋白试验、意外抗体筛查及鉴定。

(九)红细胞血型分子生物学检测

红细胞血型抗原的表达受基因调控,红细胞血型抗原表型的多样性是基因多态性的具体表现,通过对遗传物质的分析而间接推断出红细胞血型抗原表型的方法称为红细胞血型基因检测。在输血医学中,红细胞血型基因分型与血型血清学方法互相补充,基因分型技术的快速发展使其成为基于血型血清学方法检测血型的强力支持和辅助技术。在实际临床工作中,对于红细胞疑难血型的鉴定、直接抗球蛋白试验阳性、多次输血或近期输血、自身免疫性溶血性贫血罕见表型的筛选和鉴定、自身存在多种抗体等情况的患者,以及胎儿或新生儿血型鉴定等困难时,特别是对没有商品化血型血清学试剂的稀有血型抗原进行检测时,血型基因检测技术可发挥重要的作用。

红细胞血型基因分型标本一般使用抗凝全血标本,使用 EDTA 甘氨酸或柠檬酸盐作为抗凝剂,不宜采用肝素抗凝。特殊情况下如近期有输血史、用药史、干细胞移植等对个体血型基因分型有影响时,可使用羊水、口腔拭子、毛发等其他类型标本。

红细胞血型基因多态性多为单核苷酸多态性,各种分子生物学技术均可应用于红细胞血型基因分型,采用的方法包括:聚合酶链反应 - 序列特异性引物(PCR-SSP)、聚合酶链反应 - 序列特异性寡核苷酸探针(PCR-SSO)、聚合酶链反应 - 限制性片段长度多态性(PCR-RFLP)、实时荧光定量 PCR(RT-qPCR)、高分辨率熔解分析(HRM)、多重连接探针扩增技术(MLPA)、直接测序分型法(PCR-SBT)、新一代测序(NGS)技术、飞行时间质谱和微阵列基因芯片等方法。

编码 ABO 血型糖基转移酶的基因位于人类染色体 9q34,共 7 个外显子,不同 ABO 血型基因主要差异在 6、7 外显子上,有数个碱基的突变,PCR-SSP 就是根据核心序列的几处关键碱基的差异而设计一系列具有等位基因序列特异性的引物,进行 PCR 反应,扩增产物再经电泳分离,依据特异性条带的有无判断相应等位基因。目前已有商品化的 ABO 及其亚型、ABO-cisAB、B(A)等序列特异性引物基因分型试剂盒。SSP 方法针对红细胞血型系统基因已知序列进行引物设计,不能检测新的等位基因。对 SSP 无法检测出的等位基因或需明确区分 ABO 等位基因具体型别时,可采用基因测序法。测序范围包括增强子、启动子、第 1~7 外显子以及部分内含子的序列。必要时可克隆测序。一般先进行 1~7 外显子双链测序,并根据双链测序结果进一步进行单链测序,以确定突变位点以及明确突变位点所在的基因位置。

红细胞血型基因分型应根据不同的应用情形选择合适的分型方法,参照国际输血协会公布的最新数据,根据血型血清学特性、基因分型目的或者所属血型系统,确定合适的红细胞血型系统基因参考序列及特定核苷酸位点或基因区域。若是分析血型基因的单个核苷酸位点变异情况,可选择 PCR-SSP、RT-qPCR、PCR-RFLP 和 PCR-SBT 等方法。分析血型基因的多个核苷酸位点变异情况,宜选择 PCR-SSP、PCR-SSO、RT-qPCR、PCR-SBT、飞行时间质谱、微阵列基因芯片和 NGS 等方法。若疑为新等位基因,或是对一些罕见等位基因,或部分疑难标本进行分析或确认,宜选用 PCR-SBT、NGS 技术;必要时可采用克隆技术和单链扩增等方法进行单体型分析。基因分型初步结果与血型血清学表型不符的标本,需要进一步明确基因型结果以预测该血型系统的血清学变异型或表型。如 ABO 血型系统亚型的基因分型、Rh 血型系统弱 D 和部分 D 的基因分型等,宜选择 PCR-SSP、PCR-SBT 和 NGS 等方法进行血型基因分型。需要进行红细胞血型大数据分析的,宜使用具有高通量检测能力的方法。如 PCR-SSO、飞行时间质谱、微阵列基因芯片、NGS、多重或多孔 PCR-SSP 等基因分型。

二、红细胞血型检测相关项目的应用

（一）输血相容性检测

人类血型系统纷繁复杂，血型不合所导致的同种免疫反应，轻则使输血无效，重则导致患者死亡。ABO 血型系统是第一个被发现的血型系统，其抗原性最强，Rh 血型系统 D 抗原的抗原性次之。输血相容性检测是指依据临床输血开展的检测项目，对检测结果进行综合分析，判断献血者与患者血液是否匹配。红细胞成分输血相容性检测主要包括：ABO 血型（正定型、反定型）鉴定、Rh 血型鉴定、血型抗体检测以及交叉配血试验等。

1. ABO 血型鉴定

（1）ABO 血型鉴定原理：红细胞表面 A 抗原和 / 或 B 抗原与血清中抗 A 和 / 或抗 B 是一种互反关系，这一现象称为 Landsteiner 定律。例如，O 型红细胞表面缺乏 A、B 抗原，但血清中含有抗 A、抗 B。

ABO 血型鉴定主要是利用抗原与抗体特异性结合的凝集反应来完成，包括正定型和反定型。用抗 A、抗 B 血型定型试剂与被检细胞反应，检测红细胞表面是否存在 A 抗原和 / 或 B 抗原，称之为正定型；用标准 A 细胞及 B 细胞与被检血清反应，检测血清中是否存在抗 A/ 抗 B（凝集素），称之为反定型。在检测受血者或献血者的 ABO 血型时，常规试验操作是同时进行红细胞表面抗原和血清（浆）中抗体测定。只有正、反定型相符，ABO 血型鉴定的结果才可靠，如果正、反定型不符，应通过进一步的试验确认血型。出生 6 个月之内的婴儿由于血液中无 ABO 抗体或抗体很弱，一般只进行正定型。

（2）ABO 血型鉴定方法及影响因素：ABO 血型系统抗体多为 IgM 类，室温下在盐水介质中即可出现明显的凝集反应，临床检测中常用的方法主要有玻片法、试管法、微孔板法、微柱凝胶法及基因检测技术等。玻片法操作简单，但无离心的促凝过程，易造成弱凝集的漏检，不应单独使用。试管法通过离心可增强凝集反应的效果，不易漏检弱凝集。微柱凝胶法离心后可直接用肉眼观察结果或使用专用血型仪自动分析结果。利用分子生物学技术检测 ABO 血型基因是血型研究中常用的方法之一，但对人员、设备及操作的要求较高，目前不作为临床常规检测方法。实验室根据实际情况选择一种或几种方法进行 ABO 血型确认，宜使用试管法、微柱凝胶法。

试剂、离心力等因素可能造成血型鉴定出现正、反定型不符。此外，患者自身因素，如冷球蛋白血症、M 蛋白干扰、新生儿、老年人、丙种球蛋白缺乏、HSCT 等，均可引起 ABO 抗原抗体改变，从而导致血型鉴定正、反定型不符。

（3）ABO 正、反定型的临床应用及意义：血型鉴定是实施输血治疗的首要步骤，交叉配血前必须检测受血者和献血者的血型。ABO 正、反定型还应用于组织器官移植和 HDFN 的相关血型血清学检测。

ABO 血型鉴定时需要进行反定型，其意义在于：能够复检正定型结果的准确性，纠正漏检、误报；可以发现亚型，能够排除获得性抗原（如类 B 抗原）和冷凝集现象对红细胞正定型的干扰；可以发现一些 ABO 亚型中的意外抗体。

（4）ABO 正、反定型不符的处理原则：ABO 血型鉴定出现正、反定型不符时，应首先重复试验，排除人为差错。如果重复试验仍然正、反定型不符，则需进行疑难血型鉴定（含亚型），设立自身对照，按照以下过程操作：重新采集血液标本，避免标本采集错误或污染引起的差错；询问受检者的疾病诊断、既往病史、输血史、骨髓移植史及用药史等；应用新开启的生理盐水洗涤标本红细胞或试剂红细胞 3 次后进行试验；正定型可增加抗 A1、抗 H 和抗 A,B，反定型可增加 A_2、O 细胞进行检测；必要时可增加吸收放散试验和分子生物学鉴定等。

（5）ABO亚型鉴定：ABO亚型也称变异型，该类型红细胞上A或B抗原呈弱抗原性，正、反定型不符合ABO血型系统特点。常见的A亚型有A_2、A_3、A_x、A_m、A_{end}、A_y、A_{el}等，B亚型有B_3、B_x、B_m、B_{el}等，AB亚型有A_2B、A_3B、A_xB、AB_3、cisAB等。ABO亚型的鉴定常用的试剂有抗A、抗A1、抗B、抗H、抗A，B血清，A_1、A_2、B型和O型红细胞。其特点如下。

1）ABO亚型大多H抗原的抗原性增强，H抗原强弱的次序为：$O>A_2>B>A_2B>A_1>A_1B$。

2）A_3、A_m抗原与抗A及抗A，B的反应强度基本相似，A_x抗原与抗A，B的反应强度明显高于抗A。

3）A_2、A_3、A_x人体内偶可出现不规则抗A（抗A1），A_m则没有抗A1。

4）A_3、A_m分泌型人的唾液内可检出A及H物质，分泌型A_x人体内只可检出H物质。

5）A_3型鉴定时在肉眼和光镜下观察可见混合视野凝集。

2. RhD血型鉴定及影响因素

（1）RhD血型鉴定原理：在临床输血中，常规需要做D抗原鉴定，当受检者红细胞上存在D抗原时，与抗D血清产生特异性的抗原抗体反应，出现红细胞凝集者为RhD阳性，不凝集者为RhD阴性。

（2）RhD血型鉴定方法：临床常用的方法有玻片法、试管法、微量板法、微柱凝胶法等。目前大多数医院都使用微柱凝胶法，该方法简便快捷、准确度高。

RhD阴性确认试验：在进行RhD血型鉴定时，IgM抗D检测为阴性时需进一步确认，即采用IgG抗D试剂进行间接抗球蛋白试验。如果抗球蛋白试验结果为阴性，即可判断该个体为RhD阴性；如果抗球蛋白试验结果为阳性，那么该个体为弱D表型。

（3）RhD血型鉴定的临床应用及意义

1）RhD血型与临床输血的关系：正常人体内一般不存在Rh血型系统天然抗体，第一次输血时往往不会发现Rh血型不合。RhD阴性受血者输注了RhD阳性血液后，可产生免疫性的抗D，当患者再次输注RhD阳性血液时，会发生溶血性输血反应，严重者可危及生命。

2）RhD血型与妊娠及HDFN的关系：RhD阴性妇女如孕育RhD阳性的胎儿，胎儿红细胞可通过胎盘进入母体，刺激母体产生抗D。再次妊娠时该抗体可通过胎盘进入胎儿血液循环，破坏胎儿RhD阳性红细胞，造成胎儿或新生儿溶血。

（4）弱D人群供血和受血的原则：弱D人群作为献血者按照RhD阳性对待，其血液只能给RhD阳性受血者；作为受血者按照RhD阴性对待，只能接受RhD阴性血液。

3. 意外抗体筛查和鉴定　受血者有输血史、妊娠史或短期内需要大量输血时，应按相关规定进行意外抗体的筛查和鉴定，以便及时发现有临床意义的意外抗体，从而避免输血反应的发生。

红细胞血型抗体除规则抗体外，还有意外抗体，意外抗体是指不符合ABO血型系统Landsteiner法则的血型抗体，即抗A、抗B之外的血型抗体，也包括部分ABO亚型出现的抗A1等抗体。它包括同种抗体和自身抗体。当针对自身缺少的抗原产生相应抗体时，该抗体称为"同种抗体"；自身抗体是受血者免疫系统针对自身红细胞抗原产生的抗体，这类抗体不仅与自身红细胞凝集，也与多数异体红细胞发生凝集反应。

（1）意外抗体筛查方法：输血前对受血者血清/血浆进行意外抗体筛查，以发现具有临床意义的意外抗体。意外抗体可以是IgM类，也可以是IgG类。因此意外抗体检测的方法必须包括盐水介质法和特殊介质检测法：如低离子强度介质法、酶技术、抗球蛋白试验、凝聚胺促凝技术和微柱凝胶试验等。盐水介质法一般不能单独使用，其他方法可按抗体的血型血清学特性和实验室的具体条件选择其中一种。

意外抗体筛查注意事项：①意外抗体筛查结果全部阳性时，应进行"自身对照"，排除自身抗体干扰。②意外抗体筛查可以在交叉配血试验之前或与交叉配血试验同时进行，以便尽早发现具有临床意义的抗体,避免输血反应的发生。③意外抗体筛查试验结果阴性并不意味着血液中无意外抗体。某些抗体存在剂量效应,易因试验条件和意外抗体筛查细胞所限而造成漏检。

(2)意外抗体鉴定:意外抗体筛查试验结果阳性,应做意外抗体鉴定试验,明确抗体的特异性及临床意义。

1)自身细胞检查:观察受血者血清与受血者自身细胞的反应情况,确定血清内是否有自身抗体或自身抗体与同种抗体同时存在的情况。

2)试剂红细胞组:意外抗体鉴定中使用的试剂红细胞组十分重要。试剂红细胞组通过严格筛选确定,已知血型表型的8~12人份O型红细胞,对这些细胞的要求比意外抗体筛查细胞更严格。试剂红细胞组必须具备能够检出常见抗体(如抗D、抗Jk^a、抗E等)及某些罕见抗体的功能,所以不仅要求涵盖常见且具有临床意义的抗原,还要保证这些抗原在一组试剂红细胞组中合理分布,以便在检测相应抗体时会出现不同的反应格局。另外,为了能从统计学上保证对抗体特异性的确认,每一种血型抗原最好在试剂红细胞组上保持一定的阴性和阳性比例,使血型血清学检查的结果表现出客观规律性,而不是偶然的结果。

若受血者血清与试剂红细胞组反应有明确结果,并且从反应格局可确定为单一抗体时,可明确抗体特异性;若无法确定为单一抗体时,可用排除法限定抗体特异性范围,并用吸收放散法分离各种特异性抗体。当使用吸收放散法不能将抗体分离时,可考虑存在联合抗体或类特异性抗体。

(3)意外抗体筛查和鉴定的影响因素

1)意外抗体筛查和鉴定细胞的质量:用于意外抗体筛查的试剂红细胞称筛查细胞。筛查细胞大多不包括低频率抗原,不能检出低频率抗原抗体。用于意外抗体鉴定的试剂红细胞称试剂红细胞组,能鉴定大多数单一抗体和多种混合抗体,能区分复合抗体和混合抗体。细胞储存时,某些抗原变性,不能保证所有抗原阳性的细胞都与含有相应抗体的被检血清反应。由于人种的差异,对输血产生影响的意外抗体也有所不同,临床上很难找到完全覆盖所有抗原的筛查/鉴定细胞。因此在选择意外抗体筛查/鉴定细胞时,应考虑符合本地区意外抗体分布的特点。

2)试验方法:意外抗体鉴定时宜使用增强灵敏度的抗体检测技术及附加检测项目。①使用增强介质或改变反应介质,包括低离子强度盐溶液、聚乙二醇和蛋白酶等。②改变检测温度。③增加孵育时间。④调节反应系统pH。⑤调节血清与细胞比例。⑥破坏和减弱血型抗原等。附加检测项目包括吸收放散试验、凝集抑制试验等。

IgM抗体在4℃时凝集强度明显大于室温,37℃会有减弱。抗球蛋白试验的灵敏度大于凝聚胺试验,酶技术对Rh、Kidd血型系统的检出效果最好,但对M、N、S、Fy^a、Fy^b等抗原的破坏性比较大,要考虑到可能造成的漏检。

3)抗体的特异性:①意外抗体筛查试验为阴性,并不意味着被检血清中一定没有意外抗体,要结合临床资料进行分析,防止低亲和力和低效价抗体的漏检。如怀疑为弱抗体引起的溶血性输血反应或HDFN时,需增加血清与红细胞的比例重复进行试验。②筛查细胞漏检ABO亚型抗体(如抗A1),若被检血清中存在抗A1,可以通过正、反定型不符提示。③有些抗体(如抗Le^a、抗Jk^a)在盐水介质中可溶解抗原不配合的红细胞,出现溶血现象。④应在标本采集48小时内完成试验,放置时间过久,可能造成抗体减弱导致漏检。⑤对补体依赖性抗体的检测用血清标本抗体检出率更高。

4. 交叉配血试验 除非紧急的情况,输血前患者(受血者)必须与献血者(供血者)进行交叉配血,即血液相容性试验。其目的主要是检查受血者血清(浆)中有无破坏供血者红细胞的抗体,保证受血者与供血者的血液间无可检出的不相配合的抗原、抗体成分。

输血前的实验室工作至少包括:①复查受血者 ABO、RhD 血型;②查阅受血者既往血型记录,如与复查结果不符,立即分析原因;③复查献血者血型;④做交叉配血试验。

(1)方法

1)主侧交叉配血:受血者血清(浆)与供者红细胞反应,检测受血者体内是否存在针对供者红细胞的抗体。

2)次侧交叉配血:受血者红细胞与供者血清(浆)反应,检测供者血液中是否存在针对受血者红细胞的抗体。

3)自身对照:受血者红细胞与自身血清(浆)反应,以排除自身抗体、直接抗球蛋白试验阳性及红细胞缗钱状假凝集等干扰试验结果的因素。

4)交叉配血试验分为盐水介质、低离子凝聚胺介质、抗人球蛋白介质和微柱凝胶交叉配血试验。不同的试验方法的比较见表4-1。

表4-1 不同交叉配血试验方法比较

方法	检测抗体类型	方法学评价
盐水介质交叉配血试验	IgM 抗体	简单、快速,不需要特殊条件。ABO 血型交叉配血最常用的方法,不能检出 IgG 血型抗体
低离子凝聚胺介质交叉配血试验	能检测 IgM、IgG 抗体	快速、灵敏,需要特殊试剂,操作相对复杂且要求较高,对 Kell 血型系统的抗体容易漏检
抗人球蛋白介质交叉配血试验(试管法)	IgG 抗体	经典配血法,是检测不完全抗体最为可靠的方法,但操作烦琐,时间长,不能做到自动化
微柱凝胶交叉配血试验	同时检出 IgG 类和 IgM 类抗体	操作简单;结果准确、直观,可较长时期保存;灵敏度高,特异度强,重复性好;可实现自动化检测,但成本较高,需要特殊试剂和器材,不适合于直接抗球蛋白试验阳性及酶处理的红细胞脆样本

用于交叉配血的受血者血液标本应该是抽取后不超过 3 天的血标本,且试验前最好用生理盐水洗涤红细胞,以去除血清(浆)中的影响因素。当有冷凝集素存在时,交叉配血体系应在 37℃ 完成,以去除冷凝集素的影响。除了使用盐水介质法外,还应结合使用能检出意外抗体的方法,例如:抗球蛋白试验、酶技术、凝聚胺法、低离子强度介质或其他合适的方法。

(2)结果判读

1)意外抗体筛查阴性,交叉配血相容:试验结果均为阴性,可以发放血液。

2)意外抗体筛查阴性,主侧交叉配血不相容:首先考虑受血者或献血者的血型定型不正确,应复检血型,必要时需做 ABO 亚型鉴定;如血型正确,常见原因可能是受血者血清中含有同种抗体,但筛选红细胞上无此抗原存在。

3)意外抗体筛查阳性,交叉配血不相容:分为两种情况。①自身对照阴性:受血者体内含有同种抗体,可进一步做意外抗体鉴定,同时对献血者血液做抗原鉴定,选择相应抗原阴性的血液重做交叉配血试验;如果抗体特异性无法确定,应选择交叉配血试验阴性的血液发出。②自身对照阳性:受血者血清中可能含有自身抗体或同时存在意外抗体。

(3)影响因素

1)缗钱状形成:被检血清在室温和37℃时红细胞出现了缗钱状假凝集,造成配血结果误判。常见于巨球蛋白血症、多发性骨髓瘤、霍奇金病及其他伴血沉加速的疾病。

2）直接抗球蛋白试验阳性：显示受血者或献血者血清中存在自身抗体。

3）溶血：在被检血清中如含有溶血性抗体，则具有相应抗原的红细胞被溶解而不是凝集，此种情况下交叉配血结果应为阳性。如果血清中存在补体而导致溶血反应，为阳性结果，可血清灭活后再做试验或选择血浆样本检测。

4）操作不当：红细胞不正确地洗涤和悬浮，可使抗球蛋白试验出现假阴性。

（4）电子交叉配血：是指在红细胞 ABO/RhD 血型鉴定和红细胞意外抗体筛查的基础上，直接由计算机系统为受血者选择 ABO/RhD 血型相容的血液，而不再进行血型血清学交叉配血试验。即对于既往和现在均未检出意外抗体的患者，按照电子配血标准操作规程，将患者的血液信息和献血者的血液信息输入计算机，由计算机系统判读患者和献血者的 ABO 和 Rh 血型的相容性。实施电子交叉配血试验的基本条件是：患者必须 2 次 ABO 和 RhD 血型鉴定结果一致，其中 1 次是当前的样本；患者意外抗体筛查的结果必须是阴性，同时没有阳性的既往记录；计算机设备及系统经过严格确认；计算机系统必须确保可以阻止不相容的血液发放；应有确保血液检测数据采集和传输准确性的控制程序。电子交叉配血可以实现配血自动化，提高输血的安全性；可减少输血科配血工作量，节约时间，提高效率。

5. 红细胞血型的基因型鉴定　应用分子生物学技术，可使血型分析更加精细，并可发现更多的血型多态性。分子生物学技术与传统的血型血清学技术比较，优点是试剂由化学合成、易于获得和标准化、取材容易，无需新鲜血样而仅需微量样品，不受患者疾病导致的抗原、抗体变化的影响。但是基因分型无法表示血清格局，基因分型依据碱基特性预测红细胞抗原表型，存在一定偏差风险。目前红细胞血型检测，建议先进行血型的血清学检测，基因分型应根据具体情况分级进行。当血型血清学结果明确、无异议时，不用做基因分型；当存在血型血清学 ABO 正反定型不符、疑似 ABO 亚型、弱 D 与部分 D 无法区分、疑难血型、血型抗体缺乏、新鲜红细胞标本缺乏、胎儿血型鉴定、近期多次输血等情况时，再进行基因检测。若只需明确样本是否携带 *A* 或 *B* 等位基因时，可采用 PCR-SSP、PCR-SSO 等技术，若基因分型无法确定结果，可进一步进行 *ABO* 基因测序，也可以直接进行基因测序。需要注意的是：如果在基因检测的过程中检测到疑似新的变异点时，应进行家系分析。

（二）胎儿与新生儿溶血病的检测

胎儿与新生儿溶血病（HDFN）是指母婴血型不合所致的胎儿或新生儿同种免疫性溶血性疾病。其发病原因是母亲产生了针对胎儿或新生儿的父系来源的红细胞抗原的 IgG 抗体，IgG 抗体通过胎盘，结合于胎儿抗原阳性的红细胞，导致胎儿或新生儿红细胞破坏，引起贫血的系列症状。HDFN 的病因、发病机制及治疗参见第八章，本处仅介绍 HDFN 实验室检查。

HDFN 实验室检查分为产前检查和产后检查，产前检查包括夫妻双方血型鉴定、孕妇意外抗体筛查与鉴定，以及有临床意义的抗体的效价检测，主要目的是预测母婴存在血型不合的可能性和干预胎儿溶血病。产后检查包括母婴血型鉴定、直接抗球蛋白试验、红细胞抗体放散试验和血清游离抗体试验，三项试验的综合结果对 HDFN 具有诊断和指导治疗的作用。

1. 血型检测　包括父母与新生儿（胎儿）ABO 血型、RhD 血型。若证实母胎同型或新生儿 O 型者可排除 ABO 血型不合溶血病，但不能排除其他血型系统的溶血病。胎儿 RhD 血型应取胎儿血检测。目前有创性的胎儿血型鉴定基本上已不再采用，通过孕期采集母体外周血获得游离胎儿 DNA，应用基因分型鉴定胎儿血型的技术已日益成熟。

2. 抗体效价检测　ABO 血型不合溶血病可行抗 A 和 / 或抗 B 效价测定，RhD 血型不合溶血病可行抗 D 效价测定。因为产生的抗体具有势能效应，即母体抗体越多，进入胎儿体内的抗体也就越多，可能引起的临床症状也越重。所以孕期需要动态监测抗体效价。疑为 ABO 血型不合溶血病者，应在妊娠 6 个月内每月检测抗体效价 1 次，妊娠 7～8 个月每半个月检测 1 次，妊娠 8 个月以后每周检测 1 次或根据需要检测。RhD 阴性孕妇在妊娠 16 周时应检测 RhD 血型抗体，以后每 2～4 周检测一次。通常认为，如果孕妇血清中 IgG 型抗 A 或抗 B 效价≥64，提示胎儿可能受到同种异体的血型抗体损害；当 IgG 型抗 A 或抗 B 效价≥256 或者前后两次抗体效价持续上升超过 4 倍，提示胎儿可能发生 ABO 血型不合导致的胎儿与新生儿溶血病（ABO-HDFN）。同时要注意溶血的发生率和疾病的严重程度还和 IgG 抗体的亚类有关，IgG1 和 IgG3 比 IgG2 和 IgG4 更容易引起细胞溶血，其中 IgG1 比 IgG3 通过胎盘更早更多，所以 IgG1 性质的抗体更易引起较严重的 HDFN。

3. 抗球蛋白试验 一般产前行母体间接抗球蛋白试验，产后行新生儿直接抗球蛋白试验。通常直接抗球蛋白试验阳性是红细胞致敏的重要依据，可作为诊断 HDFN 的有力证据之一。ABO-HDFN 直接抗球蛋白试验结果一般呈弱阳性或阴性，且阳性程度一般不超过"+"，这与新生儿红细胞上抗原位点数较少有关。若采用酶处理的患儿红细胞做直接抗球蛋白试验，可提高检查的阳性率。Rh-HDFN 直接抗球蛋白试验结果阳性程度一般在"++"以上。

4. 血清游离抗体试验 血清游离抗体试验是在新生儿血清中检测是否存在能与红细胞结合的不完全抗体，采用间接抗球蛋白试验方法，结果阳性可考虑 HDFN。因为患儿体内的意外抗体来源于母体，而母体血清容易获取且抗体效价较高。因此，该试验可使用母亲血清和患儿血清同时进行。母体血清只要检测到与患儿相同的意外抗体，且患儿红细胞上又有该抗体对应的抗原，即可判断为血清游离抗体试验阳性，提示患儿红细胞可能受累。

5. 红细胞抗体放散试验 红细胞抗体放散试验是 HDFN 最具诊断价值的一项试验，结果阳性即可诊断 HDFN，致敏红细胞通过某种方法将抗体释放出来，而放散液中抗体的特异性可用已知抗原的红细胞来鉴定。通常 ABO 血型不合溶血病采用 56℃热放散法，RhD 血型不合溶血病采用化学放散法。如需排除 ABO 血型抗体，可增加缺乏相应 Rh 抗原的 A 型或 B 型红细胞。

6. 其他检查 如血常规及血清胆红素测定有助于疾病的诊断。

HDFN 血型血清学诊断应根据直接抗球蛋白试验、血清游离抗体试验与红细胞抗体放散试验（最具有诊断价值）进行综合判断。HDFN 血型血清学试验综合诊断见表 4-2。

表 4-2 血清学试验对 HDFN 的诊断意义

直接抗球蛋白试验	血清游离抗体试验	红细胞抗体放散试验	最后结论
−	−	−	基本排除血型抗体引起的 HDFN
+	−	−	可疑为由血型抗体引起的 HDFN
−	+	−	可疑为由血型抗体引起的 HDFN
−	−	+	证实为由血型抗体引起的 HDFN
+	−	+	证实为由血型抗体引起的 HDFN
+	+	−	证实为由血型抗体引起的 HDFN
−	+	+	证实为由血型抗体引起的 HDFN
+	+	+	证实为由血型抗体引起的 HDFN

（三）自身免疫性溶血性贫血的检测

自身免疫性溶血性贫血（autoimmune hemolytic anemia，AIHA）是由于自身免疫机制紊乱产生抗自身红细胞抗原的抗体，抗体与红细胞表面的抗原结合或激活补体导致自身红细胞破坏的一种溶血性疾病。疾病发病机制、临床表现、诊断与治疗参见第八章,本处仅介绍 AIHA 的实验室检查。

1. 一般检查

(1)血常规:为正细胞正色素性贫血。极严重患者的红细胞在体外有自凝现象。急性溶血阶段白细胞计数增多,血小板计数多数正常。网织红细胞明显增多,可达 4% 以上或者绝对值 $> 120 \times 10^9/L$。

(2)骨髓检查:骨髓呈增生性反应,以幼红细胞增生为主。

(3)溶血相关检查:包括两个方面的检查。①血清胆红素:血清总胆红素增高,以非结合胆红素增高为主。②尿液检查:尿胆原阳性。可出现尿游离血红蛋白或尿含铁血黄素阳性。

(4)其他:血清华氏反应呈阳性,免疫球蛋白增高,抗核抗体阳性,循环免疫复合物增多,补体 C3 下降等。

2. 特殊检查

(1)抗球蛋白试验:由于温抗体型 AIHA 患者红细胞上黏附 IgG 自身抗体,可导致直接抗球蛋白试验阳性;倘若患者血清中存在游离自身抗体,亦可导致间接抗球蛋白试验阳性。抗球蛋白试验阳性是诊断温抗体型 AIHA 重要指标。过去常用的 DAT 抗血清因含抗 IgG 和抗 C3,主要检查红细胞上的 IgG 和 C3,对温抗体型 AIHA 的 IgM 和 IgA 型自身抗体不敏感。采用改良 Coombs 试验,不但可检测 IgG 和 C3,还可检测 IgM 和 IgA 自身抗体,并可借助自身抗体类型、分布及组合情况对红细胞自身抗体进行初步分型,辅助预后判断。若检出复合型抗体如 IgG-IgM-C3,预示患者病情严重;若仅检出抗体 C3,则预示病情较轻。直接抗球蛋白试验阴性不能完全排除 AIHA。另外,冷凝集素病与阵发性冷性血红蛋白尿的直接抗球蛋白试验也可出现阳性,以单纯 C3 型多见。

(2)冷凝集素试验:呈阳性,提示为冷凝集素病。

(3)冷溶血试验:呈阳性,提示为阵发性冷性血红蛋白尿。

(4)吸收放散试验:有 AIHA 临床表现的患者,DAT 阳性时,通常需要进行红细胞抗体放散试验,以明确红细胞表面包被的 IgG 抗体是否为自身抗体。对无近期输血史的患者,使用自身红细胞进行血清中抗体的吸收,是检测温自身抗体存在下是否有同种抗体的最好方法。可先将患者红细胞置于 56℃ 进行热放散,直至将直接抗球蛋白试验阳性的红细胞放散至红细胞直接抗球蛋白试验阴性。再用前处理的红细胞吸收患者的血浆或血清中自身抗体。吸收后再按照前面放散的方法处理红细胞,直至吸收后红细胞直接抗球蛋白试验阴性,可判定血浆或血清中的游离自身抗体已被去除,吸收后的血浆或血清可用于同种意外抗体筛查和鉴定。

第二节 白细胞抗原系统检测

人类白细胞抗原(HLA)具有重要的生物学作用和临床意义,已广泛应用于群体遗传学、器官和 HSCT 供受者相容性配型、疾病关联性研究等方面。HLA 分型方法主要包括三种:血清学分型、细胞学分型和基因分型。早期主要采用血清学方法、细胞学方法检测 HLA 的抗原并进行分型,随着分子生物学技术的发展和应用,HLA 等位基因的分型技术得到飞速发展,基因分型技术已成为 HLA 分型的主流。

一、HLA 血清学检测

HLA 血清学分型方法是指用一系列已知的抗 HLA 标准分型血清来检测未知淋巴细胞

表面的 HLA 抗原，或利用供者的淋巴细胞来检测受者血清中是否存在相应的 HLA 抗体的方法。最常用和经典的血清学分型方法是 Terasaki 等建立的微量淋巴细胞毒试验，主要用于检测 HLA 系统 A、B、C、DR 和 DQ 抗原。HLA 抗体固相筛选技术是用重组 DNA 技术模拟 HLA 抗原，包被在 ELISA 板或荧光标记微球上，用 ELISA 检测方法、流式细胞仪或流式点阵分析仪筛选检测 HLA 抗体。

（一）微量淋巴细胞毒试验

1. 原理 微量淋巴细胞毒试验（microlymphocyte cytotoxicity test）或称补体依赖的细胞毒试验（complement dependent cytotoxicity test，CDC）首先由 Terasaki 在 1964 年建立，后经美国国立卫生研究院（National Institutes of Health，NIH）标准化，故又称 NIH 技术。其原理为淋巴细胞膜上的 HLA 抗原与已知 HLA 血清中相应抗体结合后，形成抗原抗体复合物，再结合补体。被激活的补体系统产生细胞毒性，攻击并破坏淋巴细胞。受损细胞膜的通透性增加，染料进入破损细胞内着色，为阳性结果。如果抗原与抗体未结合成抗原抗体复合物，则不能结合补体，细胞膜完整，染料无法进入细胞内，为阴性结果。

2. 结果判读及影响因素 试验结果在倒置相差显微镜下观察，死细胞被伊红染色，体积增大，无折光性，计数死细胞所占细胞数目的百分比。一般认为，死细胞 >20% 为阳性反应，即表示该细胞膜上有与抗体相应的抗原。

微量淋巴细胞毒试验的准确性很大程度取决于抗血清的质量、淋巴细胞活性、反应温度和时间、补体特性和操作者细胞观察判定经验等方面，由于 HLA 抗血清具有交叉反应、弱反应以及额外反应等特性，因此 HLA 血清学分型相比分子诊断技术而言，其灵敏度低，错误率相对较高。而且单一特异性的 HLA 分型血清难以获取，具有活性淋巴细胞的分离和保存不易也限制了它的应用。

微量淋巴细胞毒试验技术不仅可应用于 HLA 血清学分型，还可应用于 HLA 抗体的检测。检测 HLA 抗体时就是用已知 HLA 抗原的淋巴细胞或供者淋巴细胞检测受检者血清。

（二）酶联免疫吸附试验

有两种方式，一种是将抗 HLA-Ⅰ类和 HLA-Ⅱ类单克隆抗体直接包被在酶联检测板孔上并捕获可溶性 HLA 抗原制成 ELISA 反应板，受检血清中如存在 HLA-IgG 抗体则发生抗原抗体结合，再加入抗人 IgG 酶联试剂，发生酶显色反应，从而检出是否存在抗 HLA-IgG 抗体；另一种是将纯化的可溶性 HLA 抗原直接包被在 ELISA 板上，加入待检血清，若待检血清中存在 HLA 抗体，在相应的孔内发生抗原抗体反应，再加酶标二抗，经显色后测定其吸光度来判断结果。

（三）流式细胞术检测技术

流式细胞术基本原理是淋巴细胞上的靶抗原与待测血清中的特异性抗体发生了结合反应。如果待测血清中存在 HLA 抗体，可在淋巴细胞表面形成相应的抗原抗体复合物，洗涤后再加入荧光标记的二抗则形成抗原 - 抗体 - 荧光标记抗体复合物，洗涤后经流式细胞仪测定淋巴细胞上的荧光值，依据淋巴细胞上荧光值大小判定是否存在 HLA 抗体。当待检标本中无 HLA 抗体时，淋巴细胞上不显示荧光；当待检标本中存在 HLA 抗体时，淋巴细胞上显示荧光，荧光值大小与抗体强度呈现一定的关系。该方法采用整个淋巴细胞作为靶细胞抗原，可能产生 5%～10% 的假阳性反应。根据荧光标记二抗的特性，可以检测所有的免疫球蛋白类型（IgG、IgM、IgA 等）以及检测非补体依赖性抗体。

（四）流式点阵分析仪免疫微球检测技术

流式点阵分析仪免疫微球检测技术用于 HLA 抗体检测的基本原理是：以包被 HLA 抗原的免疫微球作为靶细胞，每种微球包被一种抗原，多种微球可以在同一体系内反应，加入待检血清与微球孵育，若待检血清中存在 HLA 抗体，则与包被不同 HLA 抗原的微球结合；

洗涤后再加入荧光标记的抗人 IgG 抗体，形成抗原 - 抗体 - 荧光标记抗体复合物，洗涤后经流式点阵分析仪测定微球磁珠上的荧光值并通过识别颜色区分微球的类型，根据微球的荧光值大小和反应特性判断 HLA 抗体的强度和特异性。该方法可区分 HLA-Ⅰ和 HLA-Ⅱ抗体，并可鉴定抗体的属性和强度。

二、HLA 细胞学检测

HLA 细胞学分型技术是通过测定细胞识别非己 HLA 抗原后发生增殖反应来分析抗原型别的方法。该技术方法存在细胞来源困难、操作烦琐、试验过程长、指定抗原偏差较大等不足，随着基因分型技术的普及应用，现已很少应用于 HLA 分型。以下仅简单介绍曾用方法。

（一）混合淋巴细胞培养

混合淋巴细胞培养（mixed lymphocyte culture，MLC）是将两个无关个体功能正常的淋巴细胞在体外混合一起培养，由于两者的淋巴细胞膜上的组织相容性抗原不同，可互相刺激对方的 T 细胞发生增殖，导致对方的淋巴细胞分裂增殖和转化，其增殖反应强度与双方组织相容性抗原的差异程度呈正相关，两者相容性差异愈大，反应愈强烈。

（二）纯合细胞分型方法

该方法的基本原理是用已知 HLA-Dw 型别的经灭活的纯合分型细胞（homozygote typing cell，HTC）作为刺激细胞，待检细胞作为反应细胞，这两种细胞进行单向 MLC。若不发生或仅发生弱的增殖反应，表明受检细胞具有与纯合子分型细胞相同的 HLA-Dw 型别；如发生增殖反应，表明受检细胞不具有与纯合子细胞相同的 HLA-Dw 型别。

（三）预致敏淋巴细胞试验

在预致敏淋巴细胞试验（primed lymphocyte test，PLT）中，预致敏淋巴细胞是一种仅对一种单体型具有识别增殖能力而处于静止状态的小淋巴细胞。它作为应答细胞参与了初次 MLC 反应，经过增殖后又回到小淋巴细胞；当这种细胞遇到相应抗原刺激后，可迅速发生淋巴细胞转化和增殖。将此种细胞作为已知的分型细胞，试验时将待检淋巴细胞处理作为刺激细胞，分别与一系列的预致敏淋巴细胞进行单向 MLC。如果待检细胞与预致敏淋巴细胞预先识别的抗原相同，预致敏淋巴细胞会迅速增殖。

三、HLA 基因分型技术

HLA 基因分型技术已得到广泛的应用，目前主要方法为 PCR-SSP、PCR-SSO、基因芯片、PCR-SBT 等。早期 HLA 基因分型曾采用 PCR-RFLP 和 RSCA 方法，现基本已淘汰。

（一）聚合酶链反应 - 序列特异性引物

聚合酶链反应 - 序列特异性引物（PCR-sequence specific primer，PCR-SSP）的原理是根据 HLA 等位基因核苷酸碱基序列的差异性，设计出一系列特异性引物，除一般引物设计的要求外，引物的 3′ 端最后一个碱基要与 HLA 等位基因特异性有差异的碱基序列互补，这样可直接扩增出有序列差异的等位基因特异性片段，通过琼脂糖电泳检测 PCR 扩增产物，根据有无扩增产物及产物片段大小进行 HLA 基因分型。

该方法操作简单、快速、耗时较短，结果判断简便，不需要特殊的大型仪器即可实现 HLA 的低分辨或中分辨分型，已被大多数实验室广泛采用。但是因为 HLA 高度的多态性，被报道和命名的等位基因不断增多，特异性引物设计难度较大，引物大多针对多个等位基因。因此，PCR-SSP 方法可产生一定的模棱两可分型结果；而且为了操作的方便将所有反应体系设置在同一扩增条件下进行扩增，可能出现假阳性带或漏带现象。另外，SSP 的方法是建立在已知特定多态性的基因序列的基础上，可能检测不到新的等位基因，某些罕见的 HLA

等位基因也难以用此方法检出。为避免漏检新的等位基因,当使用 PCR-SSP 方法时,可采用多种引物,以提高检测到新等位基因的可能性。

(二)聚合酶链反应 - 序列特异性寡核苷酸探针

聚合酶链反应 - 序列特异性寡核苷酸探针(PCR-sequence specific oligonucleotide probes,PCR-SSO)方法是对 HLA 的多态性区域进行扩增,然后根据碱基配对原则使用特异性探针进行杂交,根据杂交信号判断结果。基于流式点阵分析仪平台的 HLA 分型技术是反向 PCR-SSO、流式荧光免疫技术、免疫微球技术相结合的技术。它检测 HLA 基因的原理是用不同配比的 2~3 种荧光染料将直径约 $5.6\mu m$ 的聚苯乙烯微球染色并编码,获得数百种不同颜色微球,利用核酸互补的杂交技术,每种颜色微球上共价结合荧光标记的一种 HLA 型别特异性的核苷酸探针,而且每一和微球磁珠上只结合一种探针。流式点阵分析技术先进行特异性的 PCR 扩增,PCR 产物经解链后与包被在微球上的特异性探针杂交结合,再利用红色激光激发微球本身的荧光鉴别微球的种类,利用绿色激光检测每个磁珠的荧光强度。根据已公布的 HLA 基因序列分布格局来判定 HLA 分型结果。

流式点阵分析技术灵敏度非常高,在 96 孔微孔板上检测,只需 PCR 扩增靶 DNA,所有探针的杂交于液相条件下在同一个反应混合物内进行,而且采用微球磁珠作为载体,具有通量高、快速、简便、可靠的优点,所以该方法适于各种规模的 HLA 分型实验。但是该方法用于 HLA 分型有较高的模棱两可结果,需要结合其他方法确定分型结果。

(三)基因芯片技术

基因芯片技术原理是根据核酸互补的杂交技术,结合激光共聚焦荧光检测系统特性,首先在特定载体(玻璃、硅等)上高密度、有序地排列特定寡核苷酸片段作为探针,然后对待检标本 HLA 基因片段进行扩增并荧光标记,再将待测的标记过的 HLA 基因片段与特定探针进行特异性杂交。当基因片段与探针不互补时,在该探针位置无荧光显示;当基因片段与探针互补时,可形成特异性互补链,因此在该探针位置可显示荧光;通过激光共聚焦荧光检测系统对芯片进行扫描,并配以计算机系统对每一个探针上的荧光信号进行检测,进而根据多个探针杂交信号结果进行 HLA 分型指定。HLA 基因芯片能够一次进行大量靶基因的杂交检测,具有快速、高效、高通量、性能稳定、重复性好等特点,但是 HLA 基因芯片分型技术也存在信号检测区分能力不足、方法有待标准化等问题。

(四)聚合酶链反应 - 直接测序法

基于 SBT 的 HLA 基因分型检测是对 DNA 序列进行聚合酶链反应 - 直接测序(PCR-sequence based typing,PCR-SBT),通过与国际 HLA 数据库比对分析,获得 HLA 等位基因型别的分析方法。任何 DNA 直接序列测定的方法均可用于 HLA 基因分型检测,最常采用的是经典双脱氧测序方法。该方法也被称为第一代测序技术,属于高分辨方法,结果准确性最高,目前是 HLA 分型的"金标准"。

PCR-SBT 测序反应得到的序列是两个等位基因序列的组合,某些情况下并不能完全区分等位基因而存在模棱两可的结果,主要表现为测序分析获得的序列与多种等位基因的组合序列完全相同。可能引起模棱两可的结果原因如下:①不能指定单一等位基因,测序区域未包括这些等位基因核苷酸的区分点,目前 HLA-Ⅰ类基因 PCR-SBT 分型大多测定为第 2、3 和 4 外显子,当等位基因序列区分区域在其他外显子时,则难以区分,如 A*74:01 和 A*74:02 在第 2~4 外显子序列完全相同,在第 1 号外显子存在差别(第 67 位);②大多数等位基因未测定全部外显子序列,如 A*02:08、A*03:06 缺乏第 4 外显子序列;③多种等位基因组合在测序区域内具有相同的杂合序列,如 DRB1*03:01:01G+DRB1*13:32、DRB1*03:06+DRB1*13:93 和 DRB1*03:12+DRB1*13:40 的组合在 2 号外显子表现为完全相同的杂合序列。SBT 方法容易出现模棱两可的结果,需要增加测序深度和广度或结合其他分型方法,而且需要特殊的仪器设备,耗时较长,价格较贵。

(五)新一代测序技术

新一代测序(next generation sequencing,NGS)技术是对传统测序技术的革命性的改良,新一代测序平台的共同特点是测序通量极高,相对于传统的 96 道毛细管测序,NGS 一次实验可以对几十万到几百万条 DNA 分子进行序列测定,读取长度根据平台不同,从几十个碱基到几百个碱基不等。新一代测序技术的核心思想是边合成边测序(sequencing by synthesis),即通过捕捉新合成的末端的标记来确定 DNA 序列。新一代测序技术用于 HLA 分型首先是进行 HLA 基因的全长扩增,接着对基因扩增产物片段化,然后进行片段化扩增产物文库扩增,再进行 HLA 基因文库测序,最后进行 HLA 基因的数据分析。

NGS 技术具有超高速、高通量、低成本和高效益等优点,其关键在于如何系统建立好 HLA 位点的 DNA 文库,而后续的片段扩增和测序步骤则取决于所用的技术平台,不同平台原理和操作过程存在差异。NGS 技术可用于 HLA- Ⅰ 和 HLA-Ⅱ位点分型,为单链测序结果,可有效解决经典双链测序存在的模棱两可问题。

NGS 技术不足之处主要表现在测序读长相对较短,每个 DNA 片段的测序长度通常在 200 个碱基左右,较短的阅读长度大幅度增加了从测得的 DNA 片段拼接成一个连续的基因组序列的难度;在测序过程中,同一分子的若干拷贝之间由于延伸的同步性逐渐降低,测序的准确性减低;在合成测序法中,DNA 测序模板阵列的制备依赖于 PCR 扩增,导致在测序模板的扩增过程中容易引入复制错误,而且 PCR 扩增存在明显的偏向性,难以有效获得全基因组测序模板阵列。

(六)HLA 常见基因分型方法比较

HLA 基因分型的方法很多,常见方法的比较见表 4-3。不同的实验室可根据自身实际情况选择相应的分型方法,但是不论何种方法都需要进行质量控制,以保证分型结果的准确可靠。

表 4-3 HLA 基因分型方法比较

项目	PCR-SSP	流式点阵分析技术	PCR-SBT	NGS
分辨能力	多为低分辨	高分辨	高分辨	高分辨
检测过程	PCR 扩增 + 电泳	PCR 扩增 + 杂交反应 + 流式检测	PCR 扩增 + 测序反应 + 测序电泳 + 软件分析	文库构建 + 连接 + 扩增 + 测序 + 数据分析
检测通量	低通量	高通量	中通量	高通量
检测成本	较低	较低	较高	较低
HLA 分型特点	对已知序列的分型,操作简单、耗时短,结果较准确,容易判断,可能出现漏带或假阳性条带现象	对已知序列的分型,操作较复杂、耗时较长,结果判定较复杂,需要特殊分析软件,易出现模棱两可的结果	读长长,准确,用于新等位基因确认,模棱两可的结果较多,操作复杂、耗时长	操作复杂、耗时较长、测序的准确性较 SBT 低,可发现新等位基因,亦可解决模棱两可的问题,读长短,数据拼接较复杂,需要特殊分析软件

四、粒细胞抗原抗体检测

(一)粒细胞抗原、抗体血清学检测

血清学鉴定粒细胞抗原或抗体的方法主要有粒细胞凝集试验(granulocyte agglutination test,GAT)、粒细胞免疫荧光试验(granulocyte immunofluorescence test,GIFT)、流式细胞术、

单克隆抗体粒细胞抗原捕获试验（monoclonal antibody immobilization of granulocyte antigen，MAIGA）和 ELISA 等方法。

1. 粒细胞凝集试验 GAT 方法利用密度梯度分离出新鲜的粒细胞，然后在 Terasaki 微量板上进行实验。待测粒细胞与标准抗血清或标准粒细胞与待检血清反应后在显微镜下观察粒细胞凝集情况，依据细胞凝集情况来判定抗原或抗体的特性。该方法为早期建立的方法，操作简单，但该方法灵敏度、特异性都不高，HLA 抗体和某些高滴度的免疫复合物可导致假阳性结果，引起实验结果的偏差，现实验室已较少使用。

2. 粒细胞免疫荧光试验 GIFT 可分为直接法和间接法。直接法一般用于检测粒细胞抗原，其原理为荧光标记的粒细胞抗体与待检粒细胞反应，当有相应的抗原存在时可形成抗原抗体反应，通过荧光显微镜检测荧光的情况，从而判定是否存在相应的粒细胞抗原。

间接法可用于检测粒细胞抗体或抗原，下面以检测抗体为例阐述其原理。首先分离出新鲜的粒细胞，经多聚甲醛固定后与待检血清反应，若存在相应抗体时可形成抗原抗体结合物，洗涤后再加入荧光标记的抗人 IgG 反应。可继续形成抗原 - 抗体 - 荧光标记抗人 IgG 结合物，再次洗涤后通过荧光显微镜检测荧光的情况，从而判定是否存在相应的粒细胞抗体。为早期实验方法之一，其灵敏度、特异度均优于 GAT 法，但需要荧光显微镜，实验干扰因素较多，该方法现一般采用流式细胞计数仪取代荧光显微镜。

3. 流式细胞术 流式细胞术（flow cytometry，FCM）可用于检测粒细胞抗原或抗体，下面以检测抗体为例阐述其原理。首先通过密度梯度离心获取随机供者粒细胞（应尽可能覆盖全部 HNA 抗原），然后将粒细胞与待检血清进行反应，若存在相应抗体时可形成抗原抗体结合物，洗涤后再加入荧光标记的抗人 IgG-Fc、IgM-Fc 反应，可继续形成抗原 - 待检抗体 - 荧光标记抗人 IgG 结合物，洗涤后经多聚甲醛固定，通过流式细胞计数仪检测荧光的情况，从而判定是否存在相应的粒细胞抗体。该方法灵敏度较高、特异度较强，为大多数实验室常用的方法。

4. 单克隆抗体粒细胞抗原捕获试验 MAIGA 方法的基本原理是分离获取的粒细胞，经多聚甲醛固定后与待检血清反应，若存在相应抗体时可形成抗原抗体复合物，然后再加入特定的单克隆抗体，形成单克隆抗体 - 抗原 - 抗体三联复合物。然后将细胞裂解离心后获取上清液（含三联复合物），将其加入包被特定抗体（针对单克隆抗体特性）的 ELISA 板微孔内反应，使特定的三联复合物结合到孔内形成包被抗体 - 单克隆抗体 - 粒细胞抗原 - 待测抗体复合物，洗涤后再加入酶标记的抗人 IgG 抗体形成包被抗体 - 单克隆抗体 - 粒细胞抗原 - 待测抗体 - 酶标抗体复合物，加显色剂进行比色分析，根据显色程度判定是否存在抗体。MAIGA 方法灵敏度和特异度较好，由于采用单克隆抗体，可以有效区分 HNA 抗体种类，为目前 HNA 抗体特异性鉴定常用的方法。

5. ELISA 方法 ELISA 方法原理为：首先将特异性单克隆抗体包被在微孔板上，随后加入粒细胞抗原和待检血清进行孵育，当存在相应的抗体后可形成包被抗体 - 抗原 - 待测抗体复合物，继而加入酶标记的抗人 IgG 二抗形成包被抗体 - 抗原 - 待测抗体 - 酶标二抗复合物，最后加显色剂进行比色分析，根据显色程度判断抗体的有无和强度。ELISA 方法灵敏度和特异度较好。

6. 流式点阵分析免疫微球检测技术 流式点阵分析免疫微球检测技术方法原理为：将不同荧光染料以特定比例嵌入微球，使每个微球获得独特的荧光光谱编码（如 10 色 × 10 强度 =100 种编码），每种编码对应一种预先包被的 HNA 特异性抗原，若待检血清存在相应的 HNA 抗体，加入荧光标记抗体后，在微球表面形成抗原 - 抗体 - 荧光标记抗体复合物，经流式点阵分析仪检测分析免疫微球上的荧光，可区分 HNA 抗体的种类及强度。流式点阵分析免疫微球检测技术目前多应用于 HNA-1,2 抗体的检测。

（二）HNA 系统基因分型技术

HNA 系统抗原的差异为 SNP 引起，因此能够区分 SNP 的方法均可应用 HNA 基因分型，仅需针对 HNA 基因设计特异性引物和探针序列即可。根据目前 HNA 研究进展情况，HNA 基因分型方法主要有 PCR-SSP、RT-qPCR、PCR-SBT 等，方法原理同前述。

粒细胞抗原抗体检测操作复杂、工作量大。血型血清学方法检测粒细胞抗原的准确性与采用抗血清的质量密切相关，抗血清应具有较高效价、特异性好、覆盖相应的全部 HNA 抗原系统。而检测粒细胞抗体时，其制备的粒细胞应尽可能覆盖 HNA 系统不同抗原谱，还要可以鉴定和区分 HNA 和 HLA 抗体，能区分多种 HNA 抗体并存的情况，并可以检测和区分细胞毒性和非细胞毒性的抗体。因此要求在检测当天从新鲜血液中分离细胞。HNA 系统基因分型技术相对简单。

五、白细胞抗原系统检测相关项目应用

（一）HLA 检测在实体器官移植的应用

抗体介导的排斥反应是导致肾移植失败的首要原因，在实体器官移植领域，供者特异性抗体（donor specific antibody，DSA）主要包括 HLA 抗体和非 HLA 抗体［如 ABO 血型抗体、主要组织相容性复合体 I 类分子相关基因 A/B（MICA/MICB）抗体等］，其中 HLA 抗体是引起移植排斥反应的重要因素。供受者 HLA 的分型、受者 HLA 抗体的检测和特异性分析对于 DSA 的判别、排斥风险的评估和分层，以及指导抗体介导排斥反应的预防和治疗具有重要作用。

供受者 HLA 的分型方法的选择除了要考虑精准分型的需求，还要考虑供体器官存活时间、试验方法操作时间等影响因素。对于等待肾移植受者建议采用 SBT 方法进行 HLA-A、HLA-B、HLA-C、HLA-DRB1、HLA-DQB1、HLA-DPB1 位点基因分型，有条件的实验室可以采用 NGS 的方法；对于死亡后器官供者推荐首先采用 SSO 方法进行 HLA-A、HLA-B、HLA-DR 初筛分型，然后争取采用 NGS 或 SBT 方法进行 HLA-A、HLA-B、HLA-C、HLA-DRB1、HLA-DQB1 等位点的基因分型。

群体反应性抗体（panel reactive antibody，PRA）是一组特定的 HLA 抗体，是反映移植受者 HLA 抗原的致敏状态的指标，血清致敏程度高者易产生超急性排斥反应和加速性排斥反应，PRA 多采用 ELISA 法和流式点阵分析仪免疫微球技术检测，在移植前检测 PRA 和移植后监测 PRA，对于预测移植风险、减少或避免体液性排斥反应有重要临床意义，对于移植前高 PRA 的患者可先进行血浆置换、免疫吸附和诱导免疫耐受等来降低血液中的 HLA 抗体，以提高移植成功率。此外，PRA 也可用于 PTR 及 HLA 相关输血反应的风险预测等。

（二）HLA 检测在 HSCT 的应用

HLA 系统相容性是影响 HSCT 成功与否、移植后排斥反应或 GVHD 发生的关键因素，HLA 配型的目的是判断预期的捐献者与接受者在 HLA-A、HLA-B、HLA-C 和 HLA-DRB1 位点匹配程度，全相合移植和单倍型移植是比较理想的选择，因此对移植供受者的 HLA 进行准确分型具有重要意义。HLA 准确分型需要解决分型中模棱两可的结果问题。模棱两可的基因型结果是指在 HLA 基因分型过程中，标本指定结果形式中存在一种以上的 HLA 等位基因组合方式，因此无法进行唯一的指定。

HLA 分型方法产生模棱两可结果后不能得到明确的 HLA 分型结果，对于模棱两可的结果可以通过以下方法加以区分和指定：①常见及确认等位基因（common alleles and well documented alleles，CWD）原则；②结合多种方法结果进行综合判断，利用不同方法的互补作用，从而指定 HLA 基因型；③改用其他厂家的试剂，由于每一个厂家探针或引物的组合不同，改用其他厂家试剂也许可以区分；④增加测序的范围和深度或杂交的探针数；⑤采用单链 DNA 抽提技术；⑥采用单链扩增技术，首先采用型或组特异性引物（如 HLA-B15 组引

物)扩增某些特定等位基因,然后再将不同等位基因进行区分;⑦采用组特异性测序引物技术;⑧采用NGS技术。

第三节　血小板血型检测技术

血小板抗体的实验室检测为协助临床诊断血小板血型抗原引起的同种免疫反应提供了重要依据。国际输血协会血小板免疫学工作组推荐使用多种方法进行血小板抗体的检测,包括使用糖蛋白特异性检测方法、使用完整血小板的检测方法以及HPA基因分型的方法,以便建立一套完善的体系进行血小板血型抗原和抗体的鉴定。

一、血小板血型血清学检测技术

血小板血型血清学检测包括血小板抗原鉴定、抗体筛查和鉴定以及交叉配血,但是因为缺乏能推广使用的单克隆抗体以及行之有效的抗原抗体反应检测技术。血小板血型血清学检测发展缓慢。

(一)固相红细胞吸附技术

固相红细胞吸附技术(solid phase red blood cell adherence assay,SPRCA)是使用未裂解的完整血小板,广泛用于血小板抗体(HLA和HPA)检测和交叉配型也可用于血小板抗原鉴定以及血小板自身和药物依赖性抗体检测。简易致敏红细胞血小板血清学技术(simplified sensitized erythrocyte platelet serology assay,SEPSA)和单克隆抗体固相血小板抗体试验(monoclonal antibody solid phase platelet antibody test,MASPAT)均属于这一技术,现以SEPSA为例进行介绍。

1. 血小板抗体检测　将血小板固相包被在微孔中,再与患者血清孵育,洗涤后加入抗人IgG多克隆抗体和人IgG致敏的指示红细胞,静置或离心,肉眼判读结果。如果患者血清中存在抗体,那么指示红细胞均匀分散黏附在微孔底表面,平铺成单层,判为阳性;否则指示红细胞将在微孔中央形成紧密的细胞扣,判为阴性。由于氯喹或酸可以破坏血小板表面的HLA抗原,故血小板经氯喹或酸预处理,则可区分抗HPA和抗HLA;同时结合已知抗原特异性的血小板谱,可判断患者血清抗体特异性;若血小板未经预处理,则无法区分抗HPA和抗HLA,仅能判断患者血清中有无血小板相关抗体。

2. 血小板交叉试验　献血者血小板包被在微孔内,再加入患者血清,反应后经指示红细胞观察结果,取阴性献血者血小板(相容性血小板)进行输注。

3. 血小板抗原鉴定　患者血小板被固定在微孔中后,加入已知特异性抗体反应,经过指示红细胞观察反应结果,并根据已知抗体判断血小板特异性抗原。

使用低离子强度介质可以提高血小板抗原抗体反应的灵敏度。SEPSA技术可以同时检出HPA抗体和HLA抗体,操作简便、快速、微量、灵敏,不需要特殊仪器。而且固相化的血小板及抗IgG指示细胞能长期保存,使用方便。该技术可大样本批量操作,适宜于ITP的诊断、发病机制的研究,以及开展相容性血小板输注治疗等工作。

(二)单克隆抗体特异性血小板抗原固定试验

单克隆抗体特异性血小板抗原固定试验(monoclonal antibody-specific immobilization of platelet antigens assay,MAIPA)是血小板先结合人的同种抗体,然后与不同的抗血小板膜糖蛋白的(抗GPⅠb、抗GPⅡb、抗GPⅢa、抗GPⅨ、抗HLA等)鼠抗人血小板单克隆抗体孵育。经洗涤后裂解血小板,将产物移至包被的羊抗鼠IgG微孔板内,通过加入辣根过氧化物酶标记羊抗人IgG,经酶底物显色可以检测血小板膜糖蛋白特异的同种抗体。

该项技术的特点是灵敏度强,如血小板膜上表达很少的 HPA-5 抗原,也能很好地检测出来。该技术可以仅固定 GPs,因此可以去除血小板非特异性抗体,尤其是 HLA 抗体的干扰,单独检测 HPA 抗体。在疑为胎儿和新生儿同种免疫性血小板减少症时,采用本法可以对双亲进行配型,以检出许多低频的同种异体抗原。但是未知抗体检测必须使用一组单克隆抗体,后者不能对所有糖蛋白具有活性。患者体内的同种抗体与单克隆抗体和同一抗原决定簇反应,可以引起假阴性结果。

(三)改进的抗原捕获酶联免疫吸附试验

改进的抗原捕获酶联免疫吸附试验(modified antigen capture ELISA,MACE)是将献血者或随机混合血小板与患者血清混匀反应。血小板与抗体致敏,洗涤后加入血小板细胞裂解液,将裂解后的抗原抗体复合物分别加入包被有抗 GP I b、抗 GPIIb、抗 GPIIIa、抗 GPIX、抗 HLA 等小鼠抗人单克隆抗体的微孔内,复合物中的血小板膜蛋白与相应的抗体结合而被固定在微孔中。再加入酶标羊抗人 IgG(该二抗仅与原复合物中的抗体结合,而不与包被在微孔中的抗体结合),经底物显色,终止反应后测 405nm 处吸光度(A),待测样本 A 值大于或等于 2 倍阴性对照 A 值为阳性。该方法使用的单克隆抗体不但可以识别目标抗原,而且不与患者体内的抗体竞争。主要是捕获患者血清致敏的位于微孔板上的特异性血小板糖蛋白。而患者结合的抗体可以通过酶标记的抗人免疫球蛋白来检测。这样可以消除非血小板特异性抗体,尤其是抗 HLA 所造成的干扰,血小板无须氯喹或酸预处理就能区分血清中的 HLA 和 HPA 抗体,适用于确诊试验和区分血小板抗体类型。

(四)流式细胞术

1. 血小板抗原鉴定 应用流式细胞术鉴定血小板抗原,是取患者血小板与已知特异性的血小板抗体反应,再加入荧光素(如 PE)标记的抗人 IgG,避光反应后加入 PBS 悬浮,上机分析。根据细胞在流式细胞仪上的前向角和侧向角确定血小板区域,排除红细胞、白细胞和碎片的干扰,并分析血小板区的荧光强度。阴性对照管内以血小板抗体阴性血清代替待检血清,根据阴性血清确定临界值(Cut-off),判断反应结果。可以根据已知血小板抗体的特异性来鉴定血小板抗原的特异性。

2. 血小板抗体检测和交叉试验 若检测血小板表面结合的血小板相关抗体,则血小板经洗涤后直接加入荧光标记抗人 IgG 作为二抗,并上机检测,荧光强度与各单抗中对应的血小板抗体含量呈正相关,通过荧光强度判断样本为阴性还是阳性。若检测血清中游离的血小板抗体,则需增加随机混合血小板与患者血清致敏步骤,其余步骤类似,该试验尚不能确定抗体特异性。

FCM 法检测血小板抗体灵敏度非常高,该法使用完整血小板,可以检测针对 MAIPA 和 MACE 法不易检测的裂解后不稳定糖蛋白表位的同种抗体。在疑难标本抗体筛查和交叉配合中能够发挥重要作用。但在血小板制备不当或血清标本中有干扰血小板的成分时,标本中的凝集血小板或细胞碎片会对试验有干扰。在患者血小板严重减少时,测定区中非血小板成分有所增加,会对结果造成误判。而且该技术需要特殊仪器和专业操作人员,成本和技术要求均较高。

(五)微柱凝胶血小板定型试验

微柱凝胶血小板定型试验(microcolumn gel test for platelet typing)是建立在传统血小板检测和免疫微柱凝胶基础上的一项新技术。将血小板、待检血清和指示红细胞加到微柱反应腔中,经孵育和离心后,观察结果。如果血小板被抗体致敏,则形成血小板 - 血小板抗体 - 抗 IgG- 指示红细胞四位一体的凝集网络,离心后被滞留在微柱上面或中间,结果显示阳性;如指示红细胞离心后沉淀到柱底,则为阴性结果。该法操作简便、快速、灵敏度强,结果易于观察。

（六）流式点阵分析免疫微球检测技术

将待检血清与包被了特异性抗原的微球入微孔板中，经过孵育，若血清中存在血小板抗体则可与微球上的抗原结合，洗涤除去没有结合的抗体或其他杂质，再加入 PE 标记的二抗染色，孵育后，通过流式点阵分析仪获取血小板抗原抗体特异性结合微球的荧光信号，最后利用软件分析得到特异性抗体类型。流式点阵分析技术灵敏度高，特异度强，通量高，可以同时检测 HLA 和 HPA 抗体。

（七）检测血小板自身抗体的试验

很多血小板抗体检测试验被用于 ITP 患者血小板自身抗体检测，虽然这些方法都较为灵敏，但特异度较低。一些针对血小板 GPⅡb/Ⅲa、Ⅰa/Ⅱa 和 / 或Ⅰb/Ⅸ复合物上的特异性表位的抗体检测方法可以提高区分 ITP 和非 ITP 的特异度，但其灵敏度较低。近年报道了使用洗涤血小板的放散液进行血小板谱检测的方法。在 ITP 患者自身血小板上，可检出与之结合的自身抗体，但约 17% 的案例在血清中未检出类似反应性的血小板自身抗体。

（八）检测药物依赖性血小板抗体的试验

各项检测血小板结合 IgG 类抗体的血型血清学试验均可改良后用于检测药物依赖性血小板抗体。患者血清 / 血浆与正常血小板同时在药物存在或不存在两种情况下进行检测。FCM 法是最灵敏和最常用的检测 IgG 和 IgM 型药物抗体的方法。然而，其他因素如药物抗体可能针对药物代谢物而非药物本身，很多药物的最适检测浓度尚未确定，疏水性药物较难溶解等。故药物抗体检测方法还存在较大局限性。

二、血小板分子生物学检测

HPA 血型血清学分型受人源抗血清稀少及胎儿和新生儿同种免疫性血小板减少症、输血后紫癜或血小板输注无效的患者较难获取足够的血小板用于血型血清学检测的限制，故一直在探索更实用的方法取代血型血清学方法。20 世纪 90 年代后，随着血小板同种抗原系统的相应基因序列被阐明，分子生物学技术的不断发展和对血小板抗原、基因结构研究的突破性进展，血小板血型的基因分型成为可能。由于目前所知的大部分 HPA 等位基因多态性皆为单核苷酸多态性，因此能够区分 SNP 的方法均可用于 HPA 基因分型，仅需针对 HPA 基因设计特异性引物和探针序列即可。根据目前 HPA 研究进展情况，HPA 基因分型法主要有 PCR-SSP、RT-qPCR、SNaPshot、PCR-SBT、NGS 等，方法原理同前述。HPA 基因分型法有助于明确 HPA 同种抗体的特异性和对疑似 FNAIT 患儿进行产前分型。目前国内已有较多血站建立了当地的血小板基因分型供者库，进行大规模的 HPA 基因分型试验时，要进行室内质控或室间质评，使用已知 HPA 特异性的质控标本和参比技术进行标本比对和技术比对。

血型血清学方法简单、快速、成本低，血型抗原的血清学定型是基因分型的前提。分子生物学方法结果准确、可靠，试剂易于人工合成和标准化，样本不需要血小板，两者各有所长，应相互参考，相互补充。目前，血小板血型抗原分型主要运用分子生物学技术，而血小板抗体检测和交叉试验主要运用血型血清学技术，对于疑难或重要临床标本，最好进行基因分型结果与血型血清学定型结果的复核。

三、血小板抗原抗体检测项目应用

（一）血小板配型

血小板输注无效是临床输血的常见问题。PTR 在长期血小板输注的患者中发生率远高于输血反应的发生率。引起 PTR 的因素主要是非免疫性因素和免疫因素。为了获得更好的血小板输注效果，输注相容性血小板是解决免疫性因素所致 PTR 的有效方法，目前临床上提供的输注策略主要包括血小板血型血清学交叉配型、基因型配型、抗体特异性预测及联合模式配型方法等。

1. 血型血清学交叉配型 采用血型血清学方法对供者血小板、患者血清进行交叉反应，评估患者血清与供者血小板是否存在抗原抗体反应，具体方法见前述。

2. 基因型配型 通过检测供者、患者双方的 HLA 或者 HPA 基因型，根据双方基因型进行匹配，可实现等位基因水平、抗原或表位水平的匹配。

当患者体内存在 HLA 抗体时，常用的方法是输注与患者 HLA-Ⅰ抗原匹配的机采血小板。对于大多数患者来说，通常需要一个已知 HLA 型别的 1 000～3 000 人甚至更多人的机采血小板捐献者资料库来寻找合适的献血者。当无法找到完全配合的供者时，可以通过选择抗原交叉反应组或者表位配合，在一定程度上允许错配。交叉反应组 A 级供者 HLA-A 和 HLA-B 的 4 个等位基因完美匹配；B1U 供者为 3 个等位基因匹配，有一个位点是纯合子；B1X 供者为 3 个等位基因匹配，有一个等位基因属于交叉反应组；B2UX 有一个位点是纯合子，同时有一个等位基因属于交叉反应组；C 级和 D 级分别有 1 个和 2 个以上错配的等位基因。推荐采用 A 级和 B 级的抗原匹配度血小板输注。

3. 抗体特异性预测 当无法精确配型时，可以直接通过确定患者 HLA 抗体的特异性，选择缺乏相应抗原的血小板献血者。这种抗体特异性预测（antibody specificity prediction，ASP）方法与 HLA 配型或血小板交叉配血同样有效，且有利于鉴定出更多潜在的 HLA 匹配的献血者。将供者、患者 HLA 基因分型结果及患者抗 HLA 特异性结果，利用 HLA Matchmaker 软件，获得患者预存供体特异性抗体的 HLA 蛋白四级结构上的氨基酸化学立体构象（eplet），通过比较献血者和受血者的免疫原性表位、eplet 错配数来判断对血小板输注的影响。

（二）血小板抗体检测

血小板相关抗体免疫包含 HLA-A 抗体、HLA-B 抗体、HPA 特异性抗体与 CD36 抗体，为保障患者输血疗效与安全，辅助诊断血小板免疫性相关疾病，建议以下情况患者进行血小板抗体检测：①反复血小板输注患者；②FNHTR 患者；③有输血史、妊娠史以及器官移植、血液病、自身免疫性疾病、肿瘤等需要输血的患者；④原发性 ITP 和继发性 ITP、PTP 患者；⑤不明原因性反复流产患者；⑥可疑 FNAIT 妊娠患者；⑦血小板计数降低原因不明患者；⑧不明原因的其他输血反应（如输血相关急性肺损伤等）的患者。

血小板抗体检测包括血小板抗体筛查和特异性鉴定两个层次，只能用血型血清学技术来实施。血小板抗体的全面检测需要使用多种检测方法，包括糖蛋白特异性检测法（MAIPA、MACE 方法）、使用完整血小板检测法（SPRCA、流式细胞术）与 HPA 基因分型法。糖蛋白特异性检测法是灵敏度最高、特异度最强的鉴别血清 HPA 特异性抗体的方法。血小板抗体的实验室检测中洗涤剂溶解血小板和特异性单克隆抗体捕获血小板糖蛋白的过程，可能破坏一些抗体特异性识别的 HPA 抗原表位，采用完整血小板检测对于检出糖蛋白特异性实验可能漏检的抗体至关重要。

本章小结

血液相容性检测主要包括 ABO 血型和 RhD 血型鉴定、意外抗体筛查和鉴定、交叉配血试验等。

盐水介质试验主要用于 IgM 类抗体的检测，凝聚胺试验检测红细胞不完全抗体，但对 Kell 系统抗 K 的检测效果不理想。Coombs 试验用于检测 IgG、IgA 等抗体参与的抗原抗体反应，包括直接抗球蛋白试验和间接抗球蛋白试验。微柱凝胶试验是红细胞膜抗原与相应抗体在凝胶介质中发生的凝集反应。吸收放散试验根据试验目的采取不同的方法。IgM 抗体通常在 4℃ 条件下被完全吸收；IgG 抗体通常在 37℃ 的吸收效果最好；Rh 抗体可用酶处理红细胞后进行吸收。应用分子生物学技术鉴定红细胞抗原的基因型，是血型血清学方法鉴定红细胞表型的有力补充。

HLA 分型技术分为血清学方法、细胞学方法和基因分型方法，目前基本上采用基因分型的技术。HLA 基因分型常见的方法为 PCR-SSP、流式点阵分析仪检测技术、PCR-SBT、NGS 等，用于 HLA 抗体检测的常见方法为微量淋巴细胞毒试验方法、流式细胞仪方法、ELISA 方法、流式点阵分析仪检测技术。

传统研究血小板血型的方法主要依靠血型血清学分型。近年来，随着分子免疫学、分子生物学的发展，一些新的分子学技术也开始应用于血小板血型分型。

（沈春梅）

第五章 血液产品的制备与临床供应

通过本章学习,你将能够回答下列问题:

1. 为准确招募、保留献血者,一般把献血者分为哪几大类?
2. 采集血液和制备成分血需要哪些器材?各有什么特点?
3. 血液采集的主要过程和关键控制点有哪些?
4. 全血保养液和添加液配方组分有哪些,它们的作用是什么?
5. 简述引发红细胞储存损伤的因素和机制。
6. 成分血制备技术主要有哪几种,原理是什么?
7. 简述常见成分血种类和特点。
8. 简述主要血浆制品种类和特点。

血液产品是指在一定条件下,采用特定的方法从血液中分离制备的含有一种或多种血液成分的血液制品,主要包括临床用成分血、血浆制品和用于细胞治疗的干、祖细胞等。本章主要介绍成分血和血浆制品的制备、储存和临床供应。

第一节 全 血

目前,血液产品的来源主要是捐献者的捐赠。因此,献血者的管理是保障血液产品持续稳定供应的基本工作。

一、献血者的招募保留

对献血者精准分类,并对不同献血者类型群体的变化进行评估,可以准确识别潜在献血者,制订献血者招募计划和保留策略,以保障满足临床用血的需求。

(一)献血类型

根据献血者的献血意愿,可以将献血行为分为3种。①自愿无偿献血:根据WHO的定义是指献血者自愿捐献全血、血浆或其他血液成分,且不接受现金或可转为现金的其他形式的报酬。我国实行无偿献血制度,国家提倡18~55周岁的健康公民自愿献血。自愿无偿献血有利于血液安全,经常性的自愿无偿献血能保证血液供应的持续稳定。②家庭互助献血:也称定向献血,有血缘关系的家庭成员为患者捐献特定需要的血液。③有偿献血:为获得相应经济报酬而发生的献血。

(二)献血人群的分类

只有对献血人群进行精准分类,才能准确识别不同类型的献血者,这是实施献血者招募保留的第一步。根据献血者的献血次数、献血频率和献血行为所处的状态等,将献血者分为八类。①初次登记献血者:指在采供血机构登记,但还没有过成功献血经历的个人,是献血者招募的重要对象;②初次献血者:指首次参加献血的个人,是献血者保留的主要目标对象之一;③定期献血者:我国《献血者健康检查要求》(GB 18467—2011)的定义为献血次数≥3次且近12个月内献血次数≥1次的献血者,通过预约这类献血者,可以安排血液采集计划以及满足对特定血型和血液成分的需求,确保血液稳定供应;④回归献血者:指献血次数≥1次,但最近1次献血距上一次献血时间>24个月的献血者,是献血者保留的主要目标对象之一;⑤暂停献血者:一般指过去24个月内献血次数≥1次,但未再献血的时间>12个月的献血者,有可能最终成为终止献血者;⑥终止献血者:指收到献血邀约无回应、永久被延期献血或有献血反应经历却已在献血者数据库中标明自己放弃献血的献血者,可用来衡量献血者综合管理能力;⑦活跃献血者:指每年献血几次的献血者;⑧不活跃献血者:指最近1个年度内未献血的献血者,为献血者保留的主要目标人群之一。

(三)献血者招募保留

通常需要采取多种方式和借助各种社会资源动员招募献血者。采供血机构、公益组织、志愿组织、学生团体或者其他社会民间组织,都可以协助完成。献血招募应介绍临床用血需求、献血流程环节、献血者健康要求以及献血安全保障等相关信息。献血者的保留受献血者是否符合要求、献血便利程度、献血环境、献血服务质量、工作人员专业水平、献血不良反应的处置和献血后回访等因素影响。初次献血体验和是否发生献血不良反应是影响献血者保留的至关重要因素。献血者健康管理也是献血者关爱保留的重要措施之一。总之,维持稳定、健康、固定的献血人群,是献血者招募保留的最终目标。

二、血液采集和成分血制备器材

血液采集和成分血制备保存要达到最佳状态,其保存容器至关重要。早期的储血容器为采血玻璃瓶,易碎不宜运输,且非一次性使用,使用的瓶塞材料(橡胶或乳胶)也易老化。现在使用的均为一次性塑料采血袋,也称一次性采血耗材,使全血及成分血保存变得轻便、不易破碎和便于运输。常用的耗材如下。

(一)传统型血袋

传统型血袋指带穿刺器、针刺保护装置、采血装置、止流夹、排气夹和导管、输血插口、抗凝剂和/或保养液等附属零部件的袋式塑料容器,也可带有转移管和附属血袋。根据血袋的数量可以分为单袋、二联袋、三联袋和多联袋等不同类型;根据导管与血袋连接方式可以分为顶管型血袋和底管型血袋等;根据血袋功能可以分为采血母袋、留样袋、分离袋、转移袋、汇集袋、分装袋、光照袋、去白细胞过滤器血袋和保存袋等。

(二)血小板专用保存袋

血小板成分血通常在20~24℃振荡条件下保存,在保存过程中,由于血小板新陈代谢需要吸入氧气和排出二氧化碳,因此,不仅保存介质容量要能容纳足够数量的血小板,血袋还必须具有良好的透气性。相比传统型血袋,血小板专用保存袋更薄,袋表面也经过了特殊处理。选择的塑料膜材质透气性好,如聚烯烃(polyolefin,PE)和聚氯乙烯(PVC)。良好的透气性使得血小板的保存时间延长至采集后5~7天。

(三)深低温冻存袋

为满足临床对稀有血型等特殊需求,有些成分血是需要长期在深低温(-80℃以下)条件下冰冻状态保存。在速冻保存处理过程中,血袋要能耐受液氮气相和液相所带来的急剧物理状态变化,并保持其密闭性。在移动搬运中,要能避免因碰撞发生破碎等性能。因此,对深低温冻存袋有特殊的要求。现在成分血的-80℃低温冻存可用PVC袋或PE袋。其脆性较小,可以减少冻存成分血在保存和运输过程中的破损率。-196℃的冻存可采用专用乙烯-醋酸乙烯共聚体(EVA)冻存袋或PE冻存袋,红细胞溶血较少,具有良好的抗冲击力。

（四）其他种类成分血制备器材

1. 白细胞过滤器 用于滤除全血及血液成分中白细胞的过滤器材。其工作原理是利用过滤器中材料的特征，通过孔径的机械阻滞筛滤作用和直接或间接吸附原理，滤除血液中的白细胞。目前使用的第三代滤器，采用机械过滤和吸附技术，可滤除99.999%的白细胞。根据血液成分体积大小、细胞可塑性和生物功能，可分为全血过滤器、红细胞成分血过滤器、血小板成分血过滤器和血浆成分血过滤器；根据过滤器的化学吸附原理，可将滤器分为阳离子型、阴离子型和中性型；根据不同过滤流程，将滤器分为血袋组装型和单体型。选择的滤器过滤材料，不仅要有效滤除白细胞，更重要的是具有良好生物兼容性，在提高白细胞去除率的同时，确保红细胞、血小板、血浆蛋白和凝血因子的活性不受影响。

2. 病原体灭活装置 目前使用的几种病原体灭活成分血方法均是独立封闭的系统。其中有机溶剂/表面活性剂（solvents/detergent，S/D）化学法，需要专门的S/D灭活血浆血袋；亚甲蓝光化学法（methylene blue photochemical method，MB-P）需要配置吸附过滤器血袋，清除亚甲蓝灭活剂；补骨脂素光化学法需要S-59灭活血浆装置和S-59灭活血小板装置。

3. 辐照装置 目前广泛使用的血液辐照仪有γ射线和X射线两种，都属于电离辐射，通常情况下X射线的能量低于γ射线的能量。γ射线辐照仪有钴-60（^{60}Co）和铯-137（^{137}Cs）两种。X射线辐照仪由高压发生器、X射线球管、样品罐、屏蔽铅房、冷却系统和控制系统组成。相比γ射线辐照仪，X射线辐照仪不存在半衰期，具有开机辐照、关机后无射线产生、无放射源回收等特点。

三、全血的采集

全血作为成分血制备的原料，其采集过程直接影响成分血的质量。一般将采集分为三个主要阶段，必须对其中的关键点进行质量控制。

（一）全血采集过程

1. 采集前 献血者注册登记后，在签署知情同意书的前提下，献血者在医护人员的指导下，完成法定献血者健康征询表。该表内容一般涉及献血者当前身体健康状况、既往病史、生活习惯和HIV等输血传播传染病感染的高危行为。通过征询，让献血者了解感染输血传播疾病有哪些危险行为，让其做出自我延期献血或自我排除献血的决定。另外，根据国家标准《献血者健康检查要求》（GB 18467—2011），对献血者身高、体重、体温和血红蛋白等体格检查进行检查。符合献血要求，开始采血前准备，包括告知献血者献血注意事项，准备采血器材，并建立表格、采血器材、记录等血液溯源关联标识。

2. 采集中 穿刺静脉应选择上肢肘部清晰可见、粗大、充盈饱满、弹性好、较固定、不易滑动的静脉。常选择的静脉主要有肘正中静脉、头静脉、前臂中静脉、贵要静脉等。穿刺部位应选择无损伤、炎症、皮疹、皮癣、瘢痕的皮肤区域。消毒后每侧肘部只尝试穿刺一次。将最先采集的15~20ml血液分流到转移袋中。结合皮肤消毒，进一步预防细菌污染血液。采用手动或自动摇摆仪，摇动血袋，让采血袋中血液和抗凝剂充分混合。血液采集量不得超过标准总量±10%。我国将200ml全血计量为1U，自200ml全血中分离的各类成分血也计量为1U；欧美国家常采用450~500ml全血计量为1U。采血时间一般200ml全血采集时间应<3分钟，400ml全血采集时间应<6分钟。如果200ml全血采集时间>5分钟，或400ml>10分钟，采集的全血不可用于制备血小板成分血。如果200ml全血采集时间>7分钟或400ml>13分钟，采集的全血不可用于制备新鲜冰冻血浆。

3. 采血完毕 为防止空气进入血袋，在移除采血针前应夹紧导管。拔针后献血者应用力按压穿刺部位，用止血绷带进行固定。留取血液标本用于血液筛查和输血前检测。应告知献血者在规定的时间内不要移除绷带并避免激烈活动，采血后在现场休息观察10~15分钟，以预防发生献血不良反应。尽快将全血改至 2～6℃保存。但用于制备浓缩血小板的全血，为保持血小板活性，应置于常温保存。

（二）献血不良反应管理

献血不良反应，即极少数献血者在献血过程中或者献血后出现的任何不适或不良反应。对献血不良反应进行分类，可以帮助医护人员快速识别发生了何种献血反应，及时采取处置措施。按表现范围主要分为以全身和以局部表现为主的两类不良反应。

1. 全身性献血不良反应 是极少数献血者在献血过程中或者献血后，由于生理、心理、疼痛刺激等因素引起的自主神经功能紊乱为特征的一组临床综合征。以全身性血管迷走神经反应尤为常见，即献血相关血管迷走神经反应（donation related vasovagal reaction, DRVR）。DRVR 会使心交感神经兴奋性减弱，导致反射性迷走神经活动性增强，迷走反射引起外周血管扩张或心率减慢，或二者同时存在，从而使心排血量呈现急速下降现象，进而促使脑低灌注引发晕厥或晕厥前兆的一系列临床表现。单采血液成分偶尔可能发生柠檬酸盐反应、空气栓塞、溶血反应等。

2. 局部献血不良反应 极少数献血者在献血过程中或者献血后由于采血针穿刺、采血器材污染、无菌技术不当等因素引起的以穿刺部位出血、疼痛、局部感染/炎症为主要表现的不良反应。分为以穿刺部位出血为主要表现（血肿、刺入动脉、迟发型出血），以疼痛为主要表现（神经刺激、神经损伤、肌腱损伤、手臂疼痛），以局部感染/炎症为主要表现（血栓性静脉炎、局部皮肤过敏、局部感染）和以血管损伤为主要表现（深静脉血栓形成、动静脉瘘和筋膜室综合征）等。

3. 献血不良反应的诱因

（1）生理因素：年轻（年龄 <23 周岁，特别是 <20 周岁）、女性、低血压、血容量偏低的首次献血者比较容易出现献血不良反应；空腹、饮酒、疲劳、睡眠不足、长时间未补充水分、体位改变（从卧位变坐位或立位，从蹲位或坐位变为立位）或长时间站立、晕针晕血史等都是献血反应的生理诱因。

（2）心理因素：献血者精神过度紧张、焦虑和恐惧可影响血液儿茶酚胺释放（如肾上腺素分泌增加）引起血管收缩，心肌收缩力加强，刺激左心室及颈动脉的压力感受器，反射性增强迷走神经活动，从而影响献血体验。

（3）外部因素：空气污浊、温度过低或过高、拥挤嘈杂等不良献血环境，献血等候时间过长，医护人员服务态度不良以及采血技术不娴熟等外在因素也可诱发献血不良反应。

4. 献血不良反应的预防

（1）献血前告知献血不良反应的风险和可能危害，让献血者将任何不适的症状及时告知工作人员。

（2）通过估算献血者血容量，指导采血量，尽可能采用平卧或半卧体位开展采血。

（3）为献血者提供水、等渗电解质等各类饮品。

（4）培训献血者收缩局部肌肉以提升局部血压，采血中注意引导献血者分散注意力，让献血者感到舒适。

（5）提醒献血后注意事项，尤其是针对迟发性反应或非献血现场发生的献血不良反应。强调献血后要在献血场所休息，感觉良好后离开采血现场，建议从事危险工作（如高空作业、驾车等）的献血者 24 小时内不要回到工作岗位。

（6）对出现反应的献血者，叮嘱如症状持续超过一定时间，应及时就医，寻求专业诊治。

（7）有严重的血管迷走神经献血反应史、反复晕厥或抽搐史的人不能献血，以保障其生命安全。

第二节 血液及血液成分的保存

离体血液成分的妥善保存，是保证临床治疗效果的前提。不同血液成分的体外保存条件不同。但保存方法、保存容器、保存介质和保存环境是关键因素。

一、红细胞的保存

（一）保存介质

采集的全血或制备的成分血需要在离体的情况下继续保持活性和功能，除了专门的保存容器，还需要特定的红细胞的保存介质，以抑制红细胞离体后快速衰亡。红细胞保存介质主要有以下 3 类。

1. 全血保养液　以抗凝剂、葡萄糖等为主，用于防止血液凝固、维持血液内各种组分（红细胞、血小板）活性和生理功能的制剂，一般灌注在全血采集袋内，或多联采血袋的采血母袋中。柠檬酸 - 柠檬酸盐 - 葡萄糖（acid-citrate-dextrose，ACD）保养液有 A 和 B 两个配方。A 是 B 的浓缩液，是早期广泛使用的保养液。ACD 中添加磷酸盐即为柠檬酸 - 柠檬酸盐 - 磷酸盐 - 葡萄糖（citrate-phosphate-dextrose，CPD）保养液，使溶液的 pH 升到 5.63，有利于维持高 2,3- 二磷酸甘油酸（2,3-diphosphoglycerate，2,3-DPG）水平，保存红细胞的活性略好于 ACD。CPD 中加入腺嘌呤即为柠檬酸 - 柠檬酸盐 - 磷酸盐 - 葡萄糖 - 腺嘌呤 -1（citrate-phosphate dextrose adenine-1，CPDA-1）保养液，能显著改善全血保存状态，全血保存期从 21 天延长至 35 天。

全血保养液的种类及其组分略有差异，主要在于柠檬酸、柠檬酸钠、葡萄糖、磷酸盐和腺嘌呤的含量不同，以及 pH、所需用量和全血保存期的差异。其中，柠檬酸可以避免保养液中的葡萄糖在高温灭菌中焦糖化。柠檬酸钠是基本抗凝物质，除螯合钙离子外，还能阻止溶血的发生。葡萄糖是红细胞代谢必需的营养成分，是合成 ATP 和 2,3-DPG 的底物，减慢细胞中有机磷的消失，以维持红细胞的活性和功能。磷酸盐结合红细胞代谢产生的 H^+ 可增强缓冲能力，避免保养液 pH 的降低，减少 2,3-DPG 分解，延长红细胞的保存期。另外红细胞在保存中会被动失去磷酸盐，在保养液中添加磷酸盐可以防止这种损失。腺嘌呤作为红细胞合成 ATP 的前体，促进红细胞 ATP 合成，增强红细胞放氧功能，增强红细胞活力，提高红细胞体内存活率。

2. 添加液（additive solution，AS）　对全血和成分血进行再加工时，针对某一种血液成分而加入的能保持和 / 或营养血液成分生物活性，维持其生理功能的一类药剂。添加液主要针对红细胞而设计，目的在于补充血浆分离后的容积和葡萄糖。一般灌注在多联采血袋的子袋或转移袋中。氯化钠 - 腺嘌呤 - 葡萄糖（sodium chloride-adenine-glucose，SAG）是第一个广泛使用的红细胞添加液，对应的全血保养液是 CPD。红细胞在 SAG 中储存 5 周后会有 1% 溶血。在 SAG 中加入"膜稳定剂"甘露醇（mannitol）即为氯化钠 - 腺嘌呤 - 葡萄糖 - 甘露醇（SAG-M），可使溶血率降低 50% 以上，并增加溶液的渗透压，延长红细胞的保存期至 42 天。我国广泛使用的甘露醇 - 腺嘌呤 - 磷酸盐（mannitol-adenine-phosphate，MAP）添加液可保存红细胞 35 天。这些保存效果基本一致，一般初始 pH 为 7.0。红细胞储存 6 周后存活率约为 82%，红细胞溶血率约 0.4%。红细胞添加液的种类及其组分略有不同，主要在氯化钠、磷酸二氢钠、腺嘌呤、葡萄糖、甘露醇、柠檬酸和柠檬酸三钠的含量上存在差异。

3. 红细胞深低温冰冻保护剂　红细胞对冰冻非常敏感，低温可造成红细胞损伤。需在成分血中添加高浓度甘油、10% 浓度的二甲基亚砜（DMSO）等冰冻保护剂。保护剂可分为穿透性和非穿透性两种。穿透性保护剂，也叫细胞内保护剂，是可以自由通过细胞膜的小分子,例如甘油、DMSO、丙三醇等。具有高溶解度及对细胞无毒性,与水形成氢键,提供的渗透力使水分外移,防止冰晶在细胞内形成,避免细胞发生冰晶损伤。同时,在细胞内外维持一定的摩尔浓度,降低细胞内外未结冰溶液中电解质的浓度,使细胞免受高浓度电解质的损伤。非穿透性保护剂是不进入细胞内部的大分子,也叫细胞外保护剂,例如乳糖、聚乙二醇、甘露醇和羟乙基淀粉(hydroxyethyl starch,HES)等。其作用于细胞膜外,提高胶体渗透压,提高细胞外液电解质的浓度,可以防止细胞内水分外流,产生脱水,以及抵御温度变化对细胞的损伤。

(二)红细胞储存损伤

红细胞离体后,在运输、制备和保存过程中,体外代谢不断消耗细胞内能量和ATP,导致pH降低、细胞内Ca^{2+}增加,红细胞形态与新陈代谢发生一系列的变化,影响红细胞输注后体内存活力和功能。这些可逆或不可逆的变化,称为红细胞储存损伤。其机制可能为:①自由基氧化;②一氧化碳的衰变;③Ca^{2+}内流;④新陈代谢;⑤离子与生物活性分子发生变化;⑥红细胞质膜释放磷脂囊泡亚微粒;⑦膜蛋白成分改变相关。

(三)红细胞质量评价

1. 体外评价 ①形态结构评价:包括形态、平均体积、平均血红蛋白浓度、渗透脆性、变形性(erythrocyte shape change,ESC)、最大变形指数(maximum deformability index,DIMAX)、低渗性休克反应(hypotonic shock response,HSR)及微囊形成等;②药理毒理评价:一般选择急性毒性试验、长期毒性试验、致突变试验、生殖毒性试验、致癌试验、依赖性试验、非临床药代动力学试验等;③生物化学评价指标:包括pH(血浆pH)、氧消耗、氧分压(PO_2)、二氧化碳分压(PCO_2)、葡萄糖消耗、乳酸含量和Na^+/K^+离子浓度等。

2. 体内评价 观察红细胞输入体内的活性和半衰期。通常采用放射性示踪剂标记储存红细胞输入体内,在不同时间点检测标记红细胞的放射强度,据此计算体内标记红细胞的百分比。24小时自体回收率至少要达到75%是普遍公认的可接受标准。

二、血小板的保存

(一)保存介质

1985年,Rock等人尝试将血小板保存于改良的Tyrode液(主要成分为氯化钠、葡萄糖、磷酸钠、碳酸氢钠等)中,发现保存效果良好,于是提出使用血小板添加液部分或者全部替代血浆保存血小板的理论。近年发现血小板保存添加液采用醋酸盐,能在三羧酸循环中氧化提供ATP,降低糖酵解速度。还能利用氢离子使浓缩血小板悬液的pH保持稳定。因此,开发了无机盐溶液作为血小板添加液(platelet additive solution,PAS)。PAS的推广使用,可以节约血浆资源,减少由血浆输入引起的过敏及发热等不良输血反应。

不同PAS的配方组分略有不同,主要包括葡萄糖、氯化钠、氯化钾、氯化镁、柠檬酸钠、磷酸钠、醋酸钠等成分。其中,葡萄糖/葡萄糖酸钠提供能量,钾离子与镁离子可抑制血小板活化,柠檬酸盐-柠檬酸钠抑制血小板的活化与聚集,柠檬酸盐与PAS中其他成分存在协同作用,磷酸盐-磷酸钠维持pH,乙酸盐-醋酸钠提供能量并稳定pH。血小板保存介质与留存部分的血浆能降低血小板进行糖酵解的比率以及提供代谢底物。目前普遍认为保留20%血浆的PAS保存介质效果较好。

(二)血小板储存损伤

血小板储存损伤指血小板自原料血采集、制备、储存到输注过程中,因受到各种理化因素影响,形态结构和功能发生损伤的总和。出现形态改变、伪足伸出、颗粒物释放、乳酸酸中毒、聚集功能丧失和表面活化标志物表达等现象。无外部刺激时,循环中血小板在体内因子的协同作用下,通过特异的第二信使传导通路被持续抑制。如内皮细胞产生前列环素刺激血小板单磷酸环腺苷（cAMP）产生，阻断 Ca^{2+} 动员，并通过抑制磷脂酶 C 活性阻断蛋白激酶 C 活化。内皮细胞来源的舒张因子可直接刺激血小板鸟苷酸环化酶，导致血小板单磷酸环鸟苷（cGMP）合成增加，cGMP 可协同 cAMP 抑制血小板黏附和聚集反应。内皮细胞还释放 ADP 酶清除循环中的 ADP，减轻 ADP 对血小板的激活作用。但是血小板体外保存中，内皮调节功能消失导致血小板超微结构、膜表面成分及代谢功能发生明显变化，出现血小板活化和储存损伤。

（三）血小板质量评价

1. 体外评价 ①血小板成分血的外观：无溶血、无污染、无气泡、无沉淀等；②血小板计数和形态：如平均血小板体积、血小板压积、血小板分布宽度、红细胞混入量和白细胞混入量；③血小板成分血的容量和血小板含量；④血小板生化指标，pH，乳酸生成率，Ca^{2+}、K^+、乳酸脱氢酶（lactate dehydrogenase，LDH）和血浆补体成分等；⑤通过检测血小板膜表面分子如活化的 GPⅡb/Ⅲa（αⅡbβ3），颗粒膜蛋白 CD62P（P 选择素），脂膜糖蛋白 CD41、CD40L、PGE2、TXB2 等的表达水平；⑥血小板聚集功能，血小板黏附功能，低渗休克反应等；⑦血小板释放功能：检测血小板特异性球蛋白 β-TG。

2. 体内评价 采用同位素标记测定自体血小板回收率（percentage platelet recovery，PPR）或者血小板计数增量校正（corrected count increment，CCI）（参见第七章）评价异体血小板输注是否有效。若输注 1 小时后 CCI＜7.5，PPR＜30%；输注后 24 小时 CCI＜5.0，PPR＜20%，则可判定血小板输注无效。

第三节 全血制备成分血

目前多用物理方法，以采集的全血为原料，分离纯化制备成分血。

一、血液成分制备技术

（一）离心技术

根据各种血液成分相对密度的差异，通过离心作用，将比重不同血液成分进行分离。离心后上层浅黄色部分，用于制备血浆成分；下层红色的红细胞，用于制备红细胞成分；在血浆与红细胞之间的灰白色混合层为白膜层，主要包括血小板和白细胞（含粒细胞、淋巴细胞等），用于制备血小板成分。

离心方法有轻离心，用于将全血中血浆和血小板与其他细胞有形成分分离，离心力一般为（200～1 200）×g；重离心，用于将全血中血浆与其他细胞有形成分分离，离心力一般为（2 000～5 000）×g。

（二）冷冻解冻技术

目前冻存红细胞采用甘油等冰冻保护剂，主要有高浓度（终浓度 40%）甘油慢冻和低浓度甘油（终浓度 20%）超速冷冻两种方法。含 40% 甘油的冰冻红细胞在 -65℃ 以下保存，含 20% 甘油的冰冻红细胞在 -120℃ 以下保存。取拟冰冻保存的红细胞，离心去除上清液，并将红细胞转移至容量适当的深低温冻存袋内，在无菌条件下，缓慢滴加复方甘油溶液至红细胞袋内，边加边震荡，使其混合均匀。室温中静置平衡 30 分钟，放入速冻机速冻。

使用前进行解冻，将取出的冰冻红细胞立即放入 37～40℃恒温水浴箱中轻轻摇动使其快速融化。融化后的红细胞采取渗透压梯度递减方法（氯化钠溶液或糖浆）洗涤去除甘油。

（三）白细胞去除技术

去除白细胞的方法有离心法、沉降法、洗涤法、冷冻融解法、辐照法及过滤膜法等，其中过滤膜法效果理想，应用最为广泛。利用白细胞过滤器的滤筛和阻尼机制，在血液自身重力作用下，流过滤器，滤除血液中的白细胞，并使残留白细胞数量低于一定数量的成分血处理技术，可以预防非溶血性发热反应、输血感染巨细胞病毒（cytomegalovirus，CMV）和同种异体免疫反应。血液成分中红细胞、白细胞和血小板的质量和数量、过滤器的性能、过滤过程血液流速、过滤温度以及过滤制备时间节点都是影响过滤效果的重要因素。

推荐采集全血后即对其过滤处理，最好在血液采集后 72 小时内完成过滤。避免床边过滤。减少因保存过程中白细胞破坏以及炎症因子产生、释放所带来的输血反应。

（四）洗涤技术

采用物理方式在无菌条件下，将保存期内的浓缩红细胞或悬浮红细胞等血液成分用生理盐水等洗涤，去除绝大部分非红细胞成分，并将红细胞悬浮在生理盐水或保养液中。一般使用 0.9% 氯化钠注射液作为洗涤液。洗涤时长和无菌控制是制备的关键。自动细胞洗涤机，相对手工操作，具有全封闭、洗涤时间短、洗涤质量高等特点。

（五）辐照技术

利用辐照仪产生的 X 射线或 γ 射线对血液成分进行照射，破坏血液成分中免疫活性细胞的增殖能力，使有核细胞的 DNA 产生不可逆的损伤并干预其正常修复过程。射线可穿透被照血液成分的各个部位，不受包装、形态的限制，辐照作用只发生于辐照的瞬间，照射剂量 25～50Gy，照射时间受同位素半衰期的影响，一般 5～15 分钟，可使淋巴细胞增殖反应抑制率>95%，有效预防输血相关移植物抗宿主病（TA-GVHD）。照射后的成分血宜尽快使用。

（六）病原体灭活技术

利用物理或化学方法灭活全血及成分血中可能存在的细菌、病毒等病原体。病原体灭活技术关键是在有效灭活病原体的同时，最大程度保留血液有效成分及活性。可采用以下灭活方法。

1. S/D 化学法　有机溶剂可以破坏病毒包膜脂质，使病毒丧失传染性和繁殖复制能力，表面活性剂可进一步提高有机溶剂破坏病毒脂质包膜的能力，从而提高病毒灭活效果。有机溶剂/表面活性剂处理法对凝血因子损伤小，处理后凝血因子回收率较高。

2. MB-P　亚甲蓝是一种化学光敏剂，可与病原体的核酸和蛋白结合，在适当波长的光照射下，发生光化学或光生物效应导致病原体失活。亚甲蓝没有核酸靶向性，以破坏病原体的膜成分为主，因此可灭活大多数脂质包膜病毒，对非包膜病毒如 HAV、B19 等灭活效果不理想，主要用于不含细胞成分的血浆病毒灭活。亚甲蓝处理后可通过配套的滤器去除残留，使血浆恢复原来的外观和色泽，残留亚甲蓝浓度应≤0.30μmol/L。

3. 补骨脂素光化学法　补骨脂素在长波紫外线照射下被激活，主要作用于灭活病原体的核酸，可与胞嘧啶作用形成胞嘧啶环状复合物，使核酸产生不可逆的交联，达到灭活病原体的效果。该法灭活病原体的种类多，灭活效果好，且对血小板损伤较小，可用于血浆和血小板成分血的灭活。

4. 核黄素（维生素 B_2）光力学法　核黄素具有可逆的氧化还原特性，经紫外线或可见光照射，可与鸟嘌呤发生电子转移，导致核酸键结构发生改变。与 MB-P 不同，核黄素光化学法可用于全血、红细胞和血小板的病原体灭活。

（七）分装和汇集

分装是将一袋全血或成分血分隔成满足临床治疗需要的小容量包装。汇集是将多袋血液成分合并成一袋，达到成人临床治疗的最低剂量，有火车串联法和八爪鱼并联法两种汇集血袋的方式。

二、全血制备成分血的策略和主要成分血的特点

（一）全血制备成分血的策略

1. 成分血制备 一袋全血采用不同的制备策略，可以制备出不同种类和数量的成分血。其中关键就是是否制备血小板成分血以及制备方法。如制备血小板成分血，一种策略是白膜法制备浓缩血小板，全血重离心后，形成上层血浆、白膜层和白膜层下 1.5cm 的红细胞，将白膜层及部分血浆挤入转移袋内，将其轻离心后，挤出上层血浆后制成浓缩血小板；另一种策略是利用富含血小板血浆法（platelets rich plasma, PRP），全血轻离心后，红细胞、白细胞下沉，大部分血小板因比重较轻而留在血浆中为 PRP 层，将 PRP 移至转移袋内，再重离心，然后移出上层血浆层，剩余部分即为血小板沉淀，20~24℃静置 1~2 小时，自然解聚悬浮制备浓缩血小板。

2. 成分血再加工 为满足临床需求和预防输血不良反应，需要对以全血为原料制备的红细胞成分血、血小板成分血和血浆成分血以及血细胞分离机采集制备的单采成分血，采用前述血液成分制备技术进行处理，这种以成分血为加工原料的制备，称为成分血再加工。再加工以最大限度降低加工制备对血液成分的损伤为原则。

（二）红细胞成分血

1. 浓缩红细胞（concentrated red blood cells） 采用特定的方法将采集到多联塑料血袋内的全血中的大部分血浆分离出后剩余部分所制成的红细胞成分血。储存温度在 2~6℃。浓缩红细胞 Hct 可达 0.8，黏度高，不适宜直接输注，临床上适用于大量输血时在输注前进行稀释，以降低黏度和 Hct。由于大部分血浆被分离，保存期通常比较短。浓缩红细胞来源于 200ml 全血时，容量约为 120ml ± 12ml，Hb 含量≥20g；来源于 300ml 全血时，容量约为 180ml ± 18ml，Hb 含量≥30g；来源于 400ml 全血时，容量约为 240ml ± 24ml，Hb 含量≥40g。

2. 悬浮红细胞（red blood cells in additive solution） 采用特定的方法将采集到多联塑料血袋内的全血中的大部分血浆分离出后，向剩余物加入红细胞添加液制成的红细胞成分血，储存温度在 2~6℃。悬浮红细胞 Hct 适中（0.50~0.65），黏度低，输注过程较为流畅，是目前临床应用最广泛的一种红细胞成分血，适用于大多数需要输注红细胞提高携氧能力的患者。悬浮红细胞来源于 200ml 全血时，Hb 含量≥20g；来源于 300ml 全血时，Hb 含量≥30g；来源于 400ml 全血时，Hb 含量≥40g。悬浮红细胞经过辐照、滤除白细胞、洗涤、冷冻解冻等再加工处理，可以制备辐照红细胞、去白细胞红细胞（red blood cells leukocytes reduced）、洗涤红细胞、冰冻解冻去甘油红细胞等红细胞成分血。

（三）血小板成分血

1. 浓缩血小板 指采集后置于室温保存和运输的全血于采集后 24 小时（最好 6 小时）内，在室温条件下将血小板分离出，并悬浮于一定量血浆内的成分血。以 400ml 全血制备的浓缩血小板为例，容量约为 50~76ml，血小板含量≥4.0×10^{10} 个，混入红细胞数量≤2.0×10^{9} 个。浓缩血小板如果用血小板专用保存袋，在 20~24℃条件下振荡保存 5 天。

2. 混合浓缩去白细胞血小板 指采用汇集技术，将 2 袋或 2 袋以上的浓缩血小板合并在同一血小板专用血袋内，并滤除白细胞的血小板成分血。

（四）血浆成分血

1. 新鲜冰冻血浆（fresh frozen plasma, FFP） 指采集后储存于冷藏环境中的全血，在 6 小时（保养液为 ACD）或 8 小时（保养液为 CPD 或 CPDA-1）内完成血浆分离并速冻呈固态的成分血。但用于制备浓缩血小板暂存于室温的全血，分离出的血浆经冰冻，不可作为 FFP。FFP 含有全部的凝血因子，包括不稳定凝血因子 V 和 Ⅷ，容量应为标示量 ± 10%，血浆蛋白≥50g/L，凝血因子Ⅷ活性≥0.7IU/ml。

2. 冷沉淀凝血因子（cryoprecipitated antihemophilic factor,Cryo） 采用特定的方法将保存期内的新鲜冰冻血浆置于2～6℃冰箱中过夜融化或在1～6℃水浴装置中融化,分离出大部分血浆,并将剩余的冷不溶物质在1小时内速冻呈固态的成分血。冷沉淀凝血因子富含凝血因子Ⅷ、ⅩⅢ,血管性血友病因子（von Willebrand factor,vWF）,纤维蛋白原和纤维结合蛋白等。我国行业标准规定来自200ml全血分离的冷沉淀凝血因子中,Ⅷ因子≥40IU、纤维蛋白原≥75mg;来自400ml全血分离的冷沉淀凝血因子中,Ⅷ因子≥80IU、纤维蛋白原≥150mg。

第四节 单采成分血

临床用单采成分血主要包括单采血浆、单采红细胞、单采血小板和单采粒细胞。利用各种成分制备技术,可以对上述单采成分血进行再加工制备,如去白细胞单采血小板、单采新鲜冰冻血浆等。

一、成分血单采技术

单采技术采用血细胞分离机,采集特定血液成分,也可应用于治疗性单采或治疗性血液成分置换。单采技术按照工作原理大致分为离心式、膜过滤式和吸附柱式三类。每类单采设备都有配套的一次性耗材,如离心式血细胞分离机配有离心容器。传统的离心式单采技术为单针双程采集,两套二联袋在采血管部位用三通管并联,共用一个采血针。一个单采过程主要包括血液采集,离心分离特定血液成分,收集所需的血液成分,最后回输其他血液成分和生理盐水至体内,完成一个采集循环。循环次数由设定采集参数决定。目前主要采用连续流动离心式的分离机,收集和回输过程同时进行,耗材由分离杯、产品收集袋、转移袋、管路系统等组成一个无菌封闭系统。膜过滤式单采技术和吸附柱式单采技术主要用于临床输血治疗,详见第九章第一节。

二、单采成分血采集

目前,单采成分血采集主要以采集血小板为主,其他单采成分血采集较少用。

（一）单采血小板采集要求

1. 采集1个成人治疗量血小板（≥2.5×10^{11}）,捐献者采前血小板计数在（150～450）×10^9/L,血细胞比容>0.36。当捐献血小板计数≥250×10^9/L,体重>60kg,经综合评估循环血量、血小板压积等因素,可以从单个献血者采集2个成人治疗量的血小板。单采血小板完成后,献血者的血小板仍应≥100×10^9/L。

2. 单采血小板采集过程需要持续1～1.5小时,献血者静脉必须充盈良好。

3. 献血前1天最好多饮水,当日早餐宜清淡饮食,如稀饭、馒头。

4. 献血前1周无服用阿司匹林、吲哚美辛、保泰松、布洛芬、维生素E、双嘧达莫、氨茶碱、青霉素及抗过敏类药物的情况。

5. 单采血小板献血间隔时间不少于2周,一年不超过24次,因特殊配型需要,经医生批准,最短间隔时间不少于1周;单采血小板后与全血献血间隔时间不少于4周;全血献血后与单采血小板献血间隔不少于3个月。

（二）单采血小板相关不良反应处置措施

由于体外循环处理血量较大,用于抗凝的柠檬酸盐抗凝剂用量也会随之增加。因此,应特别注意预防低钙血症的发生,可适量口服钙剂。

三、主要单采成分血的特点

目前我国单采成分血主要是单采血小板,也包括少量单采红细胞。

(一)单采血小板

单采血小板指使用血细胞分离机在全封闭的条件下将符合要求的献血者血液中的血小板自动分离并悬浮于一定量血浆内的单采成分血。单采血小板具有纯度高、血小板含量高、红细胞和白细胞混入量少的特点,故输入患者体内的细胞抗原种类远少于混合浓缩血小板,可减少同种免疫的发生率。保存期 5 天的单采血小板容量约为 250~300ml,血小板含量≥2.5×10^{11}/袋,红细胞混入≤8.0×10^9/袋,白细胞混入≤5.0×10^8/袋。

(二)单采红细胞

采集异体血液供临床输注的情况较少,可用于术前自体输血的准备。多用于治疗遗传性血色病、高铁血红蛋白血症等铁代谢紊乱疾病,真性红细胞增多症、继发性红细胞增多症等红细胞数量增加性疾病,辅助性治疗疟疾、巴贝虫病等感染性疾病。

第五节 血浆制品

血浆制品属于生物制品的范畴,是以健康人血浆或经特异免疫的人血浆为原料,采用生物学工艺、物理、化学的分离纯化技术,经分离、提纯,或由重组 DNA 技术制备的有生物活性的特殊药品。在医疗急救、抢救生命以及某些特定疾病,如感染以及凝血障碍疾病的预防和治疗,血浆制品有着其他药品不可替代的重要作用。双向凝胶电泳和质谱的蛋白质组学已经表明人血浆中存在约 10 000 种不同的人血浆蛋白,但涉及输血医学的重要蛋白种类不多。目前,可以被分离纯化,临床上已用于疾病预防和治疗的血浆制品有 20 余种。根据血浆蛋白质的生物学功能,血浆制品主要分为白蛋白、免疫球蛋白 G(immunoglobulins G,IgG)和免疫球蛋白 M(immunoglobulins M,IgM)、凝血因子和血液凝固抑制剂、补体系统蛋白和蛋白酶抑制剂等。随着分离技术的发展,尤其是离子交换层析与亲和层析的应用,血浆中的少量或微量血浆蛋白成分逐渐被分离出来,并在国际上用于临床治疗,如蛋白 C、抗凝血酶、C1- 酯酶抑制剂等。

一、原料血浆的采集

血浆可以从采集的全血中制备回收,也可通过血浆单采技术采集。由于单采血浆具有较低的抗凝剂与血液比值,其抗凝剂终浓度和稀释倍数均较低,因此单采血浆中凝血因子 V、Ⅷ、Ⅸ和Ⅺ浓度高于自全血制备的血浆中。由于献血浆者重复捐献单采血浆的间隔远远短于全血捐献的间隔,导致其血浆内 IgG 的减少,因此,单采血浆中 IgG 水平会低于全血血浆中 IgG 水平。

(一)原料血浆采集要求

我国 1996 年 12 月发布了《血液制品管理条例》,标志着血液制品管理进入法治化轨道,摒弃了传统手工技术,全面推行机器采血浆。《血液制品管理条例》第十四条、第十五条规定,"单采血浆站必须使用单采血浆机械采集血浆,严禁手工操作采集血浆""必须使用合格的一次性采血浆器材"。而后相继出台了《中华人民共和国献血法》《单采血浆站管理办法》等多部法律法规,规范原料血浆采集。2006 年 4 月,卫生部等九部委下发《关于单采血浆站转制的工作方案》,明确要求由企业设置单采血浆站采集原料血浆。

献血浆要求一般包括献血浆者筛查、血液检测、献血浆者延迟献血浆、隔离检疫期和调查五个环节。《单采血浆站管理办法》规定，每人每次供血浆量最多 580ml（含抗凝剂溶液，以容积比换算质量比不超过 600g），年供血浆量最大为 14.4kg。采血浆间隔期不得短于 14 天，最多 2 次 / 月。

（二）原料血浆的质量要求

欧洲药典（European Pharmacopoeia，EP）规定了用于制备不稳定蛋白的原料血浆需在采集后 24 小时内冰冻保存，并且冷冻速度应该在放入冷冻装置中 12 小时内达到 −25℃。制备稳定蛋白的原料血浆必须在采集后 24 小时内冷冻至 −20℃或更低。在储存和运输期间，血浆温度可以高于 −20℃，但时间不得超过 72 小时。短期内血浆温度高于 −15℃的情况，绝不能超过 1 次，并且温度绝对不能超过 −5℃。

二、血浆制品生产工艺

20 世纪 40 年代 Cohn 在哈佛实验室建立乙醇沉淀法，也称 Cohn 分离工艺。1962 年 Kistler 和 Nitschmann 改良了 Cohn 工艺，使白蛋白产量最大化并减少乙醇用量。20 世纪 90 年代澳大利亚某公司根据 Curling 等人的方法研发了层析分离纯化工艺。

（一）分离工艺

Cohn 分离工艺是在零下温度，通过改变乙醇浓度和低离子强度溶液的 pH，实现血浆蛋白的差异沉淀。该工艺在制备过程中生成各类富含多种血浆蛋白的粗制品 Cohn 组分，每种 Cohn 组分可用于进一步纯化制备血浆蛋白制品。该工艺中的相关术语，如组分 II 等，已是各种血浆衍生物 / 血浆蛋白相关文献约定俗成的术语。工艺流程见图 5-1。

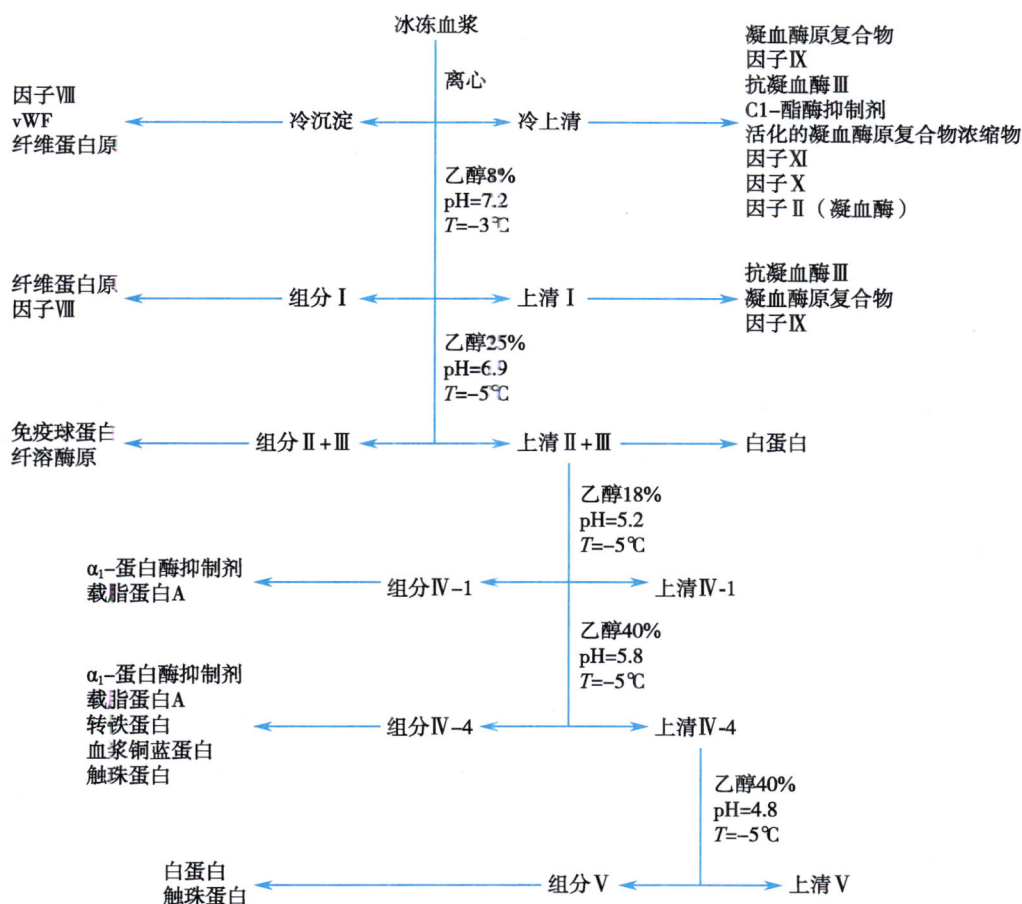

图 5-1 Cohn 分离工艺流程图

（二）纯化工艺

Cohn 分离工艺可以制备出高纯度的白蛋白和免疫球蛋白,但从富集的 Cohn 组分中纯化其他血浆制品则需要其他纯化技术,如层析技术。层析技术纯化蛋白质基于蛋白质在分子量、电荷量、疏水性和对配体的特异性亲和力方面存在差异的原理,通常在填充有直径约 80μm 树脂颗粒的层析柱中进行,并通过特定基团衍生化实现层析分离。主要有分子量排阻、离子交换、疏水作用(hydrophobic interaction, HIC)和亲和层析等不同的层析技术。

（三）病原体灭活

血浆制品病原体灭活和去除方法有低 pH 孵育、巴氏消毒法、S/D 化学法、辛酸处理和纳米过滤等。

血浆蛋白纯化工艺的各个步骤中,其实也同时具有将病毒从目标蛋白质中分离的作用。例如 Cohn 工艺中,免疫球蛋白和白蛋白的制备过程中,沉淀组分Ⅲ、Ⅰ/Ⅲ、Ⅰ/Ⅱ/Ⅲ和Ⅳ-1/Ⅳ-4 过程就具备除去病毒作用。从血液安全角度,也要求纯化工艺至少应该具有两种特定互补的病毒去除工艺,以有效地除去有囊膜和无囊膜病毒。

巴氏消毒法是在 60℃作用 10 小时杀灭病毒。白蛋白制备工艺从最初起就含有此步骤,这也是白蛋白产品很少发生病毒传播的原因。

病毒过滤是通过过滤器的孔径大小来限制病毒颗粒的通过。孔径为 15nm 或 20nm 的过滤器可以去除小型无囊膜病毒,如细小病毒 B19 和甲型肝炎病毒。但分子量为 150kDa 的免疫球蛋白、340kDa 的纤维蛋白原和因子Ⅷ-vWF 复合物可以轻易滤过。孔径 35nm,可有效去除如 HBV、HCV 和 HIV 等较大的囊膜病毒。较大蛋白质也能通过。vWF 分子量为 500kDa,但以分子量为 20 000kDa 的一系列多聚体形式存在。因此,过滤前需要在特定条件解离复合物,过滤后诱导再聚合。

三、主要血制品种类和特点

本章主要介绍血液制品种类、制备方法和特点,每种血液制品的功能将在第七章中介绍。

（一）人血白蛋白（human albumin）

人血白蛋白(human albumin)是由健康人血浆,经低温乙醇蛋白分离法或经批准的其他方法分离纯化,并经病毒去除或灭活后制成。

人血白蛋白制品是无菌无色的蛋白胶体溶液,pH 为中性,它的钠离子含量与血浆相同或略低,但钾离子含量较低,不含防腐剂。纯度至少为 95%,聚合体的总含量不应超过 10%;层析制备的白蛋白 403nm 处吸光度测定的血红素,其含量不应超过 0.15AU(《欧洲药典》)。前激肽释放酶激活剂(prekallikrein activator, PKA),也称为因子Ⅻa 或 Hageman 因子片段,会导致临床低血压反应,活性不应超过 35IU/ml(《欧洲药典》)。

（二）人免疫球蛋白

作为血浆制品生产和应用的免疫球蛋白主要是免疫球蛋白 G(immunoglobulin G, IgG),其含有 4 种 IgG 亚型,即 IgG1、IgG2、IgG3 和 IgG4 成分。Oncley 建立从 Cohn 组分Ⅱ+Ⅲ中纯化制备 Ig 的方法。将溶液调节至 17% 乙醇、pH 5.2、-6℃的条件,产生 IgM 沉淀和组分Ⅲ,而 IgG 保留在组分Ⅲ上清中。在 25% 乙醇、pH 7.4、-5℃的条件下,IgG 作为组分Ⅱ被沉淀回收。20 世纪 90 年代中期,新的 Ig 制备工艺提高了终产品中蛋白浓度和生产效率。

1. 根据免疫球蛋白产生原理分为两种类型

（1）普通免疫球蛋白制品:是以一般人群(通常已经过多种抗原自然免疫)中献血浆者的混合血浆为原料制备而成。

（2）超免疫或特异性人免疫球蛋白(hyperimmune immunoglobulin)制品:预先用相应的抗原免疫或超免疫健康人后,再筛选含有大量特异性抗体的献血浆者,经单采血浆技术采集获得含高效价特异性抗体的血浆，使用 Cohn 法或层析法提纯制备而成。由于比普通免疫球蛋白的特异性抗体含量高，对于某些疾病的治疗要优于普通免疫球蛋白。常见的有乙型肝炎人免疫球蛋白（hepatitis B immunoglobulin，HBIG）、狂犬病人免疫球蛋白（rabies immunoglobulin，RIG）、破伤风人免疫球蛋白（tetanus immunoglobulin，TIG）、水痘-带状疱疹人免疫球蛋白（varicella-zoster immunoglobulin，V-ZIG）、巨细胞病毒人免疫球蛋白（cytomegalo virus immunoglobulin，CMVIG）和 Rh（D）人免疫球蛋白等。

2. 根据 Ig 给药方式分为三种类型

（1）静脉注射免疫球蛋白（intravenous immunoglobulin，IVIG）：1962 年 Barandum 和 Isliker 在 pH 4.0 条件下，用胃蛋白酶进行温和蛋白水解而成功地灭活抗补体多聚体。目前，IVIG 是采用胃蛋白酶消化、化学修饰、离子交换层析等处理，制备适宜静脉输注的 Ig。IVIG 应无菌且不含致热原和内毒素。多为冻干粉剂，可配制成 5% 或 10% 溶液使用。液体制剂应为透明或轻微乳白色、无色或浅黄色，pH 为 4.0～7.4。渗透压摩尔浓度必须高于 240mOsmol/kg。蛋白浓度应不低于 30g/L，纯度应高于 95%，多聚体含量不得超过总蛋白的 3%。多聚体含量是一个重要的质量参数，其可导致补体系统活化产生抗补体活性，引起严重不良反应。

（2）肌内注射免疫球蛋白（intramuscular immunoglobulin，IMIG）：也称丙种（γ）球蛋白或正常人免疫球蛋白，由上千人份混合血浆中提纯制得，主要含有 IgG，而 IgA 和 IgM 含量甚微。含有抗病毒、抗细菌和抗毒素的抗体。仅用于肌内注射，禁止静脉注射。

（3）皮下注射免疫球蛋白（subcutaneous immunoglobulin，SCIG）：20 世纪 70 年代末期，SCIG 的小型便携泵被用来替代 IMIG。相比 IVIG，SCIG 不需要静脉通道；SCIG 会相对缓慢地吸收进入血管内，输注 IVIG 通常需要训练有素的专业人员，快速输注会导致全身副反应；SCIG 使用的实际剂量比静脉途径要少，所以一般是每周或更频繁给药。使用 SCIG 后，血管内 IgG 浓度稳步提高，输注结束后 36～72 小时达到顶峰。但 SCIG 的生物利用度是 IVIG 的三分之二。

（三）人凝血因子、凝血因子抑制剂

主要凝血因子类制品如下。

1. 纤维蛋白原（fibrinogen，Fg）浓缩剂 Fg 即凝血因子 I，是由混合血浆经过纯化、病毒灭活、巴氏消毒法处理的冻干制剂。正常人血浆中纤维蛋白原含量约为 2～4g/L。机体维持有效止血的纤维蛋白原水平应 ≥0.5g/L，降到临界水平之下（<1g/L），出现稀释性凝血障碍。因此，需要进行大手术或机体发生严重创伤或大出血时 Fg 应保持 ≥1.0g/L。

2. 凝血因子 VIII 浓缩剂（coagulation factor VIII concentrate） 又称抗血友病球蛋白制剂（antihemophilic globulin，AHG），用 2 000～30 000 个献血浆者的混合新鲜冰冻血浆，通过物理或化学的方法从冷沉淀凝血因子分离、提纯获得浓缩凝血因子 VIII（FVIII），再经冻干制成血浆制品。与冷沉淀凝血因子相比，FVIII 浓缩剂活性高，储存、输注方便，过敏反应少，使用前需加注射用水或生理盐水进行稀释。近年来基因重组 FVIII 制品也开始应用于临床。

3. 凝血酶原复合物浓缩剂（prothrombin complex concentrate，PCC） 通过物理或化学的方法，从去除 FVIII 的千人份混合血浆或 Cohn 组分 I 上清中吸附上述各种凝血因子制备而成的混合冻干制品。含有依赖维生素 K 的凝血因子 II、VII、IX、X 及少量的内源性抗凝蛋白 C 和 S。PCC 主要适用于先天性或获得性凝血因子 II、VII、IX、X 缺乏症，包括血友病 B、肝病、维生素 K 缺乏症、弥散性血管内凝血（disseminated intravascular coagulation，DIC）等的治疗。

4. 凝血因子 IX 浓缩剂（coagulation factor IX concentrate，FIX） 利用抗体，从 PCC 中提纯的制剂，其产品特点是富含 FIX，且 FIX 活性较 PCC 高 50～100 倍，不含或含有极少量的依赖维生素 K 的凝血因子，提升 FIX 水平的速度快，半衰期长，诱发血栓风险低。FIX 浓缩

剂输注后弥散半衰期为 5 小时，代谢半衰期为 20～30 小时，故在第 1 次输注后的 3～4 小时必须进行第 2 次输注，随后输注量为每 24 小时 1 次。血栓性疾病和栓塞高危患者等禁用，存在 FⅨ抗体的患者也应慎用。

5. 抗凝血酶浓缩剂（antithrombin concentrate） 是肝脏合成的糖蛋白，可抑制凝血酶及 FⅨa、FⅩa、FⅪa、FⅫa 等的活性，与肝素结合会显著增强抗凝血酶浓缩剂的抑制作用。血浆中约有 75% 的抗凝活性来源于抗凝血酶浓缩剂。血浆中正常的抗凝血酶浓缩剂活性水平为 0.8～1.2IU/ml（为正常人平均血浆水平的 80%～120%），当血浆中抗凝血酶浓缩剂水平低于 60% 就会有血栓形成倾向。

6. 纤维蛋白胶（fibrin sealant，FS） 又称纤维蛋白黏合剂，是从混合人血浆中分离制备的具有止血作用的外用制剂，由人纤维蛋白原与凝血酶组成。作为人源性产品，无组织毒性，能在几秒到几分钟内黏合，促进血管生长和形成，并具有生物降解吸收等优点，广泛应用于外科创面止血。

本章小结

    本章按照原料血捐献者招募、要求、管理，血液采集、血液制品制备技术、血液制品保存，以及供应临床的成分血和血浆制品的主要种类和特点为主线，重点介绍了在遵循科学和伦理原则的前提下，将献血人群精准分为初次登记献血者、初次献血者、定期献血者、回归献血者、暂停献血者、终止献血者等不同种类献血者的基础上，实现献血者招募保留，确保持续稳定的血液供应。

    血液制品的采集和制备需要借助传统型血袋、专用保存袋以及像白细胞过滤器等各类器材才能完成。配合全血保养液、添加液、冷冻保护剂等血液保存介质，才能有效保存各种成分血。其中的组分要起到抗凝、阻止溶血、提供营养等作用，以维持血液成分的活性和功能。尽可能降低储存损伤对成分血输注疗效影响和不良反应的发生。红细胞和血小板只有经过体外体内质量评价，才能用于临床。

    应用离心分离、洗涤、冷冻、过滤、辐照、分装汇集以及病原体灭活等血液成分制备技术，可以制备具有不同特点的悬浮红细胞、去白细胞红细胞、浓缩血小板和新鲜冰冻血浆等临床上常用的成分血，满足临床患者治疗的需要。单采技术利用血离心式细胞分离机的工作原理，实现了采集高剂量单人份的单采血液成分，成为供应成分血的不可缺少的途径。

    血浆制品是采用生物学工艺、物理或化学的分离纯化技术，制备用于疾病预防和治疗的血液产品。其中白蛋白、Ig、凝血因子和蛋白酶抑制剂等已广泛应用于临床。

（邱 艳）

第六章 临床输血程序

通过本章学习,你将能够回答下列问题:

1. 临床输血全过程包括哪些?
2. 如何进行输血前指征评估?
3. 输血治疗知情同意告知内容有哪些?
4. 输血相容性检测标本采集的注意事项有哪些?
5. 对于不同类型成分血,输血相容性检测要求有何不同?
6. 输血前应核对哪些内容?
7. 如何进行输血过程监护?
8. 输血病程记录包括哪些?

医疗机构临床输血全过程包括输血前指征评估、输血申请与审核、输血相容性检测、血液储存与发放、输注过程监护、输血反应处理及输血后疗效评价等。临床输血程序是否合理和高效,关系到患者的输血安全,因此必须建立覆盖临床输血全过程的管理程序。应对参与输血的全体医务人员实施培训,确保其能胜任输血工作,能及时发现、报告和处理疑似输血反应;早期识别输血反应、及时停止输血并进一步评估是成功处理输血反应、获得良好结局的关键。定期开展临床输血过程各个环节的审核,发现不符合项,分析原因并实施纠正措施,持续改进,以确保临床输血安全、合理、有效。

医疗机构临床输血必须实施信息化管理,临床输血信息系统的基本功能包括血液库存管理、输血实验室管理、临床用血管理、输血综合管理、信息和系统安全管理等,使临床输血工作的各个环节得到管理控制,具有可追溯性。

第一节　临床输血决策

临床医师应遵循医学伦理学的基本准则。临床用血应依据不可替代、最小剂量、个体化输注、安全、合理和有效的原则;紧急用血时应遵循生命权第一原则;输血指征不明确时以不输血为首选;有输血适应证时以达到治疗效果的最小剂量为首选。临床医师还应履行输血前知情同意告知义务。

临床医师在决定为患者实施异体输血治疗前,除临床表现外,还应综合考虑以下几个方面:①输血治疗的时限要求,是否为紧急抢救输血;②输血是否为唯一可选择的治疗措施,是否有其他有效方法替代异体输血;③输血治疗的风险有哪些,能否避免或减少到最小,是否利大于弊;④选择何种成分血、剂量多少;⑤患者及其家属是否完全知晓医疗决定,了解输血的益处和风险,是否同意输血等。

一、输血前指征评估

临床医师在输血前应对患者进行输血适应证的综合性评估,至少包括患者的一般健康状况、临床表现、既往史、失血情况与代偿功能、实验检测结果、输血风险等，即输血前指征评估。通常包括三个方面。①临床评估：主要基于患者病情如年龄、临床症状与体征等，判断是否存在失代偿风险。②实验检测结果评估：主要基于血红蛋白浓度（Hb）、血细胞比容（Hct）、血小板计数（PLT）、凝血酶原时间（PT）、活化部分凝血活酶时间（APTT）、凝血酶时间（TT）、纤维蛋白原（Fg）与血栓弹力图等检测，进一步确认是否存在失代偿风险。因此，医师根据患者临床病情和实验检测两方面评估以明确输血治疗的不可替代性，确认输血适应证，应尽可能避免无指征输血。③输血风险评估：评估患者既往输血史、输血反应史，识别有输血相关循环超负荷（transfusion-associated circulatory overload，TACO）危险因素如心力衰竭、肾功能不全、低白蛋白血症和容量超负荷等的患者，明确是否需要申请特殊成分血以及是否需要预防性用药等。

1. 红细胞输注前评估 红细胞输注（red blood cell transfusion）适用于改善慢性贫血或急性失血导致的缺氧症状，提高机体携氧能力。红细胞输血决策应同时结合患者的年龄、临床症状、Hb 水平、心肺功能、基础疾病对于机体代偿能力的影响、组织供氧与氧耗等因素综合考虑，不应将 Hb 水平作为输注红细胞的唯一判断依据。慢性贫血应以贫血病因和患者耐受贫血的状况为指导，来决定是否需要输注红细胞，如对于代偿能力良好的缺铁性贫血患者，可通过补充铁剂以纠正贫血；而当贫血患者出现心绞痛、呼吸困难和静息状态下心动过速等症状或体征时，可考虑输注红细胞。活动性出血患者则由临床医师根据出血情况、代偿情况、供氧情况及止血效果决定是否输注红细胞。

常规红细胞输注按照 ABO 和 RhD 同型且交叉配血相合的原则进行，输注剂量取决于失血量、失血速度和组织缺氧情况等因素。另外，对血浆蛋白有过敏性输血反应史的贫血患者可申请输注洗涤红细胞。

2. 血小板输注前评估 血小板输注（platelet transfusion）主要用于预防或治疗因血小板数量减少或功能异常而引起的出血或出血倾向，分为治疗性血小板输注和预防性血小板输注。血小板输注前评估以血小板计数和临床出血症状或出血倾向为主，必要时还可进行血小板功能评价，如血小板聚集功能、血栓弹力图等。目前临床上绝大多数为预防性血小板输注，但不可滥用。一旦患者出现 PTR 的情况，排除了感染、发热、出血等非免疫因素后或证实体内存在 HPA、HLA 抗体，可申请配型血小板输注。

3. 血浆和冷沉淀凝血因子输注前评估 血浆输注与冷沉淀凝血因子输注前评估类似，主要涉及凝血检测和临床出血症状或出血倾向两方面。前者包括常规凝血功能筛查（如 APTT、PT、TT 和 Fg 等）和血栓弹力图等，后者则可根据 WHO 出血分级标准进行初步判断。输注血浆主要用于补充多种凝血因子，纠正凝血功能，适用于凝血功能障碍所致的出血、大面积烧伤和创伤以及治疗性血浆置换等。若因单一凝血因子缺乏引起出血或有出血倾向时，首选输注相应凝血因子浓缩制剂。输注冷沉淀凝血因子主要用于补充凝血因子 FⅧ、FⅩⅢ、vWF，Fg 和纤维结合蛋白，适用于血友病 A、凝血因子 FⅩⅢ缺乏症、血管性血友病、纤维蛋白原缺乏 / 功能缺陷等引起的出血等情况，用于在无法得到相应单一浓缩制剂时的治疗、大量输血以及 DIC 等。

二、输血知情同意

临床医师在输血前，应向患者或其近亲属充分告知输血的必要性、风险和利弊以及可选择的其他办法，告知内容包括：患者基本情况、输血前实验检测结果、输血目的、输血方式的选择、输注成分血的类型、输血次数、发生输血反应和经血传播疾病的风险、异体输血可能的副作用、自体输血的利弊及输血过程中的可能风险及发生上述风险时采取的积极应对措施等，并宣传无偿献血知识等。征得患者或受委托人同意，签署输血治疗知情同意书并归入病历。无家属签字的无自主意识患者的紧急输血,应以患者最大利益原则决定输血治疗方案,并立即报告医疗职能部门或主管领导批准后实施,备案并记入病历。

三、输血申请和审核

1. 输血申请 临床输血申请单应由临床医师逐项填写,经上级医师核准签字,同受血者血标本一起于预定输血日期前送交输血科备血。填写内容至少包括:受血者姓名、性别、年龄、住院号、科室、妊娠史、移植史、特殊用药史、输血史、临床诊断、ABO 血型、RhD 血型、输血目的、申请血液成分种类、申请血液成分量、预定输血时间和相关检测指标(包括 Hb、Hct、PLT、ALT、HBsAg、Anti-HCV、Anti-HIV1/2、梅毒抗体等)、申请医师签字、上级医师审核签字与申请日期等。

临床输血申请实行分级审核与报批管理。申请用血医师必须具有中级以上专业技术职称任职资格。除紧急用血外,同一患者一天申请备血量少于 800ml,由主治以上医师提出申请,经上级医师核准签发,方可备血;同一患者一天申请备血量 800~1 600ml,由主治以上医师提出申请,经上级医师审核,科室主任核准签发后,方可备血;同一患者一天申请备血量达到或超过 1 600ml,由主治以上医师提出申请,经科室主任核准签发后,报医务部门批准,方可备血。

2. 输血申请单的审核 输血科应对输血申请单进行审核,包括受血者个人信息、血型、临床诊断、输血指征、输血目的等。如果发现属于不合理输血或有其他疑问时,应及时与临床联系。

第二节 输血相容性检测与血液选择

临床输血安全中至关重要的一环就是给正确的受血者输注正确的血液成分。医务人员对于所有申请输血的患者必须有两种及以上方式的身份识别,确认正确的受血者;还必须审核患者输血相容性检测记录。若有可能,应将其当前血型检测结果与既往结果进行比较,若有任何不一致,必须明确解决后才能选择血液。

一、标本采集

正确采集合格的标本是确保输血相容性检测结果准确性的前提条件。应对标本采集前的准备,标本标识,抗凝剂的选择和使用,标本采集、登记和保存过程实施有效质量控制,确保标本质量。采集血液标本前,应注意避免影响血液标本质量的因素,包括:①患者的不良生理状态;②药物如肝素可干扰凝聚胺法的输血相容性检测,某些药物可使患者体内产生药物性抗体而影响意外抗体筛查和交叉配血试验;③饮食如高脂饮食,可能导致标本严重乳糜而影响结果判读等。

采集血标本还应注意以下问题。

(1)核对:严格执行核对制度,并对患者进行两种及以上方式的身份识别,核对患者姓名、性别、年龄、住院号与床号等,正确无误后方可采集血样。采血完成后需再次核对患者信息与标本信息是否一致。ABO 血型系统不相容性错误输血最常见的原因是受血者身份识别错误和/或输血相容性检测标本标识错误,这些错误导致标本管内的血液不是来自标本标签所标示的患者,即标本管内血液错误(wrong blood in tube,WBIT)。应用电子识别系统,以机读信息方式进行患者身份识别、标本标识核对等,可显著降低 WBIT 风险。

(2)标本类型:用于输血相容性检测的血标本应使用 EDTA 抗凝血标本或非抗凝血清

标本，自动化检测宜使用 EDTA 抗凝血标本，手工检测可使用 EDTA 抗凝血标本或者非抗凝血清标本。使用血清标本时应注意：①当血液凝固不完全时纤维蛋白原析出可能导致假阳性反应；②血清样本中含有补体，当检测补体结合型抗体时可出现溶血结果，提示阳性反应；③对于某些与补体结合的较弱抗体，血清标本检出率优于 EDTA 抗凝血标本；④调查疑似溶血性输血反应时，由于不同抗体在血浆和血清中的检出率不同，应同时采集血浆和血清标本进行血型血清学检测。

（3）标本要求：用于输血相容性检测的血标本，应能够准确反映受血者当前的免疫学状态，防止血标本稀释和／或溶血。血标本应直接从静脉中采集，不得从输液管或输液侧静脉中抽取。受血者交叉配血标本应在输血前 3 天内采集，且与血型鉴定标本分别于不同时间点采集（急救除外）。多次或需要长期输血的患者每次申请输红细胞时必须重新采集血标本进行交叉配血，避免漏检意外抗体。

（4）不合格标本：缺乏标识、标识不具唯一性、标本容器破损、采样管错误、严重溶血、严重乳糜血、标本送达时超过规定时限且没有采取适当措施、标本量不足以完成必需的检验等，均属于不合格标本，必须重新采集并核对。

（5）让步标本：对于部分无法替代或稀缺标本，即使经认定为不合格，经临床沟通仍然需要继续检测的标本。如生命垂危的患者需要紧急抢救输血时，其标本存在脂血或溶血时，其 ABO 正、反定型一致时，可使用此标本进行交叉配血。

输血科接收输血相容性检测标本时，必须确认标本标识信息与输血申请单信息一致，若发现患者身份或标本标识有任何疑问，必须重新采集血标本。

二、输血相容性检测要求

输血相容性检测（transfusion compatibility testing）是以用血为目的，通过 ABO 和 RhD 血型鉴定、意外抗体筛查与交叉配血等相关检测，并依据检测结果对患者和献血者血液进行分析，判断是否适合输血的过程。输血相容性检测的目的在于准确选择与受血者血型相容的各种血液成分，使之能在其体内有效存活，达到相容性输血。输血相容性检测涉及的仪器设备、试验方法、操作人员、试剂耗材、质控品、标准操作规程与实验室环境等均应进行有效质量控制，以达到预期的质量要求，保证临床输血安全、及时和有效，最大程度地减少输血风险。

（一）输血相容性检测项目组合

患者输血前，临床医师应开具输血相容性检测的医嘱，其检测项目随输注成分血类型不同而有不同的组合。

1. 红细胞输注前检测 ①患者 ABO 正、反定型，RhD 血型鉴定，红细胞意外抗体筛查；②献血者 ABO 血型正、反定型复核，RhD 阴性的献血者红细胞成分应进行 RhD 血型复核；③主、次侧交叉配血试验。对于意外抗体筛查阴性受血者，首选 ABO 和 RhD 同型且交叉配血相合的红细胞输注；对于意外抗体筛查阳性受血者，应进一步做意外抗体鉴定试验以确定其特异性，选择无相应抗原的、交叉配血相合的红细胞输注。

2. 血浆、血小板和冷沉淀凝血因子输注前检测 ①患者 ABO 正、反定型和 RhD 血型；②必要时加做血小板抗体筛查或血小板交叉配血试验。首选 ABO 和 RhD 同型的血浆、血小板和冷沉淀凝血因子输注。若反复多次输注血小板的患者已发生 PTR，可进行血小板抗体筛查与鉴定以及血小板交叉配血试验，选择 HLA、HPA 相合的血小板输注。

（二）血型检测

输注红细胞、血小板、血浆等成分血均应进行 ABO、RhD 血型同型相容性检测。预期输血的患者应进行 ABO 和 RhD 血型鉴定；输血前受血者应再次进行 ABO 正、反定型和

RhD 血型复核。患者既往或当前血液中检出具有临床意义的红细胞意外抗体,应选择相应抗原阴性的红细胞进行交叉配血,因此需要进行 Rh 表型鉴定和/或其他血型抗原鉴定。

1. ABO、RhD 血型鉴定 ABO 血型鉴定(ABO typing)通过正定型和反定型检测患者/献血者 ABO 抗原和抗体,准确鉴定 ABO 血型,是保证 ABO 相容性的前提。因某些生理和疾病因素可导致 ABO 正、反定型不一致,故 ABO 血型鉴定必须做正、反定型。若 ABO 血型鉴定错误而输入不相容的血液时,可能导致受血者发生急性血管内溶血、肾功能衰竭甚至死亡。

输血前必须准确鉴定献血者与受血者的 RhD 血型,以便选择 RhD 同型血液输注。D 变异型个体作为献血者按照 RhD 阳性对待,其血液给 RhD 阳性受血者输注;作为受血者按照 RhD 阴性对待,首选输注 RhD 阴性血液。

2. Rh 表型鉴定 Rh 表型(Rh phenotype)通常指的是红细胞上 Rh 系统的 D、C、E、c 和 e 五种抗原表达的组合情况;有 18 种可能的 Rh 表型,对应 36 种可能的基因型。通常应用抗 D、抗 C、抗 E、抗 c 和抗 e 五种抗血清检测,以鉴定 Rh 表型。我国汉族人群中超过 1% 的 Rh 表型主要包括 CCDee、CcDEe、CcDee 和 ccDEE 等。据文献报道,Rh 系统的意外抗体位居前列,其中以抗 E、抗 c 为多见。有 Rh 系统意外抗体的患者需要输血时应准确鉴定受血者和献血者的 Rh 表型,选择无相应 Rh 抗原且交叉配血相合的红细胞输注。目前对于长期依赖输血的慢性贫血如地中海贫血、镰状细胞贫血等患者,提倡 Rh 表型匹配红细胞输注。

3. 其他血型抗原鉴定 除 Rh 系统的意外抗体外,尚有其他具有临床意义的意外抗体,包括抗 M、抗 Fy^a 和抗 Jk^a 等。结合中国人群意外抗体分布特点,应重点关注 Rh、MNS、Duffy 及 Kidd 等血型系统的抗原,同时还应结合抗原刺激机体产生抗体的频率大小,可适当增加受血者与献血者除 ABO 和 RhD 外的其他血型抗原检测,即扩大红细胞抗原谱匹配输血,实现多种血型的同型输注,可进一步减少意外抗体产生的频率,预防同种免疫所带来的输血风险。

(三)抗体筛查

1. 红细胞意外抗体筛查 输血前应对受血者进行红细胞意外抗体筛查,尤其是对于交叉配血不合、有输血史或妊娠史、短期内需要接受多次输血患者,以检出其体内具有临床意义的意外抗体。用于意外抗体筛查的试剂红细胞组合(要求每个抗原有足够的阳性和阴性细胞)应能检出大部分具有临床意义的红细胞意外抗体,对于存在剂量效应的抗原(特别是 Rh 系统),所用的筛查红细胞最好是纯合子,以便检出较弱的意外抗体。

(1)影响意外抗体检出的因素:包括意外抗体产生的时间、浓度水平、持续时间以及所用检测方法的灵敏度等。一些意外抗体的检出与反应介质直接相关,可灵活应用盐水介质法、酶法、抗球蛋白试验及柱凝集法等各种技术,结合吸收、放散等血型血清学检测技术,对抗体的特异性综合分析。患者的年龄、性别、种族、疾病诊断、输血史、妊娠史和治疗史等可为意外抗体鉴定提供有价值的线索。

(2)意外抗体筛查试验阴性:意外抗体筛查试验阴性不代表受血者体内无意外抗体,只是提示缺乏与筛查红细胞起反应的抗体,也可能存在低效价、低亲和力以及针对低频血型抗原的抗体。此外,有些曾经产生的意外抗体可随着时间减弱,从而出现意外抗体筛查结果由阳性转变为阴性的情况,然而患者一旦输注了含有该抗体所对应抗原阳性的红细胞,则可能引起回忆反应,迅速产生抗体,从而引发溶血性输血反应。

(3)意外抗体筛查试验阳性:红细胞意外抗体筛查试验阳性者宜进行意外抗体鉴定,应对该抗体的性质、类型以及特异性做进一步确认,以明确抗体的特异性及临床意义,其目的就是确保选择相应抗原阴性的红细胞。

2. 血小板抗体筛查 随着输血次数或妊娠次数的增加,血小板抗体产生的概率增加。

反复多次输注血小板的患者产生血小板抗体的频率比输注红细胞产生同种抗体的频率高几十倍。血小板抗体可导致 PTR、PTP 以及 FNAIT。患者在输注血小板前宜进行血小板抗体筛查。

（四）交叉配血

1. 红细胞交叉配血试验 用于判定受血者与献血者的红细胞是否相合，包括主侧配血和次侧配血。当红细胞交叉配血结果主侧、次侧均无凝集且无溶血，提示两者血液相合，献血者红细胞可以输注给受血者。血清中如含有溶血性抗体及补体，则交叉配血结果呈现溶血，应视为阳性。若输入患者体内的血液制剂中含有血浆，则需要考虑献血者血浆中有无针对患者红细胞抗原的抗体。

红细胞输血前应进行交叉配血，应选用适宜的检测方法以确保受血者与献血者血液的相容性。除盐水介质法外，必须涵盖至少一种能检出 IgG 抗体的交叉配血方法。悬浮红细胞、去白细胞悬浮红细胞、浓缩红细胞、去白细胞浓缩红细胞、全血和去白细胞全血，以及相应的辐照血液成分在输血前应同时进行主侧和次侧交叉配血；洗涤红细胞、冰冻解冻去甘油红细胞只需进行主侧交叉配血。因粒细胞和手工制备浓缩血小板中含有较多红细胞，故输注前应进行交叉配血试验。

2. 血小板交叉配血试验 指献血者血小板和患者血清反应，根据反应结果选择交叉配血试验阴性血小板进行输注，使供、受者血小板血型相容，献血者血小板在受血者体内不被破坏。理想的血小板交叉配血试验结果应包括 HLA 型和 HPA 型均能相容，才能达到有效的血小板输注治疗目的。

三、献血者血液选择策略

献血者血液应根据输血相容性检测结果和血液外观检查选择，结合受血者 ABO、RhD 和其他血型抗原以及输血治疗的时限要求等综合考虑。

（一）常规的血液选择策略

常规输血优先选择与患者 ABO 和 RhD 同型的成分血，输注含有红细胞的血液制剂还要求交叉配血相合。全血和成分血的相容性要求见表 6-1。

表 6-1 献血者血液选择的相容性要求

献血者血液	相容性要求
红细胞	必须做交叉配血；必须与受血者血浆相容；首选与受血者 ABO 和 RhD 同型
血小板	单采血小板不需要做交叉配血、手工制备浓缩血小板必须做交叉配血；首选与受血者 ABO 和 RhD 同型；次选与受血者红细胞相容
血浆和冷沉淀凝血因子	不需要做交叉配血；首选与受血者 ABO 同型；必须与受血者红细胞相容
粒细胞	必须做交叉配血；首选与受血者 ABO 和 RhD 同型；必须与受血者血浆相容
全血	必须做交叉配血；必须与受血者 ABO 同型；含低效价 ABO 血型抗体的 O 型全血可用于 ABO 血型未知患者的紧急抢救

（二）特殊情况下的血液选择策略

异体输血首选 ABO 和 RhD 同型输血，次选相容性输血。医疗机构应制定相容性输血的制度与流程。红细胞相容性输注，原则上仅用于受者为 RhD 阴性、非同型 HSCT、稀有血型和存在特殊抗体时，或者因抢救生命垂危患者需要输血但无同型血时。以下为一些特殊情况下的血液选择策略。

1. 血型未知患者的紧急抢救输血 对于血型未知患者的紧急抢救输血时，临床医师必须充分权衡两种输血决策的利弊,一种是立即输注未经交叉配血或部分相容的血液,另一种是推迟输血直到完成输血相容性检测或找到完全相容的血液。因此只有当输入的血液发生不相容的风险低于患者缺氧风险,才考虑输血。若患者血型未知而病情需要立即输血抢救,且必须在输血相容性检测完成前发出血液,病历中应详细记录紧急输血原因并充分履行告知义务,可发放未经交叉配血的 O 型红细胞或低效价抗体的 O 型全血;对于有生育潜力的女性患者,优先选择 O 型 RhD 阴性红细胞;对于其他患者,可选择 O 型 RhD 阳性红细胞。输血科应同步开始并尽快完成输血相容性检测,一旦发现已发出的血液与患者不相容应立即通知临床。

2. ABO 同型血液无法满足需求时的血液选择 无法及时获取与患者 ABO 同型的成分血,或紧急抢救而 ABO 同型血液库存不足时,可选择 ABO 不同型相容性血液输注(表 6-2)。

表 6-2 ABC 血型相容性输血

受血者 ABO 血型	献血者 ABO 血型			
	红细胞		血浆、单采血小板和冷沉淀凝血因子	
	首选(ABO 同型)	次选(ABO 不同型而相容)	首选(ABO 同型)	次选(ABO 不同型而相容)
A	A	O	A	AB
B	B	O	B	AB
O	O	无	O	A、B、AB
AB	AB	A 或 B 或 O	AB	无

3. ABO 正、反定型不符时的血液选择 ABO 正、反定型不一致如亚型、近期有输血史、ABO 血型不合 HSCT 病史等,应行进一步的血型血清学检测并结合病史,确定 ABO 血型后选择 ABO 同型、交叉配血相合的血液进行输血。ABO 血型不合 HSCT 输血参见第八章第四节"造血干细胞移植患者输血"。

对于紧急抢救需立即输血,患者 ABO 正、反定型不符而无法确认 ABO 血型时,可选择 O 型、交叉配血主侧相合的红细胞输注;若需要输注血小板、血浆、冷沉淀凝血因子则可选择 AB 型。

4. 意外抗体筛查阳性时的血液选择 红细胞意外抗体筛查阳性患者输注血小板、血浆、冷沉淀凝血因子通常只需要选择 ABO 和 RhD 同型的血液,输注红细胞的选择策略如下。

(1)意外抗体筛查阳性的非紧急输血:先做意外抗体鉴定,明确抗体特异性后,对献血者进行相应的血型抗原测定,选择相应抗原阴性且交叉配血相合的红细胞。

(2)意外抗体筛查阳性的紧急输血:紧急情况下,可根据意外抗体筛查反应结果,与若干袋 ABO 和 RhD 同型(或相容)红细胞进行"盲配",选择盐水介质和凝聚胺介质(或抗人球蛋白介质)交叉配血相合的红细胞,供临床抢救使用,如有时间,其他试验同步补充完成。

(3)当前或既往血液中检出具有临床意义的红细胞意外抗体:应选择对应抗原阴性且交叉配血相合的红细胞。

(4)意外抗体鉴定特异性不明

1)仅与谱细胞中 1~2 个反应,可能为针对低频血型抗原的抗体,可选择交叉配血相合的血液。

2)与试剂红细胞和随机献血者红细胞均反应,则可能为自身抗体或针对高频血型抗原的抗体(可通过自身对照的结果进行区分),非必要不输血,必须输血时可选择与受血者 ABO 和 RhD 同型(或相容)且其他主要血型抗原(如 C、E、c、e、Jk^a、Jk^b、Fy^a、Fy^b、M、N、S、s 等)

尽可能匹配的红细胞输注,在输血前可行血浆置换或免疫抑制治疗,以降低溶血反应的风险和严重程度。

5. 交叉配血不合时的血液选择 排除患者身份识别错误和标本标识错误,献血者与受血者的 ABO 和 RhD 均同型而交叉配血不合时的处理原则如下。

(1)主侧交叉配血不合:应首先考虑受血者意外抗体筛查结果,若为阳性应进行意外抗体鉴定,选择相应抗原阴性、交叉配血相合的红细胞输注;若受血者意外抗体筛查为阴性时则考虑献血者红细胞致敏、受血者体内存在针对低频血型抗原的抗体等情况,可重新选择其他 ABO 和 RhD 同型献血者血液再次进行交叉配血试验,选择交叉配血相合的红细胞输注。

(2)次侧交叉配血不合:应首先考虑受血者直接抗球蛋白试验(DAT)结果,若为阳性,应分析原因。①若为自身抗体或药物引起的 DAT 阳性,则主侧交叉配血试验阴性即可输注;②若患者有多次输血史或疑似发生迟发性溶血性输血反应,建议将红细胞放散后检测是否存在同种抗体。其次考虑献血者的意外抗体筛查结果,若为阳性,应重新选择其他献血者血液再次交叉配血,结果阴性可发出血液。

(3)自身抗体干扰:当患者自身抗体干扰交叉配血时,应首先排除是否存在有临床意义的同种抗体。

1)若在吸收后的血清中未检测到同种抗体,根据自身抗体特异性不同情况进行红细胞的选择:①若自身抗体对所有红细胞均反应且无特异性,应选择 ABO 和 RhD 同型(或相容)且其他主要血型抗原(如 C、E、c、e、Jk^a、Jk^b、Fy^a、Fy^b、M、N、S、s 等)尽可能匹配的红细胞输注;②若自身抗体对血型抗原(如 e)有特异性且患者有进行性溶血,则应选择 ABO 和 RhD 同型(或相容)且相应抗原阴性的红细胞,同时应避免选择患者自身缺乏的 Rh 抗原。

2)若在吸收后血清中检测到同种抗体,选择输注的红细胞还应缺乏同种抗体对应的抗原。

6. RhD 不同型相容性输血的血液选择

(1)RhD 血型未知或可疑:对于 RhD 血型未知、有生育潜力的女性以及当前或曾经有抗 D 的受血者,宜输注 RhD 阴性红细胞。若对患者 RhD 血型有疑问,最稳妥的办法就是给患者尤其是有生育潜力的女性患者输注 RhD 阴性血液。

(2)RhD 阴性受血者:①RhD 阴性且有生育潜力的女性患者(包括未成年女性)、需要长期接受输血治疗的 RhD 阴性患者、既往或当前血浆中检出抗 D 的患者,优先选择 ABO 同型 RhD 阴性的全血、红细胞、血小板输注(表 6-3);②RhD 阴性患者可输注 ABO 同型 RhD 阳性血浆;③RhD 阴性且无抗 D 的患者,ABO 同型 RhD 阴性红细胞无法满足临床紧急抢救需

表 6-3 RhD 阴性受血者输注红细胞的血液选择策略

受血者血型	献血者红细胞(受血者体内无抗 D)			献血者红细胞(受血者体内有抗 D)	
	首选(ABO 同型 RhD 阴性)	次选(ABO 不同型而相容 RhD 阴性)	三选(ABO 同型 RhD 阳性)	首选(ABO 同型 RhD 阴性)	次选(ABO 不同型而相容 RhD 阴性)
A 型 RhD 阴性	A 型 RhD 阴性	O 型 RhD 阴性	A 型 RhD 阳性	A 型 RhD 阴性	O 型 RhD 阴性
B 型 RhD 阴性	B 型 RhD 阴性	O 型 RhD 阴性	B 型 RhD 阳性	B 型 RhD 阴性	O 型 RhD 阴性
O 型 RhD 阴性	O 型 RhD 阴性	无	O 型 RhD 阳性	O 型 RhD 阴性	无
AB 型 RhD 阴性	AB 型 RhD 阴性	A 型或 B 型或 O 型 RhD 阴性	AB 型 RhD 阳性	AB 型 RhD 阴性	A 型或 B 型或 O 型 RhD 阴性

要时，根据血液相容性输注原则，实施 RhD 相容性输血，可依次选择与患者 ABO 相容 RhD 阴性红细胞、与患者 ABO 同型 RhD 阳性红细胞（表 6-3）；④当 RhD 阴性男性患者和 RhD 阴性无生育能力的女性患者体内无抗 D，而 ABO 同型或相容的 RhD 阴性血小板不能满足临床需求时，可输注 ABO 同型 RhD 阳性血小板；⑤需要强调的是，对于 RhD 阴性且无抗 D 的患者因病情需要输注 RhD 阳性的红细胞、血小板时，临床医师应充分告知患者或受委托人有可能产生抗 D 的风险。

（3）RhD 阳性受血者：可输注意外抗体筛查阴性的 RhD 阴性成分血。

四、输血前血液加工

医疗机构常见的输血前血液加工包括冰冻血液制剂的融化、辐照和汇集等，而洗涤和分装一般在采供血机构完成。

1. 冰冻血浆和冷沉淀凝血因子的融化 血浆、冷沉淀凝血因子在输血科发给临床科室使用前，须使用水浴或经国家批准的专用融浆设备在 37℃下解冻。若采用水浴融化，在冰冻血浆入水前，应采用塑料外包装袋保护血袋，防止血袋的输注口被污染。冰冻血浆融化后可在 2～6℃保存 24 小时。融化后的冷沉淀凝血因子在 20～24℃保存，采用开放系统中汇集则其保存期为 4 小时，单袋或采用经国家批准的无菌接驳装置汇集则其保存期为 6 小时。

2. 辐照 为预防献血者 T 淋巴细胞在受血者体内增殖引起的 TA-GVHD，应对血细胞成分血进行辐照处理。辐照成分血适用于移植后、免疫功能严重缺陷以及输注亲属血液等患者。血液辐照使用的离子射线包括 γ 射线（铯 -137 或钴 -60）和 X 射线。红细胞辐照后保存期 14 天，且不超过原保存期；血小板辐照后保存期同原血小板。目前采供血机构可为医疗机构提供辐照成分血，医院输血科也可自行配备经批准并接受监测的辐照设备开展血液辐照。

3. 洗涤 成分血洗涤的目的一般是去除血浆蛋白或去除冰冻红细胞中的甘油。洗涤的血细胞成分血适用于：①对含血浆的成分血有严重过敏性输血反应史的患者；②缺乏 IgA 且有 IgA 抗体的患者输注缺乏 IgA 的成分血不可得时；③PTP 患者需要输注去除补体的成分血；④给新生儿输注的母亲血液中含有针对其血小板的抗体（如 HPA-1a）；⑤宫内输血，去除保养液和保存过程中积累的钾离子。目前我国洗涤成分血一般在采供血机构完成。

4. 汇集 为提供临床有效剂量的成分血，避免输注多袋成分血，可将其汇集。

（1）手工制备血小板的汇集：过去将手工制备的多人份浓缩血小板混合才获得等同于目前一个治疗量的单采血小板。由于单采血小板纯度高、同种免疫风险小，已基本取代手工制备的混合浓缩血小板。

（2）冷沉淀凝血因子的汇集：冷沉淀凝血因子融化后，在 20～24℃保存，若采用开放系统汇集，其保存期为 4 小时；若以无菌接驳方式接连汇集，保存期为 6 小时。

（3）重组全血：重组全血由红细胞和相容的血浆汇集而成，可用于新生儿换血治疗。可在汇集前计算好红细胞和血浆容量，以获得所需血细胞比容。重组全血保存期仅 24 小时。其标识应具备唯一性，并符合要求。

5. 分装 当新生儿以及易发生循环超负荷的成人患者需要缓慢输注小剂量的成分血时，可对原袋血液进行分装，分次输注，减少接触多人份血液所致的同种免疫风险。对于 4 小时内不能完成输注的成分血，宜将血液分装和分次输注；另外，当库存血液短缺时，也可考虑应用小包装成分血。血液的最小分装量和保存期取决于所使用的保存血袋。分装时需采用经国家批准的无菌接驳设备或一本化转移袋、小容量血袋或连带注射器的管路。

6. 血小板凝胶的制备 采集、分离患者富血小板血浆，在其中加入凝血酶和钙，制成胶状物质，即血小板凝胶，可供手术使用。也可在床边制备后立即使用。本制剂应按照自体血采集和输注要求进行管理。

第三节　血液发放与领用

医疗机构应使用卫生行政部门指定采供血机构供应的血液,血液质量符合《全血及成分血质量要求》(GB 18469—2012)标准。患者自体血只能供本人使用。临床输血过程中,应严格执行血液发放与领用的标准化流程,以确保受血者输入的成分血质量安全、可靠。医疗机构在健全临床输血管理信息系统的情况下,同时符合信息传输、血液周转、血液识别、输血科人员授权、患者信息识别、血液发放和取血人员授权等技术要求,输血科可外设远程无人值守储血冰箱进行血液储存。

一、血液库存管理

完善的血液库存管理制度是保障医疗机构临床用血安全及正常医疗秩序的关键,包括血液库存管理和血液的预订、入库及储存。

(一)血液库存管理

医疗机构结合自身医疗条件、临床实际用血需求和特点、供血条件、采供血机构供血满足率和供血预警级别,确定安全储血量,建立血液库存预警分级管理制度,优先保障紧急抢救用血。

1. 常规血液库存量　指常规输血治疗和择期用血申请的血量之和。常规输血治疗主要针对符合输血指征的贫血患者,根据上一阶段实际用血情况及患者数量增长情况进行预算;择期用血则主要针对择期手术用血,根据各病种的实际用血情况,对医师申请用血的数量及对血液储存时间的要求进行预算。两种预算总和可作为常规血液库存量制订的依据。

2. 安全储血量　是指满足紧急情况下从医疗机构向血站发出急救用血申请至血站送血或取回血液,并能完成输血相容性检测时间段内对血液库存的需求。安全储血量一般不少于3天常规医疗用血量。

3. 血液库存统计　建立并实施血液库存统计制度,应按日、月、季度及年的时间间隔执行对应内容的库存统计。通过输血管理系统可实现血液出入库、血液库存量、患者用血量、病种用血量、临床科室用血量等信息的查询、统计及记录,并可通过库存统计确定血液的分配、向采供血机构预订血液的种类及数量等。宜每天统计、监测血液库存,以便及时向血站预订血液,维持适当的血液库存。

4. 血液库存预警分级管理　医疗机构与采供血机构应建立血液库存动态预警互动机制,双方及时掌握预警信息,协调临床用血需求。采供血机构可通过互联网平台统一发布血液预警信息。当采供血机构库存血告急时,为保障医疗机构的用血安全和正常医疗秩序,医疗机构应根据实际供血量建立血液库存动态预警机制,不同级别的预警对应不同的调控措施,优先保障紧急抢救用血。预警方案应涵盖组织机构及职责、预警监测指标、预警级别及管理、应急响应分级与管理等相关内容。

(二)血液预订

采供血机构对于医疗机构的常规供血,要求血液预订及送/取血时间应有明确的规定。输血科应根据临床实际用血需求,以库存管理所设血液库存量为依据,通过网络或电话向当地卫生行政部门指定的采供血机构预订血液,同时确定送/取血时间。

(三)血液入库

输血科需要对采供血机构提供的血液进行核对、验收,按照不同品种、血型分别储存,并做好监控和入库统计。血液制剂送达输血科后,应认真核对验收,内容至少包括:①血液运输条件,应符合《血液运输标准》(WS 400—2023)规定;②物理外观;③血袋封闭及包装是否合格;④标签是否清楚齐全,包括采供血机构名称及其许可证号,献血者条形码和血型,成分血品种与容量,采血日期及时间,成分血的制备日期及时间、有效期及时间、储存条件等;⑤血袋上充满血液经热合的导管长度应符合《全血及成分血质量要求》(GB 18469—2012)。核对无误后,做好血液入库记录,保证每份血液制剂的可追溯性。自体血也应严格按照要求做好入库和储存。输血科还应做好血液入库前血型复检工作,对所有含红细胞的血液成分(全血、红细胞和粒细胞)进行 ABO 血型复核,并对其中标识为 RhD 阴性的血液成分同时进行 RhD 血型复核。一旦发现血型与标识不一致,应向采供血机构报告,在问题解决之前不得将其发出。

(四)血液储存

血液储存执行《全血及成分血质量要求》(GB 18469—2012)和《血液储存标准》(WS 399—2023),条件应满足但不限于以下几点。①储血环境:应符合卫生标准和要求,血液存放区应有双路供电或应急发电设备。②全血、成分血分型储存:必须使用专用储血设备,按照采血日期先后顺序摆放,并有明显的标识。③冷链连续监控:若用人工监测时,应至少每 4 小时监测记录温度 1 次;若用自动温度监测管理系统,应至少每天人工记录温度 2 次,2 次记录间隔 8 小时以上。④自动监控系统和 / 或储血设备有报警装置:当储血设备的自动温度监测记录和 / 或报警装置发出报警信号时,应立即查找原因,及时解决并记录。⑤储血设备内严禁存放其他物品。⑥保持储血冰箱和血小板保存箱的内部清洁,每周至少清洁消毒 1 次,空气培养每月 1 次,合格标准为无霉菌生长和培养皿(90mm)细菌生长菌落 <8CFU/10min 或 <200CFU/m³。

二、血液发放

医疗机构必须建立血液发放的交接与核对制度,结合血液实际库存量对申请输注的成分血及血量综合评估并完成输血相容性检测后,进行血液发放,确保发放成分血时对拟输血的患者、成分血及发血记录单实施核对。

(一)血液发放与交接

为保证将正确的血液成分发给正确的患者,输血科工作人员必须在发血前仔细检查血液外观,若发现外观异常如颜色明显变化、凝块、团块、浑浊或血袋渗漏等,血液不得使用。另外,在发血过程中必须对每袋成分血的各项记录进行最后检查和记录,检查内容包括:①成分血类型;②患者身份 2 种及以上的独立标识、ABO 和 RhD 血型;③献血者编号条形码、ABO 和 RhD 血型;④交叉配血结果;⑤特殊输血需求;⑥成分血有效期和时间;⑦发放日期和时间。

取血与发血双方应分别核对患者姓名、年龄、住院号、血型和交叉配血结果以及献血者编号或条形码、血型、血液成分、标示量、数量、有效期及时间和外观等。核对无误双方在发血记录单上签字后,血液方可发出。

凡有下列情形之一者,血液一律不得发出:①血袋标签脱落、破损、字迹不清;②血袋有破损、漏血;③血液中有明显凝块;④血浆呈重度乳糜状或暗灰色;⑤血浆中有明显气泡、絮状物或粗大颗粒;⑥血浆层与红细胞界面不清或交界面上出现溶血;⑦红细胞层呈紫红色;⑧血液过期或其他应当查证的情况。

(二)血液的院内运输

血液成分发出前,均应储存于输血科专用储血设备内。医护人员根据所取成分血携带对应温度的血液专用转运箱,交接核对无误后将血液置于转运箱内进行院内运输,确保成分血的有效性和安全性。

若条件允许，可使用专人或自动传送系统如经有效验证的冷藏运输系统、气动传送系统、自动血液传送机器人或远程血液配送站点等将成分血运送至临床科室；使用存放在病区的自动化红细胞取血系统（远程、自动化、计算机控制的血液保存与取血冰箱）有助于避免血液运送延误，该系统采用电子发血流程，无法进行人工核查，因此应在将血液放入发血冰箱保存之前，做好血液外观检查，确认成分血无凝块或团块、血袋无渗漏等。因此，无论采用何种血液运送方法，医疗机构都必须建立相应制度，确保将成分血正确地运送到医院内受血者所在地。

血液发出后，受血者和献血者的血液标本应保存于 $2\sim6\,^{\circ}\mathrm{C}$ 冰箱至少 7 天，以便于对输血反应进行追踪调查。

三、输注前准备与核对

严格执行输血前准备与核对，包括受血者身份、输血医嘱、成分血标识码和质量以及有效期等，确保给正确的患者，按照正确的输血适应证，在正确的时间以正确的剂量输注正确的血液成分。

（一）输注前准备

输血前准备包括：①所申请成分血已准备完毕；②已签署输血治疗知情同意书；③已开通适合输血的静脉通路；④申请的成分血适合患者临床病情需要；⑤有护理人员在输血全过程中对受血者实施适宜监护；⑥曾有输血反应史的受血者预防用药的医嘱已执行；⑦必需的输血相关设备已到位且能正常运行。

（二）输血器、静脉通路、相容性静脉注射液及输血相关设备

1. 输血器　即用于向患者输送血液或血液成分的输液器械。标准输血器一般带有一个孔径为 $170\sim260\mu m$ 的滤器。使用输血器时，输血前后应用无菌生理盐水冲洗输血管道；连续输入不同献血者的血液时，应在前一袋血输尽后，用无菌生理盐水冲洗输血器，再输注下一袋血液。用于输注全血、成分血或生物制剂的输血器宜 4 小时更换一次。

术中或术后回输自体血一般采用微聚体滤器，滤过范围为 $20\sim40\mu m$，可阻止纤维蛋白丝和死细胞团块通过，而红细胞可通过。微聚体滤器一般不用于常规输血。

2. 静脉通路　安全可靠的静脉通路是输血的基础。可用于输注成分血的静脉导管规格为 $14\sim25G$。成人一般适用 $18\sim20G$ 静脉导管。婴幼儿输血可采用 $24\sim25G$ 静脉导管，但必须采用输血速度控制装置，使流速保持恒定。若使用较小型号导管，宜减慢输注。

3. 相容性静脉注射液　除静脉注射用生理盐水外，不得将其他任何药物加入输血管路与成分血一同输注。含葡萄糖的溶液可能导致溶血，乳酸林格液或其他高钙溶液可能导致成分血凝固。

4. 输血相关设备　包括血液加温仪、输液泵、血液加压装置和急救设施。

（1）血液加温仪：是经国家有关部门批准生产、专门用于血液加温、具有温度传感装置和报警系统的仪器。血液加温仪应经验证后方可投入使用，并按照生产厂家要求进行维护、报警测试和使用。不得应用微波炉、热源或其他未经国家有关部门批准专门用于血液加温的装置加温成分血。医疗机构应对血液加温仪使用者进行培训和考核。

（2）输液泵：是通过泵产生的正压来控制输入患者体内的液体流量的设备。输液泵经批准用于经临床可接受的途径输注液体、药物和血液成分。输液泵可控制输血速度，在计划时间完成输血；还带有报警系统，在输注不畅时向临床医护人员发出报警信息。应用输液泵输血优于单纯依靠重力输血，但必须确认所用的输液泵是否被批准用于输血。输液泵用于输血时必须配套使用输血器。注射泵可用于新生儿或儿科患者少量输血。

（3）血液加压装置：应用外部充气的血液加压装置，根据施加压力大小可使输血速度达

70～300ml/min。血液加压装置应有压力监测表,对整个血袋均匀加压,压力超过 300mmHg 可能导致血袋接合处泄漏或破裂。应用血液加压装置对血袋均匀加压以加速红细胞输注,对红细胞损伤小,适合大多数患者安全使用。血小板输注禁用血液加压装置。

(4)急救设施:血液输注实施人员必须随时能获得应对输血反应的急救措施,包括:①注射用生理盐水和输液器;②治疗输血反应的药物;③启动紧急复苏措施的机制;④辅助通气设施和氧源;⑤生命体征监测设备。

(三)输血前核对

1. 受血者身份识别 执行输血医嘱的医务人员应严格执行核对制度,并对受血者进行 2 种及以上方式的身份识别。使用电子设备核对患者信息时,需再次人工核对。

为防止受血者身份识别错误所致严重后果,医务人员还可使用患者身份识别系统,包括具有条形码或无线射频识别装置的身份手环、生物识别扫描器、防止将血液错误发给其他受血者的机械或电子锁以及在受血者床边实时将血液申请和输血数据传送至输血信息系统的掌上电脑等。对这些系统应进行严格的质量管理,包括制定与执行标准操作规程、定期开展培训和考核以及系统监控等。

2. 输血相关信息核对 输血前,询问过敏史,还应了解患者血型、输血史及输血反应史。为确保受血者、成分血和发血记录单三者相符,由两名医护人员双人核对输血信息。①核对受血者和成分血:核对患者姓名、性别、年龄、住院号、科室、病区、床号与血型等,即进行 2 种及以上方式的患者身份识别,核对其与发血记录单上的患者身份信息是否一致;②核对献血标识码:血液标签上的献血标识码及其 ABO 和 RhD 血型必须与发血记录单相符;③核对血型:受血者 ABO 和 RhD 血型必须与拟输注成分血的血型相容,若做过交叉配血,必须核对配血结论;④核对医嘱与输血治疗知情同意书:核对拟输注的成分血与输血申请医嘱是否一致,输血治疗知情同意书已签署并归入病历;⑤核查血液及其有效期:再次核对血液,检查血袋有无破损渗漏、血液外观质量是否正常、血液是否在有效期内。以上内容均确认无误后才可输注,应用与成分血相适宜的输血器进行输血,操作应严格遵循无菌技术操作原则。在输血前核对过程中一旦发现任何不相符或异常情况时,不得开始输血。

第四节 输血过程监护

成分血自输血科取至临床科室后,护理人员根据医嘱执行输血,输血过程中应对患者进行监测。从输血前准备到输注过程监护,直至输血结束后,对患者的人文关怀应贯穿整个输血护理过程。

一、血液输注

目前临床均采用密闭式输血法,是将全血、成分血按照静脉输液法输给患者的方法。建立静脉通道,可选择外周静脉通路或中心静脉通路。外周静脉导管通常置于上肢,并发症较少;大口径中心静脉导管可为出血患者输血提供可靠的中心静脉通路。

(一)开始输注

输注前将血袋内的成分血轻轻摇匀,避免剧烈震荡。成分血和受血者核查无误后,经相应的岗位培训并考核合格的有资质护理人员应用无菌技术穿刺血袋,开始输血。输血操作应符合相关技术操作规程。成分血中不得加入其他药物,需要稀释时应使用静脉注射用生理盐水。

所有常规(非紧急)输血在开始阶段必须缓慢,最初 15 分钟内的输注速度约为 2ml/min,

且应密切观察。即使输入少量（如 10ml）血液后也可发生严重输血反应，且多种可能危及生命的输血反应常发生于输血开始后 10～15 分钟。因此在输血 15 分钟后必须重新检查受血者的生命体征，评估其对输血的耐受性。

（二）输注速度

输血速度应根据受血者年龄、病情和成分血类型等决定，还要考虑其体重、血容量及血流动力学等因素。输血速度应先慢后快，起初的 15 分钟慢速输注，严密观察监测是否发生输血反应；若未出现疑似输血反应的表现，可根据病情需要、年龄及血液成分调节滴速，以患者能耐受的最快速度完成输注。若在输血期间出现疑似输血反应的临床表现，必须立即停止输血，更换输血器，用生理盐水维持静脉通路，并通知输血科。

（三）输注时间

全血和成分血自输血科发出后，临床科室不得自行储血，应在 4 小时内完成输注，还应注意避免因输血速度过快而影响受血者的心脏和 / 或呼吸功能。单采血小板以患者能耐受的最快速度输注，一个治疗量的单采血小板一般 30～60 分钟输注完毕。

（四）加温、加压输注

1. 加温输血 常规输血很少需要加温。对于需要大量快速输血，特别是创伤或手术输血，如输血速度成人 > 50ml/（kg•h）或儿童 > 15ml/（kg•h）的情况、新生儿换血治疗以及体内存在具有临床意义的冷凝集素的受血者，建议在输血前对血液制剂进行加温，但必须在专用的血液加温仪中进行。血小板制剂不得加温，其他成分血可加温后立即输注。

2. 加压输血 应用血液加压装置时，需配套使用大口径静脉导管以防止溶血。加压输血过程中，护理人员不能离开患者，必须防止输血管道与针头分离或血液快速输完时空气进入静脉造成的栓塞，还应严密观察患者是否发生心力衰竭、肺水肿、穿刺部位渗漏等情况。

（五）其他注意事项

1. 输血前预防性用药

（1）曾有输血反应史的受血者预防性用药：输血前预防用药缺乏循证医学研究证据支持，但对于有中度或严重过敏性输血反应史的受血者，预防性应用抗组胺药可能有助于降低过敏性输血反应的发生率或严重程度。但输血前预防性用药不能完全预防过敏性输血反应，因此当受血者具有过敏性输血反应高风险时，应密切观察。

虽然常用解热药如对乙酰氨基酚可降低 FNHTR 发生风险，但这对于无 FNHTR 反应史的受血者效果有限，而且使用解热药可掩盖输血反应，因此倡导不使用解热药。

（2）用药时机：若需要在输血前用药，应在成分血送达前给药。若口服给药，在输血开始前 30 分钟用药；若静脉给药，在输血开始前 10 分钟用药。

（3）降低输血反应的替代方法：采用非药物的替代方法可降低常见输血反应的发生率。输注去白细胞血液可减少 FNHTR 发生率；通过洗涤、减少容量或应用血小板添加液稀释的方法减少或去除血浆蛋白，可降低过敏性输血反应的发生率和严重程度。对于输注含血浆的血细胞成分血曾发生严重过敏性输血反应的受血者，再次输注可将血细胞成分血洗涤处理。输注经有机溶剂 / 表面活性剂处理的汇集血浆也可降低过敏性输血反应发生的风险。

2. 快速输血

（1）快速输血装置：若需要快速输血，采用加压 / 加温装置和大口径静脉导管等，可缩短血液输注时间，且不引起溶血。带有适宜滤器的专用输血器用于快速输血，可单独使用，也可与其他设备一起使用。这种输血管路的流速可达 1 500～1 600ml/min。

（2）并发症：快速输入大量血液可能导致受血者低体温、凝血功能障碍和电解质平衡紊乱。应用血液加温仪可减少低体温发生率。受血者低钙血症持续时间通常较短，取决于柠檬酸盐的输入剂量和速度,可根据血清钙离子水平和柠檬酸盐输入速度进行补钙。已有快速输入红细胞导致输血相关高钾血症致心搏骤停的报告。

二、输血患者护理

对于输血操作,应由经培训考核合格的护理人员严格执行无菌操作,并对整个输血过程进行严密观察、监护。根据输血患者的心理状态和需求,因人施护。

(一)输血监护

护理人员应在输血过程中对受血者进行定时巡查,包括检查输血部位和输注速度,观察血液输注是否通畅,告知患者在输血过程中切勿擅自调节滴速。输血器管道的受压、扭曲,针头的移位、分离或阻塞等可影响输注速度,需及时排除。此外,还应注意注射局部是否有疼痛、肿胀、血液外渗等情况并及时处理。若输血速度减慢,应采取以下一项或多项措施:①检查并确认静脉通路是否通畅,输血部位有无渗漏;②未用输液泵输血时,可升高血袋位置;③检查滤器是否有凝块、空气或碎片;④采用输液泵输血;⑤若所输红细胞过于黏稠,可加入静脉注射用生理盐水稀释。

护理人员在输血期间应加强巡查,询问患者感受,密切观察其病情变化,以便早期发现和及时处理随时可能发生的输血反应。对于输注的每袋成分血,应在输血开始前、后15分钟,输血过程中每小时,输血完成时以及输血完成后1小时内对患者进行监测,重点放在输血开始后的最初15分钟;监测指标为患者一般情况、体温、脉搏、呼吸、血压和体液平衡情况等,严密观察患者有无新出现的症状和体征,及时发现输血反应。

(二)疑似输血反应

护理人员应掌握输血反应的早期症状和体征以及紧急处理措施。输血过程中应注意观察新出现的症状及其与原发病的关系,注意观察生命体征的变化,观察并记录尿液的颜色、量等,观察皮肤的湿度、温度、颜色以及有无瘙痒、荨麻疹,有无眼、面部血管神经性水肿等。由于输血反应相关症状可能在生命体征变化之前就出现,护理人员必须通过目视观察和受血者主诉发现其病情变化,判断是否发生输血反应。

一旦受血者有疑似输血反应的临床表现,应立即处理并做好记录:①必须立即停止输血,更换输血器,用生理盐水维持静脉通路,并立即通知值班医师;②核对患者身份、发血记录单和血袋标签等,检查成分血外观;③定时监测患者生命体征、观察患者临床症状与体征,及时实施必要的检查、治疗或抢救措施;④尽早报告输血科,并配合输血科开展原因调查,做好记录;⑤判断是否为输血反应及其类型,明确原因后再决定继续输血或终止输血;⑥如终止输血,应将血袋及剩余成分血连同输血器送至输血科进行相关调查及原因分析。

(三)输血完成

输血完成时应评估患者状态,测量并记录生命体征,记录输血日期、起止时间及输血量。输血结束后,及时护理输血穿刺部位的伤口,还应观察患者是否出现迟发性输血反应。由于受血者在输血完成后数小时至数天仍可能发生输血反应,因此医护人员应在输血后继续定期监测、密切观察,以便及时发现潜在的输血反应。若医护人员不能直接对输血后受血者实施监护,宜向受血者及其照护人员提供一份书面说明,内容包括输血反应相关的症状和体征、联系人和联系方式等信息。

三、输血记录

医护人员应将输血相关记录载入病历,必须准确完整地记录每袋血液成分的输注过程。每次输血的记录必须包括:①输血医嘱(包括输血申请医嘱和血液成分输注医嘱);②输血治疗知情同意书;③交叉配血报告单;④成分血名称、献血者血袋条形码;⑤献血者 ABO/RhD

血型；⑥输血日期和起止时间；⑦输血前、输血期间和输血后的生命体征；⑧输血量；⑨实施输血的医护人员；⑩输血相关不良事件等。因此输血记录包括输血护理记录、输血病程记录以及手术记录、麻醉记录中的输血相关内容等。

（一）输血护理记录

护理人员应认真做好输血护理记录，内容包括但不限于：①每袋成分血类型、血型、血量、输注起止时间；②患者输血前、输血期间及输血后的生命体征，一旦发现疑似输血反应或病情变化时，应立即停止输血并测量生命体征；③是否发生输血反应及其症状、体征与处理。

（二）输血病程记录

临床医师应综合评价患者输血治疗情况并记入病历，内容包括但不限于：血液成分和剂量、输血过程描述、是否发生输血反应及处理方法和输血治疗效果等，因此输血病程记录包括输血前指征评估、输血过程记录和输血后疗效评价，并且输血病程记录与输血医嘱、护理记录中有关输血的起止时间等信息应一致。

1. 输血前指征评估 由临床医师结合患者基本情况、临床表现和实验室检查结果进行输血前指征评估，具体见本章第一节。

2. 输血过程记录 应涵盖患者的血型、输血原因、所输注成分血品种、血量和血型，输血起止时间和输血过程的描述，有无输血反应及其处理措施等。手术用血应正确评估术中失血量，并与手术记录、麻醉记录、术后病程记录、手术护理记录中有关失血量、输血量的描述一致。

3. 输血后疗效评价 临床医师应在患者输血后 24~48 小时内进行输血后疗效评价，评价内容包括但不限于患者临床表现和 / 或实验室指标的改善：①对于急性失血或慢性贫血患者，输注红细胞后临床缺氧症状是否改善、Hb 浓度是否达到预期水平；②对于凝血功能障碍有出血的患者，输注血浆和 / 或冷沉淀凝血因子，出血是否停止或凝血指标是否改善等；③对于血小板计数或功能降低的患者，输注血小板后评估血小板计数是否升高、出血是否停止等。

临床医师应及时评价输血治疗效果，调整输血治疗方案。输血的潜在风险随剂量递增，因此每次输血决策都是一次新的临床决定，应进行充分的输血前指征评估和输血后疗效评价；若血液输注无效，应分析可能的原因以及相应处理对策，以确保受血者输血安全、合理、有效，最大限度地降低输血风险。

四、血袋处理

输血完毕应做好相应记录，空血袋按临床输血技术规范要求处理，至少保存 24 小时，以备发生输血反应时进行核查。若 24 小时后受血者无输血反应发生，按医院感染管理规定对血袋进行无害化处理。

本章小结

临床输血过程包括输血前指征评估、输血知情同意告知、输血申请与审核，患者标本采集、输血相容性检测，以及血液发放与运送、血液输注、输血反应处理、血袋处理、输血后疗效评价等，其参与人员包括临床医师、护士、输血科技术人员和患者等。医疗机构定期开展临床输血全过程各个环节的审核，及时发现不符合项，分析其原因并实施纠正措施，持续改进、不断提高输血安全。

临床医师在输血前应对患者进行输血适应证的综合性评估，至少包括：患者的一般情况、临床表现、既往史、失血情况与代偿功能、实验检测结果与输血风险等。正确采集符合标准的标本是确保输血相容性检测结果准确性的前提条件。输血相容性检测是通过 ABO 和 RhD 血型鉴定、意外抗体筛查、交叉配血等相关检测，并依据检测结果对患者和献血者血液进行分析、判断是否适合输血的过程。常规输血优先选择与患者 ABO 和 RhD 同型的成分血，输注含有红细胞的血液制剂还要求交叉配血相合。

临床输血过程中，应严格执行血液发放与领用的标准化流程，确保输血给正确的患者，按照正确的输血适应证，在正确的时间以正确的剂量输注正确的血液成分。应在输血前确认有适宜的静脉通路可用于血液输注，应使用输血器输注成分血。除静脉输注用生理盐水外，全血及成分血中不得添加任何药物。输血速度应先慢后快，起初 15 分钟慢速输注、密切观察；若无输血反应发生，以患者能耐受的最快速度完成输注。全血、成分血应在 4 小时内完成输注。一旦出现输血反应，应立即停止输血。医护人员必须准确完整地记录每次输血相关事项并载入病历，包括输血护理记录、输血病程记录以及手术记录、麻醉记录中的输血相关记录等。

（陈凤花）

第七章 血液临床应用

1. 全血中的主要有效成分有哪些？为什么说全血并不"全"？
2. 为什么提倡成分输血？
3. 目前临床上常用的红细胞成分血有哪些？各自的适应证有哪些？
4. 血小板输注的适应证有哪些？
5. 新鲜冰冻血浆输注的适应证有哪些？
6. 冷沉淀凝血因子中主要含有哪些成分？其输注的适应证有哪些？

第一节 概 述

成分输血（blood components transfusion）是把血液中各种细胞成分、血浆和血浆蛋白成分用物理或化学的方法加以分离、提纯，分别制成高浓度、高纯度、低容量的成分血，临床根据病情需要，按照缺什么补什么的原则输用，以达到治疗患者的目的。

成分输血的原则是只给患者输注其需要的血液成分，从而避免或减少输注不需要的血液成分，降低输血反应与输血传播病原体的风险。由于病毒在各种血液成分中并不是均匀分布，所以不同血液成分传播病毒的危险性也不一样：白细胞传播病毒的危险性最大，血浆次之，红细胞和血小板相对较安全。临床医生应根据患者的具体情况制订输血治疗方案：补充红细胞，提高携氧能力；补充血小板和凝血因子，纠正出血。

我们应树立科学合理用血的新观念，并注意以下几方面。

1. 全血不"全" 血液保养液主要是针对红细胞的特点而设计的，在（4±2）℃下只对红细胞有保存作用，而对白细胞、血小板以及不稳定的凝血因子并无保存作用。血小板需在（22±2）℃振荡条件下保存，4℃静置保存血小板容易聚集，影响输注后疗效；白细胞中对临床有治疗价值的主要是中性粒细胞，在4℃保存最长不超过8小时；凝血因子Ⅴ、凝血因子Ⅷ不稳定，需在 -20℃以下保存其活性。全血中除红细胞外，其他成分不足一个治疗量，因而疗效差。

2. 输血反应 由于人类血液成分存在多种遗传多态性，这些成分中的红细胞、白细胞、血小板和血浆蛋白等表达不同的抗原。这些抗原在输血过程中进入受血者体内后，可刺激机体产生相应抗体，以后再次输注相应成分时，易发生输血反应。全血中的血浆可扩充血容量，故血容量正常的贫血患者输血量过大或输血速度过快可发生 TACO。全血中细胞碎片多，保存损害产物多；输注全血越多，患者代谢负担越重；全血与红细胞相比更容易产生同种免疫，不良反应多；保存期长的全血中微聚物多，输血量大可导致肺微血管栓塞。

3. 感染风险 尽管血液经过严格程序的筛查、检测等处理，但依然存在发生输血传播疾病及其他输血反应的可能。可经输血传播的病原体包括病毒、梅毒螺旋体、疟原虫、细菌和朊病毒（prion）等；血液病毒标志物检测存在窗口期（window period），它是指病毒感染后直到可以检测出相应的病毒标志物（病毒抗原、抗体或核酸）前的时期；处于窗口期的感染者已存在病毒血症，病毒标志物检测虽为阴性，但是其血液输给受血者将会导致感染。

4. 保存血比新鲜血更安全 现代输血不但提倡成分输血，而且提倡输注保存血，通常输注保存血比新鲜血更安全。这是因为某些病原体在保存血中不能存活。梅毒螺旋体在4℃保存的血液中存活不超过48小时，而疟原虫则保存两周可部分灭活。输注保存血还能有充分的时间对血液进行仔细检测、严格筛查，因此通常输注保存血比新鲜血更安全。

5. 尽量减少白细胞输入 减少白细胞输入是当代输血公认的观点。白细胞是血源性病毒传播的主要媒介物，一些与输血相关的病毒可以通过白细胞输入而传染，如巨细胞病毒（cytomegalovirus，CMV）、HIV、人T淋巴细胞病毒（human T-lymphotropic virus，HTLV）等。各种血液成分中所含的白细胞数量见表7-1。保存全血中的白细胞尽管已经部分死亡，但残余的细胞膜仍有免疫原性，可致敏受血者。临床上输注含白细胞的全血或成分血，常可引起多种输血反应，包括FNHTR、PTR和TA-GVHD等。临床研究表明，非溶血性输血反应发生率的高低与输入白细胞含量多少直接相关。目前普遍认为，白细胞含量小于每袋5×10^6个时，能有效防止非溶血性输血反应的发生。

表7-1 每单位血液成分中的白细胞数量

血液成分	白细胞数量
去白细胞全血	≤2.5×10^6个
冰冻解冻去甘油红细胞	≤2.0×10^7个
去白细胞悬浮红细胞	≤2.5×10^6个
去白细胞单采血小板	<5.0×10^6个/袋

注：1单位（1U）是由200ml全血分离制备，且符合《全血及成分血质量要求》（GB 18469—2012）质量要求。

6. 严格掌握输血指征，实施严紧输血策略 决定是否输血应根据患者的临床症状和实验室检查结果。血液与生物治疗促进协会（AABB）有以下建议。①病情稳定的住院患者可以实施严紧输血策略：对于成人和儿童ICU患者，Hb≤70g/L时考虑输血；对于外科手术患者，当Hb≤80g/L或有临床症状时考虑输血。②对于已有心血管疾病的血流动力学稳定住院患者也可以实施严紧输血策略，当有临床症状或者≤80g/L时考虑输血。③对于血流动力学稳定的急性冠脉综合征的住院患者，AABB无法给出建议以及宽松输血策略或严紧输血策略的阈值。

总之，在临床输血前一定要明确输血适应证，对于可选择性输血的情况，应坚决避免输血；开展成分输血，做到缺什么补什么；尽量去白细胞的成分血，最好采用第三代白细胞滤器，滤除其中的白细胞；应用细胞因子如促红细胞生成素（erythropoietin，EPO）、G-CSF、GM-CSF等以减少输血；提倡自体输血，加强患者血液管理；有条件者输注辐照的红细胞或血小板等，减少输血传播病毒的危险，提高临床输血安全性。

第二节 全血输注

全血（whole blood，WB）是指将人体一定量的血液采集到含有抗凝剂和保养液的血袋中，不做任何加工的一种血液成分。我国规定200ml全血为1个单位。全血的有效成分主要是红细胞、血浆蛋白和部分稳定的凝血因子，其主要功能为携氧和增加血容量。目前全血主要作为分离成分血的原料，各种纯度高、疗效好的成分血已基本上取代全血的临床应用。

重构全血（合成全血），是指"输血包"，即大量输血时将血小板、红细胞、新鲜冰冻血浆、冷沉淀凝血因子各种成分按照1:1:1:1的比例输注给患者，发挥全血的疗效。

一、适应证和禁忌证

（一）适应证

临床应用全血时应严格掌握适应证，主要是适用于大量失血及全血置换的患者，同时需要补充红细胞和血容量的患者，如产后大出血、大手术或严重创伤等引起的急性失血量超过自体血容量的30%并伴有明显休克症状时，在补充晶体液和胶体液的基础上，可输注全血或重构全血。

（二）禁忌证

适用成分输血指征的情况，如治疗凝血障碍、单纯扩充血容量、促进伤口愈合或改善人体状态等均应视为全血输注的禁忌证。

二、剂量及用法

（一）剂量

全血输注剂量视病情而定，需根据输血适应证、年龄、患者一般状况以及心肺功能等决定。新生儿溶血病需要换血时，应根据病情选择合适的成分血，若应用全血进行换血治疗时应注意掌握出入量平衡。

（二）用法

全血输注时应用标准输血器，最好使用白细胞过滤器，特殊患者还应进行血液辐照处理，以减少输血反应。通常情况下，血液开始输注的前15分钟输血速度应较慢（1～2ml/min），如果没有输血反应发生，再加快输血速度。输注全血的速度应根据患者具体出血速度、出血量及患者贫血症状等情况进行调整，一般输血速度为2～5ml/min，全血出库后应4小时内输注完毕。严重急性失血患者输血速度可加快，婴幼儿、心功能不全以及老年患者输血速度应减慢。大出血时以患者可以耐受的速度快速或加压输注。

三、疗效评价

血液输注后，应适时综合评价输血的合理性、有效性和安全性。疗效评价内容包括临床评价和实验室评价两个方面，主要观察输注全血后改善贫血和血容量的临床表现和有无输血反应，及时测定外周血常规，对比输血前、后的血红蛋白浓度和红细胞计数的变化。一般情况下60kg体重的成人每输入1单位全血约可提高血红蛋白5g/L；儿童按6ml/kg体重输入，大约可提高血红蛋白10g/L或者血细胞比容（Hct）升高0.03，达不到此标准为效果不佳或无效输注。如果血红蛋白浓度升高程度与预期值相差较大，或者不升高甚至下降，又没有明显的活动性出血，应考虑可能出现溶血反应，密切观察病情变化，及时进行相关实验室检查，如测定血和尿中的游离血红蛋白浓度、游离胆红素等，重新进行交叉配血试验和意外抗体筛查等。

第三节 红细胞输注

红细胞输注（red blood cell transfusion）是根据患者具体病情，选择不同类型红细胞成分血进行输血治疗，其主要目的是补充红细胞，纠正贫血，改善组织氧供。红细胞输注适用于循环红细胞总量减少致运氧能力不足或组织缺氧而有临床症状的患者,也可用于输注晶体液/胶体液无效的急性失血患者,不应用于扩充血容量、提升胶体渗透压、促进伤口愈合等。红细胞输注是现代成分输血水平的最主要标志之一。在输血技术水平较高的国家和地区,红细胞输注率在95%以上。

临床上输注红细胞应根据患者具体情况具体分析,不同患者对氧的需求存在显著的个体差异,决定是否输注应结合临床评估而不仅仅根据实验室数据。一般情况下,对于内科患者Hb<60g/L或Hct<0.18并伴有明显的贫血症状,可以考虑输注红细胞;对于手术患者Hb<70g/L,特别是急性失血的患者,应考虑输注红细胞;对于心肺功能障碍的患者,往往需要更高的血红蛋白水平维持供氧。血红蛋白浓度在决定是否需要输注红细胞时有重要的参考价值,但不是决定性指标,不能仅凭实验室检查如血细胞比容、血红蛋白浓度等来指导红细胞输注,应综合考虑患者一般情况和创伤程度、手术、预计失血量及速度、贫血原因及其严重程度、代偿能力等因素,充分权衡输血利弊,决定是否输注红细胞并选择合适类型的红细胞血液成分等。

一、红细胞成分血种类

(一)浓缩红细胞

浓缩红细胞(concentrated red blood cells,CRBC)也称为压积红细胞,与全血相比,主要是去除了其中的大部分血浆,但具有与全血相同的携氧能力,而容量只有全血的一半,其中的全血保养液、乳酸、钾、氨亦比全血少。浓缩红细胞应用于心、肝、肾功能不全的患者较全血安全,可减轻患者的代谢负担。由于浓缩红细胞过于黏稠、临床输注困难、无红细胞保养液,现在采供血机构已较少提供。

(二)悬浮红细胞

悬浮红细胞(suspended red blood cells,SRBC)又名添加液红细胞,是目前国内应用最广泛的红细胞成分血。它是从全血中尽量移除血浆后制成的Hct适中(0.50~0.65)的红细胞成分,并加入专门针对红细胞设计的添加液,使红细胞在体外保存效果更好,静脉输注流畅,一般不需要在输注前另外加入生理盐水稀释。其保存期随添加液配方不同而异,一般可保存21~42天。

(三)去白细胞红细胞

去白细胞红细胞(leukocyte-reduced red blood cells)是在血液采集后应用白细胞过滤器滤除白细胞后制备的红细胞成分血,白细胞清除率和红细胞回收率都很高,输血反应少,在发达国家已逐渐替代悬浮红细胞。

(四)洗涤红细胞

洗涤红细胞(washed red blood cells)已去除80%以上白细胞和99%血浆,保留了至少70%红细胞。输注该血液成分可显著降低输血反应的发生率。

(五)辐照红细胞

辐照红细胞(irradiated red blood cells)不是单独的红细胞血液成分,而是对各种红细胞血液成分进行辐照处理,杀灭其中有免疫活性的淋巴细胞,达到预防TA-GVHD的目的。

(六)冰冻红细胞

冰冻红细胞(frozen red blood cells)是采用特定的方法将自采集日期6天内的全血或悬浮红细胞中的红细胞分离出,并将一定浓度和容量的甘油与其混合后,使用速冻设备进行速冻或直接置于−65℃以下的条件下保存的红细胞成分血。

(七)冰冻解冻去甘油红细胞

冰冻解冻去甘油红细胞(deglycerolized red blood cells)是采用特定的方法将冰冻红细

胞融解后,清除几乎所有的甘油,并将红细胞悬浮在一定量的氯化钠注射液中的红细胞成分血。

二、适应证和禁忌证

(一)适应证

1. 悬浮红细胞　悬浮红细胞输注适应证广泛,适用于临床大多数贫血需要补充红细胞、提高携氧能力的患者:①外伤或手术引起的急性失血需要输血者;②心、肾、肝功能不全需要输血者;③血容量正常的慢性贫血需要输血者;④儿童的慢性贫血等。

2. 去白细胞红细胞　主要用于:①需要反复输血的如再生障碍性贫血、珠蛋白生成障碍性贫血、白血病等患者;②准备做器官移植的患者;③由于反复输血已产生白细胞或血小板抗体引起 FNHTR 的患者。

3. 洗涤红细胞　主要用于:①对血浆成分过敏的患者;②高钾血症及肝、肾功能障碍的患者;③IgA 缺乏的患者;④非同型 HSCT 的患者等。

4. 辐照红细胞　主要适用于有免疫缺陷或免疫抑制的患者输血、新生儿换血、宫内输血、选择近亲供者血液输血等。

5. 冰冻红细胞　主要用于稀有血型患者及有特殊情况患者的自体红细胞保存与使用等。

(二)禁忌证

红细胞不适用于药物治疗有效的贫血;也不应作为单纯扩充血容量、促进伤口愈合或是改善人体状态的治疗手段。

三、剂量及用法

(一)剂量

红细胞输注剂量根据病情而定,患者处于活动性出血时,红细胞输注剂量取决于失血量、失血速度及组织缺氧情况。原则上无须提高血红蛋白浓度至正常水平,以能改善和满足组织器官供氧即可,通常提高血红蛋白浓度到 80~100g/L。洗涤红细胞、冰冻解冻去甘油红细胞等在加工过程中会损失部分红细胞,用量可适当增加。推荐早产儿输血每次 5~15ml/kg,足月新生儿及婴儿输血每次 10~15ml/kg,儿童红细胞输注剂量为预计增加的血红蛋白(g/L)×体重(kg)×0.3。

(二)用法

根据病情决定输注红细胞速度,通常红细胞输注起始 15 分钟速度宜慢,按 1~2ml/min 速度输注,如无输血反应发生,15 分钟后以患者可以耐受的速度完成输注,红细胞成分血出库后应 4 小时内输注完毕。对于心、肝、肾功能不全,或者年老体弱、新生儿及儿童患者,输注速度宜更慢,或按不超过 1ml/(kg·h)速度输注,以免发生输血相关循环超负荷,而急性大量失血患者应加快输血速度。输注红细胞成分血时,除必要时可以加入生理盐水外,不允许加入任何药物。

四、疗效评价

红细胞输注疗效评价内容与全血相同,包括临床评价和实验室评价两个方面。主要是通过患者的临床表现、有无输血反应和对比观察输血前、后的实验室检测红细胞计数、血红蛋白情况判断。体重为 60kg 的成年患者如无出血或溶血,输注 1 单位红细胞可提升血红蛋白 5g/L。儿童按照 10~15ml/kg 红细胞输注,约可提升血红蛋白 20~30g/L,达不到此标准为效果不佳或无效输注。

第四节 血小板输注

血小板输注（platelet transfusion）主要用于预防和治疗血小板数量减少或功能异常所致出血，以恢复和维持机体正常止血和凝血功能。

一、血小板的种类

（一）浓缩血小板

浓缩血小板是对全血进行再分离制备的血小板成分，目前我国规定手工法由 200ml 全血制备的浓缩血小板（platelet concentrate，PC）为 1 个单位，所含血小板数量应 $\geq 2.0 \times 10^{10}$，手工制备的血小板混入的白细胞和红细胞则较多。

（二）混合浓缩血小板

混合浓缩血小板是两袋及两袋以上的浓缩血小板汇集在同一血袋内的血小板血液成分，血小板含量 $\geq 2.0 \times 10^{10} \times$ 混合单位数。

（三）单采血小板

采用血细胞分离机采集的单个供者血小板浓缩液（single donor platelet concentrate，SDPC），规定单采血小板（apheresis platelets）1 袋，即为 1 个治疗量，所含血小板数量应 $\geq 2.5 \times 10^{11}$。单采血小板于（22 ± 2）℃振荡条件下可保存 5 天。单采血小板浓度高、纯度高、白细胞和红细胞含量少，输注后可快速提高血小板计数。单采血小板的使用显著降低了 PTR 的发生率。

（四）去白细胞单采血小板

去白细胞单采血小板（leukocyte-reduced platelets），是在单采血小板过程中、血小板储存前或输注时滤除白细胞，可大大降低其中的白细胞含量，预防 FNHTR、HLA 同种免疫和亲白细胞病毒，如 CMV、HTLV 的感染，主要适用于需要反复输注血小板或有 HLA 抗体而需要输注血小板的患者。

（五）洗涤血小板

洗涤血小板（washed platelets），是将单采血小板通过洗涤去除血浆蛋白等成分，防止血浆蛋白引起的过敏反应，增强输注效果，适用于对血浆蛋白过敏者。

（六）辐照血小板

辐照血小板（irradiated platelets）是输注前应用 γ 射线或 X 射线进行辐照，灭活其中有免疫活性的淋巴细胞而不影响血小板功能，有效减少临床 TA-GVHD 的发生，主要适用于有严重免疫损害的患者。

二、适应证和禁忌证

（一）适应证

临床医师应根据患者的病情、血小板的数量和功能以及引起血小板减少的原因等因素综合考虑是否输注血小板。根据 AABB 调查发现：超过 70% 的血小板输注是预防性的；只有不足 30% 为治疗性输注，用于止血目的。

1. 预防性血小板输注 预防性血小板输注（prophylactic platelet transfusion）可显著降低血小板计数低下患者出血的概率和程度，特别是减少颅内出血和内脏大出血的危险性，降低死亡率，具有显著的临床疗效。若血小板计数低下并伴有血小板破坏或消耗增加的因素如感染、发热、败血症、抗凝剂治疗、凝血功能紊乱（如 DIC）、肝衰竭等，发生出血的危险性则更大。因此，预防性血小板输注在血小板输注中占主导地位，但仅限于出血危险性大的患者,不可滥用。

各种慢性血小板生成不良性疾病如再生障碍性贫血、恶性血液病、大剂量放化疗后、HSCT 后等引起的血小板减少,输注血小板使之提高到某一水平,防止出血。一般情况下,内科患者当血小板计数 $<10\times10^9/L$ 时,无论有无明显出血都应及时输注血小板,预防发生颅内出血;外科手术或侵入性检查患者,血小板计数 $\leq50\times10^9/L$ 者须预防性输注血小板,同时应考虑手术部位(是否利于压迫止血)和手术大小,脑部或眼部手术需提高患者血小板计数 $>100\times10^9/L$。

2. 治疗性血小板输注 治疗性血小板输注(therapeutic platelet transfusion)用于治疗存在活动性出血的血小板减少患者。

(1)血小板生成减少引起出血:如再生障碍性贫血、恶性血液病、大剂量放化疗等引起的血小板生成减少所导致的出血。

(2)大量输血稀释性血小板减少:大量输血时由于大量补液所致的血小板稀释性减少,血小板计数低于 $50\times10^9/L$ 伴有严重出血者。

(3)感染和弥散性血管内凝血(disseminated intravascular coagulation,DIC):严重感染特别是革兰氏阴性细菌感染者,血小板计数低下是常见并发症,可能由于血小板寿命缩短,或骨髓造血受抑,或两者兼有之。若血小板计数降至极低水平并引起出血,则需输注血小板且起始剂量应加大。对于 DIC 首先应针对病因治疗,若是血小板计数降低引起的出血,应输注血小板。

(4)免疫性血小板减少症:ITP 患者体内存在针对血小板的自身抗体,在体外可与多数人血小板起反应。ITP 患者输注血小板后,血小板寿命显著降低,甚至使低下的血小板计数降至更低,因此 ITP 患者输注血小板应严格掌握指征:①脾切除等手术的术前或术中有严重出血者;②血小板计数低于 $20\times10^9/L$ 并伴有出血可能危及生命者。若输注前应用静脉注射免疫球蛋白可延长输入血小板的寿命。

(5)血小板功能异常引起出血:有的患者,如巨大血小板综合征、血小板无力症等,虽然血小板计数正常但功能异常,或者服用阿司匹林等药物抑制血小板功能。当这些患者出现威胁生命的严重出血时,需要及时输注血小板以控制出血。

(二)禁忌证

肝素诱导性血小板减少症(heparin-induced thrombocytopenia,HIT)和血栓性血小板减少性紫癜(thrombotic thrombocytopenic purpura,TTP)均为血小板输注的禁忌证。HIT 是肝素诱导的免疫性血小板减少症,常引起严重血栓,故不应输注血小板。TTP 患者血小板计数极低,是微血栓形成造成血小板大量消耗所致。血小板输注可能加重 TTP,导致症状恶化,应为禁忌,除非有威胁生命的出血。可通过血浆输注、血浆置换和药物等治疗 TTP。

三、剂量及用法

(一)剂量

血小板输注的剂量和频率取决于个体情况,视病情而定。患者无活动性出血时,输注剂量取决于患者输注前血小板数及预期达到的血小板数。通常成人每次输注一个治疗量。患者处于活动性出血时,血小板的输注剂量取决于患者的出血情况及止血效果。年龄较小的儿童(<20kg),输注 10~15ml/kg 直至一个治疗量的血小板;年龄较大的儿童,输注一个治疗量的血小板。若患者存在脾大、感染、DIC 等导致血小板减少的非免疫因素,输注剂量要适当加大。

(二)用法

我国血小板输注的一般要求:①常规按照 ABO 同型原则输注;②除生理盐水以外,严禁添加任何药物;③输注速度宜先慢后快,起始的 15 分钟慢速输注,严密监测是否发生输血反应,若无不良反应,以患者能够耐受的最快速度完成输注;④血小板出库后,应在 4 小时内完成输注,不应再进行保存。

四、疗效评价

许多因素影响血小板输注效果,因此需结合实验检测指标、有无输血反应和临床疗效进行综合评价。

(一)治疗性血小板输注

对于治疗性血小板输注,评价输注有效性的最重要指标就是临床止血效果,应观察、比较输注前后出血速度、程度的变化。

(二)预防性血小板输注

对于预防性血小板输注的疗效判断指标是:患者无明显出血表现,输注后血小板计数升高。测定输注后 1 小时和 24 小时后的血小板计数都十分重要。输注一个治疗量血小板,成人大约可升高 $(20\sim30)\times10^9/L$,儿童及婴幼儿输注血小板 $5\sim10ml/kg$,可升高 $(30\sim50)\times10^9/L$。

(三)血小板输注疗效的实验室检测指标

临床判断血小板输注疗效常用的实验室检测指标包括血小板计数增量校正(corrected count increment,CCI)和血小板回收率(percentage platelet recovery,PPR)。PTR 患者在接受充足治疗量的血小板输注后,循环血液中血小板计数未见有效提高,临床出血表现未见明显改善。通过检测患者输注血小板 1 小时或 24 小时后的血小板计数计算 CCI 或 PPR 值,可以评价血小板输注后的实际效果。

$$CCI = \frac{(输血后血小板计数 - 输血前血小板计数)\times体表面积(m^2)}{输入的血小板总数(\times10^{11})}$$

注:当血小板计数单位为 μl 时,输注后 1 小时 CCI<7 500,输注后 24 小时 CCI<4 500,说明血小板输注无效;当血小板计数单位为 $10^9/L$,血小板总数的单位为 10^{11} 时,输注后 1 小时 CCI<7.5,输注后 24 小时 CCI<4.5,说明血小板输注无效。

$$PPR = \frac{(输血后血小板计数 - 输血前血小板计数)(/L)\times血容量(L)}{输入的血小板总数的三分之二}\times100\%$$

注:血小板计数单位为 L,输注后 1 小时 PPR<30%,输注后 24 小时 PPR<20% 说明血小板输注无效。

第五节 血浆输注

血浆制品主要有新鲜冰冻血浆(fresh frozen plasma,FFP)和冰冻血浆(frozen plasma,FP)。其主要区别是 FFP 中保存了不稳定的凝血因子Ⅴ、Ⅷ活性。近年来,为减少输血传播疾病的风险,各种经病毒灭活的血浆逐渐应用于临床。临床上输注血浆主要用于补充凝血因子,纠正凝血功能异常。

一、血浆的种类

(一)新鲜冰冻血浆

新鲜冰冻血浆是由抗凝的新鲜全血在采集后 6 小时内制备,含有全部的凝血因子。一般每袋 200ml 的 FFP 内含有血浆蛋白 $60\sim80g/L$,纤维蛋白原 $2\sim4g/L$,其他凝血因子 $0.7\sim1.0IU/ml$。

（二）冰冻血浆

冰冻血浆缺少不稳定凝血因子 V 和Ⅷ，即采用特定的方法在全血的有效期内，将血浆分离出并冰冻成固态的血液成分，或者新鲜冰冻血浆 1 年保存期满后的血浆。

（三）病毒灭活血浆

病毒灭活血浆包括病毒灭活新鲜冰冻血浆和病毒灭活冰冻血浆。分离制备的新鲜冰冻血浆或冰冻血浆在速冻前采用亚甲蓝病毒灭活技术进行病毒灭活处理并速冻呈固态的血液成分，提高血浆输注的安全性。

（四）去冷沉淀血浆

去冷沉淀血浆是新鲜冰冻血浆分离冷沉淀凝血因子后剩余的血浆成分，简称冷上清。

二、适应证和禁忌证

（一）适应证

临床无相应凝血因子浓缩制剂应用时，血浆输注可用于多种原因导致的凝血因子缺乏，也可用于大量输血、大面积烧伤、创伤、血浆置换等。

1. 新鲜冰冻血浆 FFP 主要用于补充体内先天性或获得性各种凝血因子缺乏，PT 大于参考区间中点值的 1.5 倍和 / 或 APTT 大于参考区间中点值的 1.5 倍，或 INR 大于 1.7 时可考虑输注血浆；凝血试验结果不易获取时，由临床医生根据患者出血情况决定是否输注新鲜冰冻血浆。FFP 输注适应证如下：①单个凝血因子缺乏如血友病，无相应浓缩成分血时；②肝病患者获得性凝血功能障碍；③大量输血伴发的凝血功能紊乱；④口服华法林等抗凝剂过量引起的出血；⑤血栓性血小板减少性紫癜及溶血尿毒症综合征；⑥免疫缺陷综合征；⑦抗凝血酶缺乏；⑧DIC 等。病毒灭活新鲜冰冻血浆降低了经输血传播疾病的风险，但会损失部分凝血因子，尤其是不稳定凝血因子（V 和Ⅷ），输注适应证同新鲜冰冻血浆，但宜增加使用剂量。

2. 冰冻血浆 冰冻血浆与新鲜冰冻血浆相比，缺少不稳定凝血因子，主要用于凝血因子 V 和Ⅷ以外的凝血因子缺乏患者的替代治疗。病毒灭活冰冻血浆降低了经输血传播疾病的风险，但会损失部分凝血因子。输注适应证同冰冻血浆，但宜增加使用剂量。

3. 去冷沉淀血浆 与新鲜冰冻血浆相比，去冷沉淀血浆缺少凝血因子Ⅷ、ⅩⅢ，vWF，纤维蛋白原及纤维结合蛋白等；但白蛋白和其他凝血因子与新鲜冰冻血浆含量相当，主要用于 TTP 患者的输注或凝血因子正常患者的血浆置换。

（二）禁忌证

血浆输注的禁忌证：①对于曾经输血发生血浆蛋白过敏的患者，应避免输注血浆，除非在查明过敏原因后有针对性地选择合适的血浆输注。如缺乏 IgA 的患者严禁输注血浆。②对血容量正常的年老体弱患者、重症婴幼儿、严重贫血或心功能不全的患者，因有易发生循环超负荷的危险，应慎用血浆。③血浆不适用于单纯扩充血容量和升高蛋白浓度，也不适用可通过维生素 K、冷沉淀凝血因子、凝血因子浓缩制剂等治疗的凝血障碍。

三、剂量及用法

（一）剂量

血浆输注剂量取决于患者具体病情需要，参考凝血功能检测结果及临床出血情况。一般情况下凝血因子达到 25% 的正常水平基本能满足止血要求。由于每袋 FFP 中含有的凝血因子量差异较大，因此输注 FFP 补充凝血因子时，动态观察输注后的止血效果对决定是否需要增加用量十分重要。输注剂量由临床状况和患者体重决定，通常成人为 10～20ml/kg，婴幼儿为 10～15ml/kg。

（二）用法

血浆在 37℃ 水浴中融化，不断轻轻地摇动血袋，直到血浆完全融化为止。融化后在 24 小时之内用输血器输注，输注速度为 5～10ml/min。对于老年人、心肾功能不全者和婴幼儿患者应减慢输注速度。

血浆输注的注意事项：①融化后的 FFP 应尽快输注，解冻后 2～6℃ 保存，应 24 小时内输注；②按交叉配血次侧相容性原则输注，献血者意外抗体筛查阴性的血浆可直接进行 ABO 相容性输注，优先选择 ABO 同型血浆；③输注血浆前肉眼检查为淡黄色的半透明液体，如发现颜色异常或有凝块不能输注。

四、疗效评价

输注血浆的主要作用是补充凝血因子，但由于血浆中的各种凝血因子含量不确定，目前临床对于使用血浆疗效判断，主要依靠临床观察出凝血症状的改善和有无输血反应。传统出凝血监测指标主要为 PT、APTT、INR、纤维蛋白原和 / 或血栓弹力图（TEG）检测等，根据出凝血检测指标实时调整血浆输注剂量。如果止血效果不理想，在患者血容量尚能增加的许可范围内，可加大血浆输注量，否则应及时改用凝血因子浓缩制品。

第六节 冷沉淀凝血因子输注

冷沉淀凝血因子（cryoprecipitated antihemophilic factor，Cryo）是由 FFP 制成，主要含有 FⅧ、纤维蛋白原以及 FⅩⅢ、纤连蛋白（fibronectin，FN）、血管性血友病因子（von Willebrand factor，vWF）等。200ml FFP 制成的 Cryo 纤维蛋白原含量 ≥150mg；FⅧ 含量 ≥80IU。Cryo 主要用于补充 FⅧ、vWF、纤维蛋白原、FⅩⅢ 等。由于 Cryo 制备过程中缺乏病毒灭活，导致输注后感染病毒风险增加，在一些发达国家已较少应用。但由于制备工艺较为简单、成本低，目前 Cryo 在我国临床应用还较多，使用时应严格掌握适应证，不可滥用。

一、适应证和禁忌证

（一）适应证

主要适用于纤维蛋白原缺乏及血友病 A 无法获得单一成分的纤维蛋白原及 FⅧ 时，也可用于 FⅩⅢ 缺乏症、血管性血友病等；在大量输血、DIC 以及其他治疗方法无效的尿毒症出血的情况下可以使用。

有特异性浓缩制剂可供使用时冷沉淀凝血因子不宜作为首选治疗方案。对于血友病 A 患者，首选 FⅧ 浓缩制剂；纤维蛋白原缺乏患者，首选纤维蛋白原制品。这些凝血因子制品在生产过程中有可靠的病毒灭活处理工艺，使发生输血传播疾病的风险大大降低。

（二）禁忌证

冷沉淀凝血因子输注的禁忌证是除适应证以外的其他凝血因子缺乏症。

二、剂量及用法

（一）剂量

冷沉淀凝血因子输注剂量和频率取决于纤维蛋白原消耗速度、恢复时间和半衰期。纤维蛋白原在无其他消耗（如出血、DIC 等）的情况下半衰期大约是 4 天。通常成人每 10kg 体重输注 1～1.5U，婴幼儿每 kg 体重输注 2～4U（1U：由 200ml 全血分离的血浆制备）。冷沉淀凝血因子的输注存在剂量依赖性特点，即初次治疗效果较差者，增大剂量重复使用，可获得较好的效果。

（二）用法

冷沉淀凝血因子在 37℃水浴中完全融化后必须在 4 小时内输注完毕。输注冷沉淀凝血因子时，应采用标准输血器静脉滴注。冷沉淀凝血因子输注的注意事项：①冷沉淀凝血因子中不含凝血因子V，一般不单独用于治疗 DIC；②冷沉淀凝血因子 37℃融化后应尽快输注，在室温放置过久可使 FⅧ失活，因故未能及时输用，不应再冻存；③冷沉淀凝血因子融化时温度不能超过 37℃，以免 FⅧ失活。④冷沉淀凝血因子按照交叉配血次侧相容性原则输注，献血者意外抗体筛查阴性的冷沉淀凝血因子可直接进行 ABO 相容性输注。

三、疗效评价

冷沉淀凝血因子主要用于 FⅧ、vWF、纤维蛋白原、FⅫ和纤维结合蛋白缺乏或减少引起出血的患者，目的就是通过补充外源性凝血因子进行止血。冷沉淀凝血因子输注疗效的监测和评价主要依据临床出血症状的改善、有无输血反应及实验监测指标，如 Fg、PT、APTT 和 INR 以及血栓弹力图等。大量输血或 DIC 纤维蛋白原水平应维持在 1.0g/L 以上；创伤、产科和心脏手术患者纤维蛋白原应维持在 1.5～2.0g/L。如止血效果不理想，在患者血容量尚能增加的许可范围内，可适当加大冷沉淀凝血因子的输注量，或者最好改用凝血因子浓缩制品。

第七节　粒细胞输注

粒细胞的制备方法有手工法和单采法两种，其所含的粒细胞数量随制备方法不同而异：手工法由 200ml 全血制备的为 1 单位，约 20～30ml，其中含粒细胞 0.5×10^9 个；单采法是使用血液成分单采机在全封闭的条件下将符合要求的献血者血液中的粒细胞分离出并悬浮于一定量的血浆内，制备成单采粒细胞（apheresis granulocytes）。单采粒细胞每袋 150～500ml，含有中性粒细胞≥1.0×10^{10} 个。

一、适应证和禁忌证

（一）适应证

粒细胞输注的不良反应和并发症多，其适应证要从严掌握。一般认为，应在同时满足下列三个条件，且充分权衡利弊的基础上进行粒细胞输注：①中性粒细胞数量绝对值低于 0.5×10^9/L；②有明确的细菌感染；③经强有力的抗生素治疗 48 小时以及骨髓粒系增生极度减低经粒细胞集落刺激因子（G-CSF）或粒细胞 - 巨噬细胞集落刺激因子（GM-CSF）治疗 5 天以上无效。另外，如果患者有粒细胞输注的适应证，但预计骨髓功能将在几天内恢复，则不需要输注粒细胞。

（二）禁忌证

禁忌证为：①不适用于抗生素治疗有效的感染患者，或感染已被有效控制的患者；②预后极差，如终末期癌症患者不宜输注粒细胞，因粒细胞输注不能改善其临床症状；③不适用于骨髓移植后粒细胞的重建。

二、剂量及用法

（一）剂量

每天输注一次，连续 4～5 天，每次输注剂量大于 1.0×10^{10} 个粒细胞（推荐成人和年龄较大的儿童每次输注剂量为 $4 \times 10^{10} \sim 8 \times 10^{10}$ 个粒细胞,婴幼儿每次输注按每 kg 体重 $1 \times 10^9 \sim$ 2×10^9 个粒细胞),直到感染控制、体温下降、骨髓造血功能恢复为止,如有肺部并发症或输注无效时则应停用。

(二)用法

由于粒细胞制品中含有大量红细胞和血浆,因此应选择 ABO、RhD 同型输注,输注前必须做交叉配血试验。粒细胞制备后应尽快输注,以免其作用减弱,室温保存不应超过 24 小时。粒细胞输注的注意事项:①不可使用白细胞过滤器对浓缩粒细胞进行过滤,为预防 CMV 的传播应选择 CMV 抗体阴性的供者;②可采用血液辐照处理,灭活粒细胞成分血中有活性的淋巴细胞来预防 TA-GVHD 的发生。

三、疗效评价

输注粒细胞后,不能以患者粒细胞计数是否升高进行疗效判断。输注的中性粒细胞进入体内很快到达感染部位,或在肺部聚集并参与肺部的炎性活动,再进入肝、脾及其他组织,迅速发挥抗感染作用。通常情况下,患者的外周血常规检测中性粒细胞计数没有明显变化。因此临床输注粒细胞的效果不是观察白细胞计数是否升高,而主要是观察感染是否得到控制,体温是否下降等。通过观察到的各种症状改善、临床表现及有关实验室指标变化等情况进行综合判断。粒细胞成分输血产生的副作用主要有发热反应,此外还可发生 TA-GVHD 和 TRALI。

第八节 血浆蛋白制品输注

血浆蛋白制品有数十种,目前常用的有白蛋白、免疫球蛋白、纤维蛋白原浓缩剂、FⅧ浓缩剂、凝血酶原复合物浓缩剂、FⅨ浓缩剂、纤维蛋白胶和抗凝血酶浓缩剂等。

一、白蛋白制品输注

白蛋白(albumin)是临床常用的血浆容量扩张剂,白蛋白制品于 $2 \sim 6$℃保存,有效期 5 年,使用安全,储存稳定,在临床应用最普及。输注白蛋白的主要作用是提高血浆胶体渗透压,血浆白蛋白浓度与胶体渗透压成正比。

(一)适应证及禁忌证

1. 适应证 ①低蛋白血症:低蛋白血症患者输注白蛋白制品,补充外源性白蛋白,提高血浆白蛋白浓度和胶体渗透压,可以减轻水肿和减少体腔积液;②扩充血容量:用于休克、外伤、外科手术和大面积烧伤等患者扩容;③体外循环:用晶体液或白蛋白作为输液泵的底液,可以减少术后肾衰竭的危险;④血浆置换:在去除含病理成分的血浆同时,也去除了其中的白蛋白,常需要使用一定量的白蛋白溶液作为置换液,特别是对于血浆置换量大或伴有严重肝肾疾病患者;⑤新生儿溶血病:白蛋白能结合游离胆红素,阻止游离胆红素通过血脑屏障,预防胆红素脑病。白蛋白制品适用于新生儿溶血病患者,但使用时应注意白蛋白的扩容作用。

2. 禁忌证 对输注白蛋白制品有过敏反应、心脏病、血浆白蛋白水平正常或偏高等患者应慎用。

(二)用法

白蛋白制品应单独静滴,或用生理盐水稀释后滴注。白蛋白的输注速度应根据病情需要进行调节,需要紧急快速扩容时输注速度应较快。一般情况下,血容量正常或轻度减少时，5% 白蛋白输注速度为 2～4ml/min，25% 白蛋白输注速度为 1ml/min，儿童及老年人输注速度酌情减慢。

二、免疫球蛋白制品输注

免疫球蛋白（immunoglobulin，Ig）是机体接受抗原（细菌、病毒等）刺激后，由浆细胞产生的一类具有免疫保护作用的蛋白质。它能特异地与刺激其产生的抗原结合形成抗原抗体复合物，从而阻断抗原对人体的有害作用。目前，作为血液制品生产和应用的免疫球蛋白主要成分是 IgG，其含有主要的 4 种 IgG 亚型成分。常用的免疫球蛋白制品主要有丙种球蛋白、静脉注射免疫球蛋白和特异性免疫球蛋白。

（一）丙种球蛋白

丙种（γ）球蛋白也称正常人免疫球蛋白，是从上千人份混合血浆中提纯制得，主要含有 IgG，而 IgA 和 IgM 含量甚微。其含有抗病毒、抗细菌和抗毒素的抗体。仅用于肌内注射，禁止静脉注射。

（二）静脉注射免疫球蛋白

静脉注射免疫球蛋白（intravenous immunoglobulin，IVIG）是采用胃酶消化、化学修饰、离子交换层析等进一步处理制备的适宜静脉输注的免疫球蛋白，多为冻干粉剂，可配制成 5% 或 10% 溶液使用，主要用于免疫缺陷性疾病、病毒、细菌感染等治疗。

（三）特异性免疫球蛋白

特异性免疫球蛋白是用相应抗原免疫后、从含有高效价特异性抗体的血浆中提纯制备的。其主要适应证包括：①预防某些病毒感染，如高效价乙型肝炎免疫球蛋白（hepatitis B immunoglobulin，HBIg）、狂犬病免疫球蛋白；②预防细菌感染，如破伤风免疫球蛋白；③抑制原发性免疫反应，如 RhD 的同种免疫预防可用抗 RhD 免疫球蛋白；④其他用途：抗胸腺免疫球蛋白治疗急性再生障碍性贫血的有效率可以达到 50%。目前国内已能生产和制备的特异性免疫球蛋白包括抗牛痘、抗风疹、抗破伤风、抗狂犬病、抗乙型肝炎和抗 RhD 免疫球蛋白等。对免疫球蛋白制品过敏者应慎用。

三、凝血因子Ⅷ浓缩剂输注

凝血因子Ⅷ浓缩剂（coagulation factor Ⅷ concentrate）又称抗血友病球蛋白（antihemophilic globulin，AHG），是从 2 000～30 000 人份的新鲜混合血浆中分离、提纯获得的冻干凝血因子浓缩剂，主要适用于治疗 FⅧ 缺乏引起的出血，如血友病 A 等。与冷沉淀凝血因子相比，FⅧ 浓缩剂活性高，储存、输注方便，过敏反应少，使用前需加注射用水或生理盐水进行稀释。近年来基因重组 FⅧ 制品也开始应用于临床。

四、凝血因子Ⅸ浓缩剂输注

FⅨ 是由肝脏合成的正常凝血途径中重要的凝血因子之一。FⅨ 缺乏见于多种疾病，如血友病 B、肝衰竭等，可表现明显的出血倾向。凝血因子Ⅸ浓缩剂（coagulation factor Ⅸ concentrate）主要用于补充 FⅨ，其适应证包括血友病 B、维生素 K 缺乏症、严重肝功能不全和 DIC 等。血栓性疾病和栓塞高危患者等禁用，存在 FⅨ 抗体的患者也应慎用。

五、凝血酶原复合物浓缩剂输注

凝血酶原复合物浓缩剂（prothrombin complex concentrate，PCC）是依赖维生素 K 的凝血因子Ⅱ、Ⅶ、Ⅸ、Ⅹ 的混合制品，是混合人血浆制备的冻干制品。PCC 主要适用于先天性或获得性凝血因子Ⅱ、Ⅶ、Ⅸ、Ⅹ 缺乏症，包括血友病 B、肝病、维生素 K 缺乏症、DIC 等的治疗。

六、纤维蛋白原制品输注

纤维蛋白原（fibrinogen）由肝细胞合成，正常人血浆中纤维蛋白原含量约为 2～4g/L。当肝脏受到严重损伤或机体营养不良时，其合成减少。机体维持有效止血的纤维蛋白原水平应 ≥0.5g/L，但需要进行大手术或有大创伤时则应保持 ≥1.0g/L。纤维蛋白原浓缩剂适应证主要包括：①先天性无或低纤维蛋白原血症/异常纤维蛋白原血症；②获得性纤维蛋白原缺乏症，如肝病；③DIC；④原发性纤溶症等。

七、纤维蛋白胶

纤维蛋白胶（fibrin sealant，FS）是从人血浆中分离制备的具有止血作用的止血黏合剂，是一种由人纤维蛋白原与凝血酶组成的止血凝胶制品。因具有不透气、不透液体、能生物降解、促进血管生长和形成、局部组织修复等优点而广泛应用于外科创面止血。

八、抗凝血酶浓缩剂输注

抗凝血酶（antithrombin，AT）浓缩剂是采用肝素琼脂凝胶亲和层析技术从血浆中分离纯化制备的血浆蛋白制品，适用于先天性和获得性 AT 缺乏患者，包括遗传性 AT 缺乏或功能缺陷、外科手术中预防深静脉和动脉血栓形成、肝硬化和重症肝炎、血液透析和肾病综合征、DIC、骨髓移植和化疗导致继发性 AT 缺乏等。

九、活化蛋白 C 制品

近年来，基因工程制备的人活化蛋白 C 制品已经面世，其药理作用机制主要是灭活体内 FVa 和 $FⅧa$，限制凝血酶的形成，改善与感染相关的凝血通路发挥抗血栓作用。其适应证主要有：①死亡风险高的成人严重感染；②DIC；③血栓性疾病。重组人活化蛋白 C 最常见的副作用是出血，常见部位是胃肠道和腹腔内。

十、基因重组活化凝血因子Ⅶ

基因重组活化凝血因子Ⅶ（recombinant activated factor Ⅶ，rFⅦa）是采用基因工程技术制备的具有活性的凝血因子制品，其主要作用机制是在凝血的起始阶段，rFⅦa 与组织因子在细胞表面结合，导致少量凝血酶的产生，然后凝血酶激活凝血因子 V、Ⅷ、XI 和血小板，放大凝血反应，最终导致凝血酶的大量产生。此外，药理剂量的 rFⅦa 可以在活化血小板表面直接激活 FX，该过程无须组织因子的参与。目前，全球范围内 rFⅦa 的主要用途包括：①有抗体的血友病 A 和 B 的出血；②外科手术止血；③肝移植；④心外科；⑤前列腺手术；⑥脑出血；⑦创伤止血；⑧上消化道出血；⑨其他包括血小板减少、抗凝药物过量、产后大出血等。

十一、其他血浆蛋白制品

目前在临床应用的血浆蛋白制品还有 α_2-巨球蛋白、纤连蛋白、α_1-抗胰蛋白、血管性血友病因子浓缩剂等。

本章小结

现代医学提倡成分输血，即把全血中的各种有效成分分离出来，分别制成高浓度的血液成分，然后根据患者病情需要输注相应的成分血。成分输血的主要优点是针对性强，成分相应的浓度和纯度高，疗效好，输血反应少，节约血液资源。血液成分中红细胞的用量最大，红细胞输注适用于循环红细胞总量减少致运氧能力不足，或组织缺氧而有症状的患者，其输注决定应结合临床评估而不只是根据实验室数据，选择合适类型的红细胞成分血，其中，国内悬浮红细胞的应用最广泛，几乎适用于临床各科的输血，去白细胞红细胞因其输血反应少使用量正在不断增加。血小板输注主要用于预防和治疗血小板数量减少或功能异常所致出血，以恢复和维持机体正常止血和凝血功能。临床上根据血小板输注的目的不同，将其分为治疗性血小板输注和预防性血小板输注，后者在血小板输注中占主导地位，但仅限于出血危险性大的患者，不可滥用。血浆主要用于补充先天性或获得性凝血因子缺乏。冷沉淀凝血因子主要含有纤维蛋白原、FⅧ、FⅩⅢ、纤连蛋白、血管性血友病因子五种成分，可用于治疗相应凝血因子缺乏症。由于冷沉淀凝血因子制备中缺乏病毒灭活过程，导致患者输注后感染病毒的风险增加。临床上白蛋白制品主要用于低蛋白血症、扩充血容量、大面积烧伤、血浆置换、体外循环、新生儿溶血病等。静脉注射免疫球蛋白主要用于免疫缺陷性疾病、感染性疾病及非感染性疾病；特异性免疫球蛋白应用于某些细菌性、病毒性感染及抑制一些原发性免疫反应。凝血因子浓缩成分血可用于先天性或获得性凝血因子缺陷性疾病。

（王海燕）

第八章 常见疾病的输血

1. 什么是患者血液管理？其基本原则是什么？
2. 输血前评估和输血后疗效评价包括哪些方面？
3. 围手术期患者血液管理的术前、术中和术后分别有哪些措施？
4. 免疫性血小板减少症和血栓性血小板减少症患者的血小板输注原则是什么？
5. 造血干细胞移植患者血液成分选择的原则是什么？
6. 严重出血和大量输血的定义是什么？严重出血的处理原则是什么？
7. 常见危重症患者输血管理要点是什么？
8. 胎儿与新生儿溶血病的血型血清学试验有哪些？如何选择相容的红细胞输注？
9. 儿童血液成分输注的一般原则有哪些？
10. 妊娠期的血液生理特征是什么？产后出血的输血治疗原则是什么？

随着临床输血实践数据的累积和循证医学的兴起，输血模式已然从传统的经验性治疗转变为以循证医学为证据、以患者为中心的患者血液管理模式。临床输血由过去的宽松输血策略过渡到严紧输血策略，并向个性化的精准输血发展，其最终目的始终是改善患者预后，减少血液浪费。本章将从合理用血的必要性、患者血液管理的基本原则以及输血评估和疗效评价入手，详细阐述围手术期、内科、HSCT、严重出血、危重症与儿科、产科的患者血液管理措施，以及输血策略，并简单介绍精准输血的发展。

第一节 概 述

随着献血者筛查的改进、检测能力的提高以及病原体灭活技术研究的发展，输血传播感染的风险已大幅降低。但是，新发病原体仍对血液安全构成威胁。同时，非感染性输血反应比感染性输血反应更为常见，但却经常被低估。合理用血可减少不必要的血液成分暴露，从而降低输血风险。临床试验证据表明，采用宽松输血策略和严紧输血策略的患者临床结局没有显著差异，并且输血次数较少的患者住院时间更短，感染发生率和术后并发症再入院率更低。越来越多的证据表明，输血与临床结局不良相关。近年来，临床用血的需求大幅增加，血液可能出现季节性、区域性及偏型性的供应紧张。采用严紧输血策略合理使用血液可为真正需要输血的患者提供安全充足的血液供应，从而造福社会。

一、患者血液管理

1. 定义和范畴 患者血液管理（patient blood management，PBM）是以循证医学证据为基础，以患者为中心，采用多学科的技术方法，使需要输血的患者获得最佳治疗。PBM 维持患者血红蛋白水平，优化凝血功能，最大限度地减少失血，以达到减少或避免输异体血、改善患者预后、获得最佳病情转归的目的。PBM 从外科手术领域逐渐发展成为管理贫血和保存患者自身血液的综合方案,广泛用于围手术期、内科、严重出血、危重症、新生儿和儿童、妊娠女性等患者的医疗照护。

2. 基本原则 PBM 的核心原则是根据每位患者的特定需求,采取相应措施保存和管理患者自身血液。基本原则包括促进自身造血、减少出血和失血以及优化贫血耐受。

(1)促进自身造血:术前贫血是延长住院时间、增加围手术期红细胞输注量及病死率的重要危险因素之一,宜常规检测、评估和诊断贫血的原因,并在临床上根据诊断给予适当的治疗,包括铁剂、叶酸和维生素 B_{12}、红细胞生成刺激剂等。

(2)减少出血和失血:应防止不必要地损失患者自己的血液,可通过麻醉、止血、手术和其他适当措施和干预手段,系统分析、及时识别并管理出血的风险因素,尽可能减少失血和引发出血的凝血障碍的影响。

(3)优化贫血耐受:贫血耐受力基于患者的血容量状态,个人的生理储备包括心、肺、肾功能以及贫血的动态变化等。对贫血的反应是决定输血最重要的因素。应采取所有适当措施,以利用和优化患者贫血的生理储备。

二、输血评估与疗效评价

(一)输血前评估

(1)输血指征评估:输血前,临床医师应当根据患者的临床表现、既往史、生育史、失血情况与代偿功能、实验检查结果和患者意愿等综合评估。用血前应严格掌握输血适应证,无替代输血的治疗方法或已实施的替代输血治疗不能及时有效纠正贫血和出凝血功能障碍,且不输血可能影响患者预后时,方可输血。

(2)生命体征评估:患者输血前评估应包括生命体征的评估,如血压、心率、体温与呼吸频率,还应包括输血前的症状,如气短、皮疹、瘙痒、气喘及畏冷等,以此作为输血开始后的对照基础。在准备给患者输注血液成分时,了解患者的基础状态至关重要。肾脏或心肺疾病患者需降低输注速度,以防止输血相关循环超负荷的发生。受血者体温升高可使血细胞成分破坏加速。

(二)输血后疗效评价

输血治疗后,应当及时综合评价患者输血治疗情况和输血治疗效果。一旦发现输血反应或者输注无效,要分析原因,提出改进意见,制订科学的输血方案,有效避免血液资源浪费。血液成分的临床效果可从三个层次来评估,即安全性、有效性以及对疾病的辅助治疗效果。安全性评价指患者输血期间及输血后是否发生不良反应及其严重程度。有效性评价是指是否有效补充某种血液成分,应从实验检测结果、临床症状的改善情况两方面评估。对疾病的辅助治疗主要体现在调节机体免疫应答。

第二节　围手术期患者血液管理

一、术前血液管理策略

1. 术前贫血的诊断及治疗 贫血是手术患者输血和围手术期并发症和死亡率增加的重要影响因素。因此,术前查明贫血原因,给予积极有效治疗,对优化患者的术前状况,改善患者结局并降低医疗费用至关重要。对择期手术的贫血患者,建议术前 4 周或更早检查,为诊断和治疗贫血预留足够的时间。提倡在术前采取非输血措施纠正贫血;而对急诊手术和限期手术的贫血患者,在病情允许时也宜积极治疗贫血。

2. 优化患者凝血功能 术前纠正患者凝血功能是减少出血和输血的重要方法。对术前服用抗凝药、抗血小板药和其他可能影响止凝血功能药物的患者,应根据手术类型、手术出血风险和药物特点采取相应的防治方案。对择期手术患者,应根据病情和止凝血功能状态决定是否停药或采用替代治疗方案。对急诊手术和限期手术患者,应全面权衡手术出血风险与紧急逆转药物作用后的风险,并采取相应对策。

3. 储存式自体输血 对于预计失血量大的择期手术患者、既往异体血输注有严重输血反应的患者、稀有血型患者、血型鉴定或交叉配血困难的患者以及因宗教信仰或其他原因不接受异体血的患者,储存式自体输血(preoperative autologous blood donation, PAD)可能是一种合理的选择。实施 PAD 前应制订完善的采血计划,估计手术用血量和储血量,根据患者基本情况制订采血方案,决定是否需要使用促红细胞生成的药物等。

二、术中血液管理策略

1. 回收式自体输血 自 20 世纪 70 年代末起,手术中开始应用回收式自体输血,它是最早的血液保护方法之一,是指在严格无菌操作的条件下,利用自体血回收装置将患者手术中或创伤后流失在手术野或者体腔内无污染的血液或手术后引流液进行回收,经过抗凝、过滤、洗涤及浓缩等处理后再回输给该患者的输血方法。回收的红细胞不存在"储存损伤",红细胞膜变形性和 2,3- 二磷酸甘油酸水平接近正常,通常质量比库存红细胞更高,此外,使用自体血可以消除病毒传播和同种免疫的风险,并可减少患者的输血费用。但是,回收式自体输血术中血液回收效率低,且存在回收血被污染的风险。洗涤和白细胞过滤可以显著降低污染风险。

2. 减少术中失血 手术失血是导致患者贫血、输血和不良结局的重要因素,应采取各种措施减少手术失血。减少术中失血一般措施包括:精细地进行外科止血;维持患者体温在 36℃ 以上;抬高手术部位和避免手术部位静脉回流受阻;应用个体化的术中控制性降压技术方案,保障重要组织和器官灌注;维持正常的钙离子水平;保障组织灌注,避免酸中毒;采用其他措施减少医源性失血。另外,拟实施手术切除具有丰富血液供应的病变组织(如肿瘤)时,适用情况下宜预先应用介入技术阻断其主要供血血管,以减少术中出血;外科技术改进包括采用微创外科手术以及局部止血技术和方法;对严重出血患者,可根据实验室凝血指标检测结果进行目标导向治疗。

3. 急性等容性血液稀释 急性等容性血液稀释(acute normovolemic hemodilution, ANH)是指术前为患者采集并暂存血液,用晶体液或胶体液补充循环血容量,使血液稀释,减少术中红细胞丢失,术后再行血液回输的过程。由于这一过程造成患者术中贫血的状态,患者术中所失血液中 RBC 含量较低。手术结束时,患者主要的预期失血已完成,再将之前采集的血液重新回输至患者体内。ANH 能实现有效地减少患者异体输血的目的,但必须满足以下 3 个条件:①术前血细胞比容必须足够高,使患者能够耐受采血和血液稀释;②预计术中失血量大;③采血量足够大。由于这 3 个条件往往难以同时满足,ANH 是否能够有效减少异体输血仍存在争议。

4. 微创手术方法 过去几十年,新的手术方法包括腹腔镜、机器人、血管内技术和其他微创手术,大大减少了手术患者的输血量。例如,在接受机器人前列腺切除术、子宫切除和子宫肌瘤切除术的患者中,接受输血的患者比例显著减少。

5. 抗纤溶治疗 抗纤溶药物以氨甲环酸为代表,可减少围手术期失血和输血。氨甲环酸可以通过抑制纤溶系统的功能来稳定已经形成的凝血块,且证据表明这些药物没有增加深静脉血栓事件的风险。对体外循环心血管手术患者,应预防应用氨甲环酸。

6. 床旁检测 当实验检测用时较长时,临床医生通常在获得检测结果前即做出是否给患者输血的决定，尤其是输注血浆或血小板时。采用用时短的床旁检测方法，可以避免临床医生对是否输注血液成分做出盲目决定。如 TEG 床旁检测可在 10~15 分钟内出具有意义的凝血功能相关结果，甚至还可以采用更快检测的快速 TEG。这些检测结果不仅可反映血小板的数量，还可反映其整体功能，比单独的血小板计数更具临床意义。

三、术后血液管理策略

1. 术后自体血液回收　术后自体血液回收是在手术后收集引流管和 / 或伤口的血液，然后回输至患者，其主要应用于创伤、血管、心脏和复杂骨科手术等术后失血量较大（≥500ml）的手术。通常需要采集和处理足够量的血液才能达到效果，经过洗涤和浓缩可获得质量和安全性均较高的自体血液。

2. 减少医源性失血　实验检查采血易造成患者医源性失血。留置动脉或中心静脉置管的重症监护室（intensive care unit，ICU）患者每天会因实验检查丢失超过 1% 的循环血液。对于一些心脏手术患者，在较长的 ICU 住院期间，仅静脉切开就可能导致 1 或 2 个单位血液的丢失。采用较小的采血管和减少不必要的实验检查有助于减少血液丢失。

四、严紧输血策略

1. 红细胞　输注红细胞应遵循以下原则：首先使用晶体或胶体液补足或基本补足有效循环血容量；除大量、快速出血外，单次申请红细胞不宜超过 2U。输注红细胞的 Hb 阈值：Hb > 100g/L，不宜输注；Hb < 70g/L，宜输注；Hb 在 70~100g/L，宜根据患者的年龄、出血量、出血速度、心肺功能以及有无缺氧症状等因素综合判断是否输注。应积极治疗术后患者的贫血，以减少红细胞输注。

2. 血小板　血小板输注阈值如下：PLT > 100×10^9/L，不宜输注；PLT < 100×10^9/L，拟实施眼科或神经外科手术时，宜输注；PLT < 80×10^9/L，拟实施椎管内神经阻滞时，宜输注；PLT 在（50~100）$\times 10^9$/L，伴有严重出血时，宜输注；PLT < 50×10^9/L，拟实施较大手术或有创操作、急性出血时，宜输注；当患者出血且伴有血小板功能异常时（如 TEG 提示血小板功能低下），输注血小板不受上述输注阈值的限制。

3. 新鲜冰冻血浆和冷沉淀凝血因子　新鲜冰冻血浆（FFP）具体的输注指征如下：①患者出血，排除低体温、酸中毒等病情后，当 PT 大于正常范围均值的 1.5 倍和 / 或 APTT 大于正常范围上限的 1.5 倍、INR 大于 1.7、TEG 提示凝血因子缺乏时；②严重出血、大量输血时；③无凝血酶原复合物时，紧急对抗华法林的抗凝作用，用量为 5~8ml/kg；④无抗凝血酶制品时，治疗抗凝血酶缺乏。

冷沉淀凝血因子输注指征如下：①血浆 Fg < 1.0g/L，TEG 提示纤维蛋白原功能低下；②严重出血、大量输血时，血浆 Fg < 1.5g/L；③产科严重出血时，血浆 Fg < 2.0g/L；④凝血因子Ⅷ严重缺乏患者拟实施手术；⑤vWF 和凝血因子ⅩⅢ缺乏导致出血。

第三节　内科患者输血

一、红细胞输注

贫血的原因有很多种。对于慢性、情况稳定的贫血患者，往往不需要输注红细胞。对于生理代偿机制不足以维持组织正常氧合的贫血患者，输注红细胞可以达到预期的疗效。

1. 缺铁性贫血　贫血患者占世界人口的 1/4 以上，其中约有一半由缺铁造成。缺铁性贫血的病因治疗是关键，如消化道出血、女性月经过多的病因治疗。无论有无症状，所有缺铁性贫血患者和大部分缺铁但无贫血的患者都应当接受治疗。原因在于，如不纠正缺铁的基础病因并补足铁储备，就会有发生进一步器官损害/缺血和贫血加重的风险。缺铁性贫血患者血流动力学稳定时，应避免输血。缺铁性贫血患者输血仅限于严重贫血且伴有心血管功能不全或严重缺血缺氧症状患者。对于血流动力学稳定的中重度缺铁性贫血患者，优先推荐静脉补铁而非输血。

2. 再生障碍性贫血 再生障碍性贫血（aplastic anemia，AA）是指与骨髓增生减低/再生障碍有关的骨髓造血功能低下和全血细胞减少。多数患者没有明确的基础病因，被归为特发性，但大多数 AA 患者似乎有 HSC 自身免疫性破坏。其他可导致 HSC 丧失并引起 AA 的病理生理过程包括 HSC 直接受损（如药物、化学品、辐射）以及病毒感染、克隆性和遗传性疾病等。

所有 AA 患者在整个诊疗过程中都需接受针对血细胞减少及其并发症的支持治疗。一般采用严紧输血策略来治疗有症状和/或严重的贫血，旨在限制输血量，并降低同种异体免疫反应和铁过载的风险。输血阈值应视情况而定，具体取决于症状、合并症和血红蛋白下降速度。一般将血红蛋白维持在 70g/L，但关于输注阈值尚未达成共识。对于存在氧耗增加（如感染、发热、疼痛等）的患者，红细胞输血阈值宜适当提高。AA 患者输注的红细胞宜去除白细胞，以尽量降低 FNHTR 的风险，并减少巨细胞病毒的传播，对以后可能接受异基因 HSCT 的患者尤其重要。

3. 慢性病贫血 慢性病贫血（anemia of chronic disease，ACD）又称炎症性贫血、慢性炎症性贫血或炎症性低铁血症，最初认为主要与感染性、炎症性或肿瘤性疾病相关。但研究表明，ACD 也可见于多种疾病，包括肥胖、糖尿病、充血性心力衰竭、危重症和重度创伤与急慢性免疫激活有关的其他疾病形式。ACD 的病理生理机制主要是免疫介导的铁稳态失调，具体通过铁调素（铁稳态主要调节因子）和细胞因子来调节。其他病理生理机制还包括促红细胞生成素（erythropoietin，EPO）的生物活性降低，以及红细胞寿命缩短。贫血程度与患者生存不良具有一定相关性，若 ACD 患者出现危及生命的重度症状性贫血，且医生认为没有充足时间等待治疗基础疾病、补铁和/或使用 ESA 以改善贫血，则适合输注红细胞。

4. 急性冠脉综合征 急性冠脉综合征（ACS）是一组由急性心肌缺血引起的临床综合征。ACS 患者的贫血具有明确的不良预后影响，贫血是 ACS 短期和长期死亡率的独立预测因子。对于 ACS 患者，红细胞输注利弊之间的平衡受到多种因素的影响，严紧红细胞输注阈值（Hb<70g/L）可能不适用于血流动力学不稳定的 ACS 患者。鉴于缺乏基于随机对照试验的可靠证据，将 Hb<80g/L 作为输注阈值可能是合理的。在 Hb>100g/L 的 ACS 患者中，输注 RBC 与死亡风险增加相关，且与 Hb 浓度成正比，不建议输注 RBC。对于 Hb<80g/L 的 ACS 患者，输注 RBC 与死亡率的降低相关，宜给予输注红细胞，输血后目标浓度为 80~100g/L。对于 Hb 在 80~100g/L 的 ACS 患者，输注 RBC 对死亡率的影响不确定，可能与心肌梗死复发风险增加相关，需要根据患者的合并症调整输血策略。

5. 心力衰竭 心力衰竭是指由于心脏结构或功能性疾病导致心室充盈和/或射血功能受损，心排血量不能满足机体组织代谢需要，以肺循环和/或体循环淤血，器官、组织血液灌注不足为临床表现的一组综合征。对于所有的心力衰竭患者，在做出输血决策时，均应考虑 TACO 的发生风险增加。如果确有需要，应少量多次缓慢输注，每次输血后重新评估临床效果和液体状态，并严密监测患者的呼吸、心率、中心静脉压、颈静脉血液循环等情况。

6. 急性上消化道出血 上消化道出血是指十二指肠 Treitz 韧带以上部位的消化道出血，

患者表现为呕血和/或黑便。便血可发生在大出血的情况下，并且通常与血流动力学不稳定有关。对于大出血或血流动力学不稳定的患者，应以血流动力学参数（脉压、血压）、出血速度和止血能力指导输血，而不是根据血红蛋白。对于血流动力学稳定的出血患者，随机试验显示在能够快速开展内镜治疗的前提下，选择严紧输血策略是安全的。以下情况应考虑输注红细胞：①收缩压<90mmHg，或较基础收缩压降低幅度>30mmHg；②心率增快（>110次/分）；③血红蛋白<70g/L或血细胞比容<25%；④出现失血性休克。对于急性大量出血，需立即启动大量输血方案。

7. 地中海贫血 地中海贫血是指一组常染色体隐性遗传性血液疾病，其特征是正常珠蛋白链合成减少或缺失。根据临床严重程度和输血要求，这些地中海贫血综合征可在表型上分为两大类：输血依赖型地中海贫血（transfusion dependent thalassemia，TDT）和非输血依赖型地中海贫血（non-transfusion dependent thalassemia，NTDT）。TDT和NTDT并不是固定的类别，基于患者的情况、临床治疗方案的变化和进步，或者疾病的其他伴随因素，可能会将患者从一个类别转移到另一个类别。

（1）输血依赖型地中海贫血：宜对TDT患者进行全面的血型鉴定和意外抗体筛查，为其专门制订输血方案，将输血方案纳入整体诊疗计划，并根据患者健康状况和治疗效果适时调整。对于出现以下任何一种病情的患者，宜为其启动输血方案。①间隔2周以上的2次血常规均为Hb<70g/L，且排除存在引起血红蛋白下降的其他病情（如感染等）。②出现以下任何1种临床表现：严重的贫血症状；生长发育迟缓；过度骨髓内造血引起的并发症（如病理性骨折和面容改变）；明显的髓外造血。启动输血方案后，患者通常需要每2～5周输血1次。宜根据患者血红蛋白水平的下降趋势、本次输血后和下次输血前宜达到或维持的血红蛋白水平，估算所需输血量。本次输血后的血红蛋白水平宜达到130～150g/L。下次输血前的血红蛋白水平宜维持在95～105g/L。宜为患者选用与其ABO、RhD同型，且与其C、c、E、e抗原表型匹配的红细胞输注，以避免患者产生针对这些抗原的同种免疫。

（2）非输血依赖型地中海贫血：对于NTDT患者，宜对患者的生长发育、并发症和输血利弊等情况综合分析，决定是否给予输注红细胞。不宜单纯以血红蛋白水平作为输血的决定依据，除非患者Hb<50g/L。对于出现血红蛋白可能快速下降（如感染、手术）的患者，宜给予输注红细胞。对于出现以下病情的患者，宜考虑为其增加输血频次，并在取得稳定的临床疗效后，再次评估可否逐渐减少直至停止输血：脾脏迅速增大（每年脾脏增大超过3cm）伴血红蛋白下降；生长发育迟缓；运动耐量下降；继发性发育迟缓，与骨龄不同步；骨骼改变；溶血危象频发；生活质量差。对于可能出现或已经出现以下并发症的患者，可考虑给予红细胞输注：血栓或脑血管疾病、肺动脉高压（伴或不伴继发性心力衰竭）、髓外造血性假瘤或腿部溃疡。宜为患者选择与其ABO、RhD同型，且与其C、c、E、e抗原表型匹配的红细胞输注，以避免患者产生针对这些抗原的同种免疫。

8. 自身免疫性溶血性贫血 自身免疫性溶血性贫血（autoimmune hemolytic anemia，AIHA）是自身抗体与患者本人红细胞结合，导致红细胞过早破坏，当溶血速度超过骨髓代偿能力时，会导致贫血及其伴随症状和体征。由于AIHA患者存在自身抗体，其输血相容性检测和适合输注血液选择的难度和耗时大幅增加。宜根据患者输血相容性检测情况、贫血及其临床表现的严重程度和病情进展速度等综合分析，确定具体输血时机。如果在不能排除存在同种抗体或不能明确同种抗体特异性的情况下给予输血，可能增加同种抗体引发患者发生溶血性输血反应的风险。因此在这种情况下时宜避免或减少输血。如果已排除患者存在同种抗体或已明确同种抗体特异性，输血适应证可适当放宽。对于急性AIHA且出现严重贫血症状的患者，宜给予输注红细胞。对于慢性AIHA患者，红细胞输注适应证如下：Hb>70g/L，不宜给予输注红细胞；50≤Hb≤70g/L，且具有不能耐受的贫血症状，宜考虑给予输注红细胞；Hb＜50g/L，宜给予输注红细胞。

宜根据 AIHA 患者输血相容性检测情况和输血需求的紧急程度，选用适宜的红细胞输注：①对于血型检测尚未完成，需要紧急输血的患者，可选用 O 型红细胞。②对于血型已确定，同种和/或自身抗体检测尚未完成，需要紧急输血的患者，输注红细胞血型选择的最低要求是 ABO、RhD 血型与患者相容。其他血型宜为 C、c、E、e、Jk^a 和 Jk^b 抗原表型匹配，也可为 C、c、E、e 抗原表型匹配；例如，宜为 CCDee，Jk（a−b+）表型的患者提供 CCDee，Jk（a−b+）的红细胞，也可提供 CCDee 的红细胞。③对于不具有同种抗体，且自身抗体不具特异性的患者，宜选用与患者 ABO、RhD 同型的红细胞。④对于具有 1 种或数种特异性同种抗体的患者，宜选用与患者 ABO、RhD 同型且患者所具有的同种抗体对应抗原为阴性的红细胞；例如，患者存在抗 E，则宜为患者提供 E 抗原阴性的红细胞。⑤对于具有特异性自身抗体且有进行性溶血的患者，宜输注与患者 ABO、RhD 同型且自身抗体对应抗原为阴性的红细胞。给予 AIHA 患者输注红细胞时，宜选用较小剂量（3～5ml/kg），缓慢输注，密切观察患者反应，注意防范发生循环超负荷和溶血性输血反应等风险。⑥对于极严重的 AIHA 患者，如果药品和输血治疗无效，宜为其实施血浆置换。

二、血小板输注

血小板输注可分为预防性血小板输注和治疗性血小板输注两大类。

1. 预防性血小板输注　预防性血小板输注是指以预防出血为目的，通过血小板输注使血小板生成障碍患者的 PLT 提高到某一安全水平。预防性血小板输注可以明显减少 PLT 低下患者的出血概率，降低患者的出血程度，特别是降低颅内出血和内脏大出血的危险性，减少死亡率，具有显著的临床疗效。对于无须接受侵入性操作或手术治疗的一般内科患者，目前临床上普遍以 $10×10^9$/L 作为预防性血小板输注阈值。如果 PLT 低下并伴有血小板破坏或消耗增加的因素（感染、发热、败血症、肝衰竭等），出血的危险性就会增大，预防性输注阈值可适当提高。

2. 活动性出血患者的血小板输注　活动性出血是指患者因为某种原因导致血小板数量或功能异常而出现持续性或反复性出血的情况。治疗性血小板输注可以用于治疗正在出血的血小板减少症患者。血小板功能障碍的患者出血（如患者服用抗血小板药物或体外循环手术后），即使 PLT 正常也应输注血小板。严重出血时，PLT 应保持在 $50×10^9$/L 以上。对于创伤性脑损伤或自发性颅内出血患者，应将 PLT 维持在 $100×10^9$/L 以上。出血不严重或不危及生命的患者，如果 PLT 低于 $30×10^9$/L 时，应考虑输注血小板。目前，活动性出血患者的血小板输注尚无高质量研究证据支持，患者处于活动性出血时，血小板的输注剂量主要取决于患者的出血情况及止血效果。

3. 免疫性血小板减少症　免疫性血小板减少症（ITP）是一种获得性自身免疫性出血性疾病，通常没有贫血或白细胞减少症，其主要特点是无确定诱因的孤立性外周血 PLT 减少。ITP 患者体内存在针对血小板的自身抗体，可与绝大多数献血者血小板反应。ITP 患者输注血小板后血小板寿命显著降低，甚至 PLT 降至比输注前更低，因此 ITP 患者输注血小板需要严格掌握指征。ITP 患者不宜给予预防性输注血小板。患者出现明显出血和/或急需侵入性操作或手术且其他治疗方法无效时，宜根据具体病情评估决定是否给予输注血小板。出现严重出血（如内脏出血、颅内出血）时，宜给予输注血小板。可考虑静脉注射免疫球蛋白，静脉注射甲泼尼龙和重组人血小板生成素皮下注射，上述措施可单用或联合应用，延长输入血小板的寿命。

4. 血栓性血小板减少症　血栓性血小板减少症（TTP）是以血小板严重减少和微血管病性溶血性贫血为主要特征，可能包括神经精神症状、肾衰竭、发热等其他表现。TTP 的主要致病机制是 ADAMTS13 活性的严重降低导致 vWF 无法及时裂解,在内皮细胞上持续黏附形成血栓,引起组织血管栓塞和器官功能衰竭。TTP 患者 PLT 极低,可能是血栓形成造成大量血小板消耗所致,输注血小板可能会加重 TTP。因此对高度疑似和确诊病例,输注血小板应十分谨慎,除非有威胁生命的严重出血才考虑使用。血小板输注后可促进血栓形成而使病情加重。本病病程进展快,病死率高。在高度怀疑本病或诊断明确时,不论轻型或重型都应尽快开始积极治疗。可以选择血浆置换、FFP 输注、药物等方式治疗。

三、新鲜冰冻血浆与冷沉淀凝血因子输注

1. 新鲜冰冻血浆输注 FFP 含有全部凝血因子,常用于纠正凝血功能异常、活动性出血患者以及逆转维生素 K 拮抗剂的作用(具体输注指征见本章第二节)。在没有凝血缺陷和活动性出血的情况下,FFP 不应用作扩容剂。FFP 不能用于逆转肝素、直接凝血酶抑制剂或直接 Xa 凝血因子抑制剂诱导的抗凝作用。

2. 冷沉淀凝血因子输注 在许多临床情况下,如重度肝病、暴发性肝功能衰竭、弥散性血管内凝血(DIC)、血栓溶解后、大量失血和输血以及门冬酰胺酶治疗急性淋巴细胞白血病之后,可能会引起继发性低纤维蛋白血症。尽管 FFP 中含有部分 Fg,但是输注冷沉淀凝血因子或纤维蛋白原药品是最有效的纤维蛋白原补充方式。冷沉淀凝血因子还可能适用于相对罕见的遗传性无纤维蛋白原血症和低纤维蛋白原血症/异常纤维蛋白原血症患者。

第四节 造血干细胞移植患者输血

造血干细胞移植(hematopoietic stem cell transplantation,HSCT)是指通过输注造血干细胞(hemapoietic stem cell,HSC)以替代或恢复患者骨髓内造血细胞成分并重建免疫系统,通常用于血液恶性肿瘤、骨髓衰竭状态、原发性免疫缺陷、先天性血液系统疾病或接受化疗方案治疗后的患者。由于 HSCT 预处理的大剂量放疗、化疗对患者造血和免疫细胞的去除作用,为其提供适当的输血治疗至关重要。由于可能存在 ABO 血型不合,输血疗法在接受 HSCT 的患者中更具有特殊性和复杂性。本节介绍了 HSCT 患者的输血治疗原则。

一、造血干细胞移植患者血液成分选择

1. HSCT 分类 根据 ABO 血型相容程度可将 HSCT 分为 4 类(表 8-1):ABO 相容、ABO 主侧不相容、ABO 次侧不相容、ABO 双侧不相容。

表 8-1 HSCT 捐献者、接受者 ABO 血型相容性

接受者 ABO 血型	捐献者 ABO 血型			
	O	**A**	**B**	**AB**
O	相容	主侧不相容	主侧不相容	主侧不相容
A	次侧不相容	相容	双侧不相容	主侧不相容
B	次侧不相容	双侧不相容	相容	主侧不相容
AB	次侧不相容	次侧不相容	次侧不相容	相容

(1)ABO 主侧不相容:ABO 主侧不相容是指接受者血浆含有针对捐献者红细胞 ABO 抗原的抗体,如 O 型血接受者与 A、B、AB 型捐献者,或 A、B 型接受者与 AB 型捐献者之间的

移植。此类型的 HSCT 患者易发生临床溶血。当患者输入的捐献者骨髓或 HSC 采集物中含有较多数量的红细胞时，可发生溶血，可通过分离去除移植物中的红细胞或提前对接受者进行去除相应抗体的血浆置换术，来降低溶血的程度。此外，移植数周后，捐献者来源的红细胞出现在接受者的血液循环中，可出现免疫性溶血，直接抗球蛋白试验可阳性。

（2）ABO 次侧不相容：ABO 次侧不相容指接受者红细胞表达捐献者红细胞缺乏的抗原，捐献者血浆含有针对接受者红细胞抗原的抗体，如 A、B、AB 型接受者与 O 型血捐献者，或 AB 型接受者与 A、B 型捐献者之间的移植。ABO 次侧不相容可能导致移植物输注期间的急性溶血反应。溶血是否发生，取决于移植物中捐献者源性红细胞抗体的效价和淋巴细胞的量，严重溶血的风险较低，可通过限制输入的移植物中血浆的含量来尽可能减少严重溶血的风险。此类型的 HSCT 一般不影响 HSC 植入，植入后捐献者源性淋巴细胞可产生抗 ABO 血型抗体，但引起有临床意义的免疫性溶血少见。

（3）ABO 双侧不相容：ABO 双侧不相容指同时存在主、次侧 ABO 血型不相容的情况，见于 A 型与 B 型之间的移植。同时具有主、次侧两种血型不相容的风险。

2. ABO 血型不相容移植后的血型转变 捐献者与接受者之间 ABO 血型的不相容、移植后接受者免疫细胞的残留，形成移植后患者 ABO 血型的嵌合状态，通常持续 4～6 个月逐渐转变为捐献者血型（见图 8-1）。

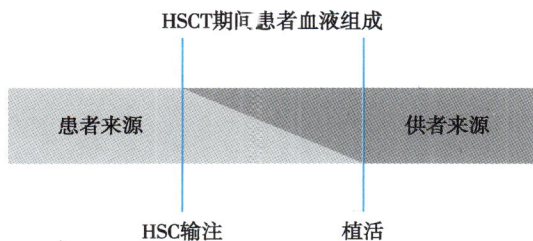

图 8-1 从 HSC 输注到植活期间 HSCT 接受者血液来源的变化
为了使图形简单，整个过程是作为线性过渡呈现的，但实际上植活速度受多种因素影响。

3. HSCT 患者 ABO 相容的血液成分选择 ABO 相容 HSCT 的输血相对容易，另外 3 种类型（ABO 主侧不相容、ABO 次侧不相容、ABO 双侧不相容）HSCT 的输血治疗较为复杂。输血前应监测接受者 ABO 血型抗 A、抗 B 效价，并按照 ABO 血型相容规律选择合适的血液成分。

（1）HSCT 移植前或植活后：对于 HSCT 移植前或植活后的患者，由于患者此时的血液成分来源于同一 HSC，因此可根据当前的血型正、反定型结果输血。在非清髓性 HSCT 中，患者偶尔会有持续的混合嵌合体，即同时存在捐献者和接受者来源的红细胞。

（2）血型转变期间：移植初期的患者，在 HSC 输注到植活前的阶段，需要更加关注 ABO 相容性和血液成分的选择。这一阶段，血液的细胞组成会发生变化，从患者自身骨髓产生的细胞转变为捐献者的细胞，进行输血前检测时可发现 ABO 血型不符。由于 HSC 捐献者和 HSCT 接受者 ABO 血型常不同，在移植后但未完全植活的阶段选择输血成分时，宜同时考虑捐献者和接受者的 ABO 血型。选择与捐献者和接受者 ABO 血型均相容的血液成分输注较为理想。在 HSC 移植的血型转变期间，宜监测患者血型抗原和抗体的变化状态，并根据 ABO 血型抗体效价，权衡输注所选血型的血液对造血重建和输血效果的影响，实时调整输血方案。可优先选择表 8-2 列出的血液成分血型。如果患者或捐献者含有 ABO 血型之外的其他同种抗体，宜为患者选择相应抗原为阴性的红细胞输注。

表 8-2　HSCT 捐献、接受者 ABO 血型相容类型及移植期间输血方案

相容类型	ABO 血型		血液成分优先选择的血型	
	接受者	捐献者	红细胞	血小板 / 血浆
ABO 相容	O	O	O	O、A、B、AB
	A	A	A、O	A、AB
	B	B	B、O	B、AB
	AB	AB	AB、A、B、O	AB
ABO 主侧不相容	O	A	O	A、AB
	O	B	O	B、AB
	O	AB	O	AB
	A	AB	A、O	AB
	B	AB	B、O	AB
ABO 次侧不相容	A	O	O	A、AB
	B	O	O	B、AB
	AB	O	O	AB
	AB	A	A、O	AB
	AB	B	B、O	AB
ABO 双侧不相容	A	B	O	AB
	B	A	O	AB

二、血液成分输注指征

1. 红细胞输注指征　无论捐献者与接受者血型是否相容,多数 HSCT 患者均需要在移植期间接受输血,症状性贫血是 HSCT 患者需行红细胞输注最为常见的适应证之一。若患者没有出现症状性贫血,可依据患者的状态及共存疾病来确定有无必要输注红细胞。70g/L 的 Hb 阈值可能适用于大多数稳定、非手术的成人 HSCT 患者;超过 80g/L 的 Hb 阈值则可能适用于有心脏病史的、有终末期器官损伤风险的成年患者,或移植后期的 HSCT 患者。

2. 血小板输注指征　血小板植活的时间与许多因素相关,包括接受者与捐献者的亲缘关系、预处理方案、移植并发症(例如感染、GVHD 等)以及 HSC 产品中 CD34[+] 干细胞的来源、剂量和百分比(例如,单采干细胞或骨髓采集干细胞的植活速度比脐带血造血干细胞植活速度更快)。HSCT 术后一般采用预防性血小板输注,对于病情稳定且未合并感染、出血的患者,血小板输注指征可为 PLT $<10\times10^9$/L。但对于正在接受手术、伴有败血症或者活动性出血的患者则需要更高的阈值。

三、造血干细胞移植患者输注血液成分的特殊处理

利用射线辐照血液成分(如红细胞、血小板及粒细胞),主要目的是抑制捐献者淋巴细胞的增殖,从而达到预防输血相关 GVHD 的发生,GVHD 反应常常是致命的。HSCT 患者应输注辐照血液,对于异基因 HSC 移植,以下情况应输注辐照血液。①从放化疗预处理开始至移植后 6 个月且淋巴细胞计数 $>1\times10^9$/L;②存在慢性移植物抗宿主病;③需要继续给予免疫抑制治疗。对于自体骨髓或外周血 HSC 移植,从放化疗预处理开始至移植后 3 个月。

第五节　严重出血和大量输血

1. 严重出血（major hemorrhage）　严重出血是用于描述出血可能导致发病率或死亡率显著提高的一系列临床情况。一般来说，严重出血分为两类（两类可能有所重叠）：①严重出血，危及生命，可能需要大量输血。②关键区域或器官（如颅内、椎管内或眼内）体积较小的出血，导致患者高发病率或死亡率。本节措述的仅指第一类严重出血。

2. 大量输血（massive transfusion）　大量输血通常定义为 4 小时内输注 >0.5 个血容量的血液；或 24 小时内输注 >1 个血容量的血液（成人 1 个血容量约为 70ml/kg）。

一、严重出血早期临床评估

严重出血会导致循环量减少、携氧能力丧失，并可能导致凝血障碍，严重出血与高死亡率相关。早期识别严重出血是积极采取措施挽救患者生命的基础。宜根据患者生理学、解剖学损伤模式、损伤机制和患者对初始复苏的反应类型，对创伤性失血程度做出临床综合评估。

出血严重程度的评估方法有以下 2 种。

1. 患者存在以下情况时，严重出血的可能性较大　①患者有严重创伤、心脏大血管破裂等引起活动性明显出血的明确原因；②患者明显出血且心率 >110 次 / 分，和 / 或收缩压 <90mmHg。

2. 出血严重程度分级表　将患者的临床情况与表 8-3 对照，评估出血严重程度。

表 8-3　出血严重程度分级表

分级	出血特征
1 级	1~2 个孤立、散在、未融合成片的局部瘀点或紫癜 口咽、鼻出血，出血时间 <30 分钟
2 级	黑便，呕血，咯血，大便含鲜血，肌肉、骨骼或软组织出血，出血发生后 24 小时内无须输注红细胞，血流动力学稳定 口咽、鼻出血，出血时间 >30 分钟 有症状或出血的口腔黏膜血疱 多处瘀斑，每处 >2cm，或有 1 处 >10cm 弥漫性瘀点或紫癜 目视检查可见血尿 侵入性操作或手术部位异常出血 阴道意外出血，出血 24 小时内血液浸透 2 块护垫以上 体腔液目视检查可见明显出血 视网膜出血，但视力不受影响
3 级	出血发生后 24 小时内，需要将输注红细胞作为出血的针对治疗措施，血流动力学稳定 体腔液目视检查可见严重出血 计算机断层扫描显示脑出血，但无神经症状和体征
4 级	出血导致身体虚弱，包括视网膜出血导致视野缺损 非致命性脑出血伴有神经症状和体征 出血导致血流动力学不稳定性（低血压，收缩压或舒张压降低 >30mmHg） 任何部位的致命性出血

二、复苏治疗

复苏治疗包括抢救生命时的初始复苏，以及临床评估患者生理学、解剖学损伤模式、损伤机制、失血程度等方面后，为维持患者组织氧合、体液平衡和体温稳定进行的后续复苏治疗。

1. 初始复苏 初始复苏包括几个方面的内容：①尽快将严重创伤患者直接转运至创伤救治机构，缩短患者从遭受创伤到接受出血控制治疗之间的间隔时间；②防止进一步出血，可使用止血带作为四肢开放性创伤导致危及生命出血的止血措施；③避免患者出现低氧血症，创伤患者给予正常流量氧气，有脑疝征兆的创伤患者给予高流量氧气。不必等评估患者失血程度后再开始初始复苏，宜立即采取以上措施挽救患者生命。

2. 后续复苏治疗 复苏治疗宜遵循以下原则：①快速采取适宜的控制出血方式，尽可能减少继续失血；②遵循损伤控制性复苏策略；③避免低体温和输注过多晶体液；④启动大量输血方案，及时输血治疗；⑤采取适宜的控制性低血压技术，直至活动性出血被控制；⑥尽早开展外科手术或血管栓塞术等止血措施；⑦合理使用止血药物（如氨甲环酸等）；⑧完善相关的检查及检验，以指导进一步的复苏治疗。

三、血液成分输注

严重出血患者在控制出血、液体复苏治疗的同时，由于大量的血液流失，往往需要补充相应的血液成分，在补充血液成分时，宜根据实验室检测结果进行精准治疗。

1. 红细胞 紧急情况下可输注 O 型红细胞，并尽快提供与患者同型或相容的红细胞；应输注红细胞将 Hb 维持在 70~90g/L。

2. 新鲜冰冻血浆 对于严重出血患者，需输注 FFP 以维持 PT 小于参考区间中点值的 1.5 倍和 / 或 APTT 小于参考区间中点值的 1.5 倍。在获得凝血相关检验结果之前，红细胞和 FFP 宜按比例输注，至少为 2∶1，创伤性严重出血为 1∶1，随后根据临床情况和检验结果调整红细胞和 FFP 比例。未知血型患者宜使用 AB 型 FFP。

3. 血小板 对于创伤患者，宜维持 PLT>50×10^9/L，建议对持续出血和 / 或脑创伤患者维持 PLT>100×10^9/L。未知血型患者宜使用 AB 型 PLT。

4. 冷沉淀凝血因子 如止血治疗后患者仍明显出血，黏弹性试验显示功能性纤维蛋白原缺乏或者 Fg<1.5g/L，宜输注 Fg 药品或冷沉淀凝血因子。

5. 全血 创伤失血性休克患者丢失的主要是等比例全血，因此理论上使用全血进行复苏是最接近"生理"状况的。全血的优点为比红细胞、血浆和血小板的组合体积更小；能早期提供血浆和血小板复苏治疗凝血障碍；由于单一产品中包含所有血液成分，献血者暴露更少。目前全血主要应用于战争创伤的早期复苏，尚未成为平民创伤和其他大出血患者的救治标准。未知血型患者紧急输血时可考虑使用低抗体效价 O 型全血。

四、止血药物

1. 氨甲环酸 严重出血或存在严重出血风险的创伤患者，若无抗纤溶治疗禁忌，宜在创伤发生后 3 小时内给予氨甲环酸。

2. 纤维蛋白原 Fg<1.5g/L 或检测结果提示存在 Fg 功能低下；产科出血患者 Fg<2.0g/L，宜补充纤维蛋白原（Fg）。建议首次补充 Fg 3~4g，相当于冷沉淀凝血因子 15~20U；重复给药宜以纤维蛋白原或血液黏弹性检测结果为指导。

五、大量输血方案

1. 大量输血方案的启动 经评估患者存在严重出血，宜启动大量输血方案（massive transfusion protocol，MTP）。具体步骤见大量输血流程（图 8-2）。

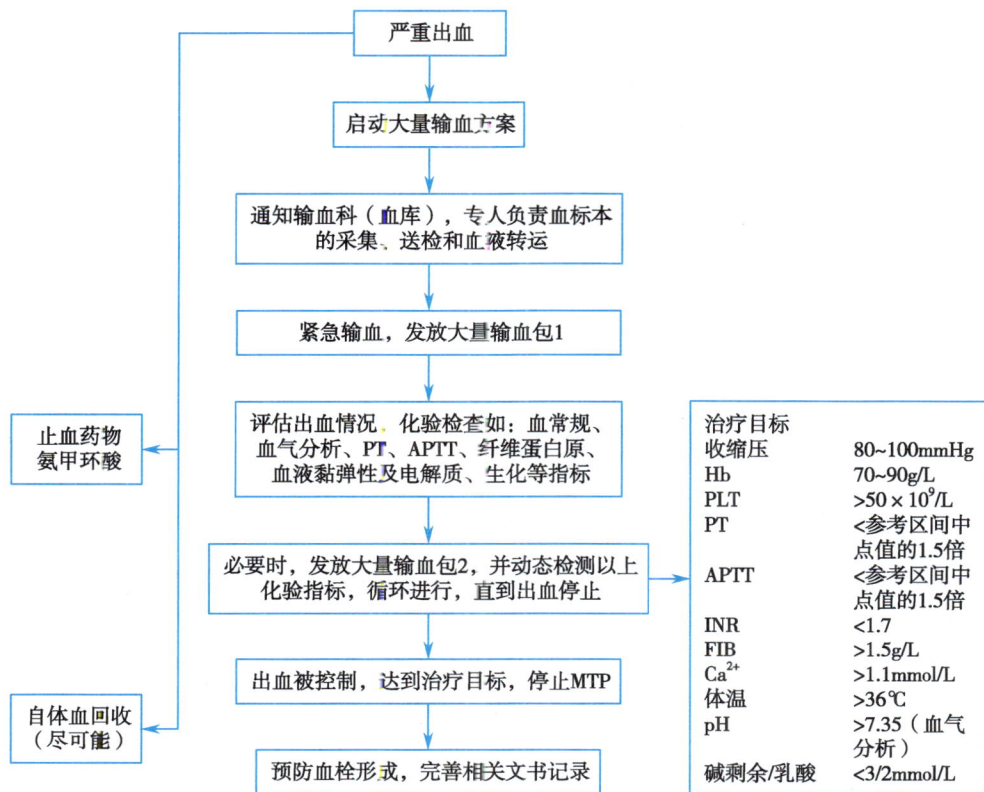

图 8-2 大量输血方案流程

2. 大量输血方案的实施

（1）输血前准备

1）院前急救人员宜按规定的沟通途径，及时通知接诊医院。

2）院内急诊室、手术室、产房、重症监护病房等急救现场宜将患者的用血信息及时通知输血科（血库），并做好输血准备。

3）宜在紧急输注 O 型红细胞或全血之前，采集输血相容性检测血标本，并指定专人负责标本和血液的转运。

（2）血液的发放

1）宜先行发放紧急输注的血液成分，如低抗体效价 O 型全血 4U，或 4U 红细胞和 4U FFP，并尽快确定患者血型和发放相应血型的血液成分。

2）MTP 启动时输血的原则如下。①未知血型：建议使用 O 型 RhD 阳性红细胞或低抗体效价全血，AB 型或 A 型 RhD 阳性低抗体效价单采血小板、FFP、冷沉淀凝血因子。O 型低抗体效价全血用量不宜超过 8U。②已知血型：遵循 ABO 和 RhD 血型同型输注的原则，若同型血液缺乏，采用相容性输注。

3）发放大量输血组合包，可 1 次或分次发放，尽快达到固定比例。创伤性严重出血，红细胞、FFP 和 PLT 的比例为 1∶1∶1；非创伤性严重出血，红细胞和 FFP 的比例至少为 2∶1，PLT 的发放建议参考临床情况、输血量和化验结果而定。

（3）血液输注：MTP方案启动后，由于输血量较大，建议使用血液专用加温仪对输入血液进行加温，当后续患者血型鉴定结果发出，需更换正确血型血液时，宜更换输血器。未使用的血液宜及时送回输血科。

（4）实验室检查：宜对严重出血患者实施以下检测。

1）床旁检测：动脉血气（Hb、电解质和乳酸水平）。

2）输血前基线检测：血常规、血型和交叉配血、PT、APTT、INR、Fg等。

3）动态检测：每输完1～3个大量输血组合包，或根据出血严重程度定时（每30～60分钟）检测血常规、PT、APTT、INR、Fg、血液黏弹性等凝血功能指标和体温，每2小时检测血电解质、血生化等项目。

（5）评估与继续输血：评估出血情况和输血效果，继续发放大量输血组合包，必要时增加冷沉淀凝血因子和纤维蛋白原药品。

（6）输血目标：宜维持的血液学指标为Hb 70～90g/L，PLT＞50×10^9/L，PT和/或APTT小于参考区间中点值的1.5倍，Fg＞1.5g/L；产后严重出血Fg＞2g/L。

3. 大量输血方案并发症预防和治疗

（1）低钙血症：动态监测血游离钙水平，若有低钙血症临床表现，或Ca^{2+}＜1.1mmol/L，或每输4～8U红细胞，静脉补充氯化钙或葡萄糖酸钙。

（2）高钾血症：动态监测血钾水平，宜输注保存期短的红细胞或全血，若K^+＞5.5mmol/L，使用葡萄糖酸钙或氯化钙、胰岛素、碳酸氢钠等药物治疗。

（3）低体温：动态监测体温，宜使用专用的加温仪对输入的血液和液体进行加温，以及采取保暖、升高室温等措施。

（4）凝血功能障碍：动态监测凝血功能，补充FFP、PLT、冷沉淀凝血因子、Fg。

（5）酸碱失衡：动脉血气监测pH，及时纠正酸碱平衡紊乱。

（6）循环超负荷：输血过程中宜注意观察患者的症状与体征，建议行有创循环功能监测心排血量、中心静脉压等。

4. 大量输血方案的终止　出血控制，输血目标基本达到，可终止已启动的MTP。严重出血被控制后，应关注预防血栓形成的措施。

第六节　危重症患者输血

危重症患者主要指各种疾病或伤害导致单个或多个器官功能不全，或者有发生器官功能不全高危风险，需要严密监测以及器官功能支持的患者，如严重创伤，尤其是多发性创伤；大手术后需监测治疗者；各类休克患者；急性心力衰竭；急性呼吸衰竭，尤其需有创或无创机械通气者；严重的感染患者；多器官系统功能障碍者；严重水电解质和酸碱平衡，或其他代谢紊乱者；心、肺、脑复苏患者；脑血管意外患者；各类意外伤害者。由于患者病情危重，合并贫血的患者比例远远高于其他普通科室。然而，危重症患者来源于临床各个科室，其基础疾病与器官功能状态千差万别，这些差异影响患者对贫血的耐受性，不同类别的患者输血的风险和获益存在差异。

特殊危重症患者的输血管理

1. 休克　休克是机体遭受强烈的致病因素侵袭后，由于有效循环血量锐减，组织血流灌注广泛、持续、显著减少，致全身微循环功能不良，重要生命器官严重障碍的综合征。此时机体功能失去代偿，组织缺血缺氧，神经-体液因子失调。休克的治疗重点是维持有效循环血量,根据休克类型对于输血的考虑也不同。

(1)低血容量性休克患者:低血容量性休克有可能是失血性休克,治疗考虑参照上述创伤或出血患者,也有可能是体液丢失导致,这类休克患者血红蛋白水平往往是增高的,不需要输血。

(2)感染性休克患者:有指南推荐感染性休克前 6 小时治疗中包括维持 Hct 在 0.30,对于没有心肌缺血、严重低氧血症、急性显性矢血或缺血性冠脉疾病的患者,推荐输血指征为 Hb<70g/L,将血红蛋白水平维持在 70~90g/L 即可。

(3)心源性休克患者:心源性休克患者往往存在心脏基础疾患以及液体相对过负荷,在输注任何液体时需要特别小心,若存在血红蛋白水平降低可以考虑采用较宽松的输血指征,保证心肌供血供氧,但应谨慎处理容量问题。

2. 脓毒症 脓毒症(sepsis)是指由感染引起的全身炎症反应综合征,患者可出现贫血、凝血功能下降、感染性中毒性休克及血小板减少等症状。严重脓毒症是 ICU 患者常见的并发症,致死率高。脓毒症通过一些机制,包括呼吸衰竭、心功能不全和微循环血流异常,使组织氧供受损。红细胞输血治疗的生理学基础原理是纠正贫血患者的携氧能力。脓毒症早期常存在组织缺氧。复苏措施包括呼吸和心血管支持,目的是纠正低氧供,满足组织氧需要量。脓毒症会引起患者呼吸衰竭、心功能恶化及微血流异常,进而严重影响患者的氧输送。

在脓毒症发病早期,如中心静脉血氧饱和度(central venous oxygen saturation,$ScvO_2$)<70%、混合静脉血氧饱和度(mixed venous oxygen saturation,SvO_2)<65% 或血乳酸>4mmol/L,可考虑患者处于组织严重乏氧状态,应加强其呼吸和循环功能支持,以纠正患者低氧血症、满足机体对氧气的需求为治疗目标。研究表明,已进行充分液体复苏的患者,如再出现新的器官功能衰竭,通过输血使血红蛋白维持在 70~90g/L 并不能改善患者的预后。此时,临床医生应使用能反映患者氧供 - 需平衡的指标,如联用乳酸水平、酸碱平衡状态、$ScvO_2$ 和 SvO_2 等,来综合评价输血的必要性。

重症病患者住在 ICU 期间发生继发性严重脓毒症(如菌血症或呼吸机相关性肺炎)时的最佳输血实践仍不确定,目前尚无前瞻性实验结果可用于指导此种病情的输血实践。此时临床医师宜综合氧供 - 需平衡的生理学指标(如乳酸水平、酸碱平衡状态、$ScvO_2$ 和 SvO_2)变化和临床判断来指导输血实践。现有证据不支持输血使 Hb>90g/L。

3. 弥散性血管内凝血 DIC 是一种发生在许多疾病基础上,由致病因素激活凝血及纤溶系统,导致全身微血栓形成,凝血因子大量消耗并继发纤溶亢进,引起全身出血及微循环衰竭的临床综合征。通常将 DIC 的病理生理过程分为高凝血期、消耗性低凝血期和继发性纤维蛋白溶解亢进期三个时期。临床上常表现为广泛出血、微循环障碍、多发性栓塞、微血管病性溶血性贫血以及原发病的临床表现。

由于 DIC 患者存在广泛的血管内凝血,大量凝血因子和血小板被消耗,因此必须补充相应的血液成分,包括输注血小板、FFP、冷沉淀凝血因子、纤维蛋白原等。一般认为,在血液处于高凝状态时,不宜输血,否则会加重 DIC 的病程,如有必要,应在肝素化的基础上进行。在高凝期之后的消耗性低凝期,在病医治疗和抗凝治疗的基础上,应及时补充被消耗的血小板和凝血因子等血液成分,使其恢复或接近于正常水平。

当失血量超过自体血容量的 20%~30%,Hb<80g/L,同时伴明显的贫血症状或活动性出血时,无论 DIC 的病理过程是否得到控制,都可输注红细胞,以提高携氧能力,改善组织氧供。

由于广泛的血管内凝血,血小板被大量消耗,当患者 PLT≤20×10⁹/L,或 PLT≤50×10⁹/L 伴有明显出血症状者,应在肝素充分抗凝的基础上输注血小板。如果病因尚未去除,输注的血小板剂量宜适当加大。一般成人最少输注一个治疗量的单采血小板,每天或隔天 1 次。

FFP、冷沉淀凝血因子在补充凝血因子的同时,提供了更多的血液凝固基质,有加重血管内凝血、促进 DIC 发展的可能,因此应在充分抗凝的基础上方可使用。消耗性低凝期是补充 FFP 或冷沉淀凝血因子的最佳时机,应动态观察 DIC 实验室指标变化和在充分了解临床症状变化的情况下,选择适当时机输注此类血液成分。PT 大于参考区间中点值的 1.5 倍和 / 或 APTT 大于参考区间中点值的 1.5 倍时,可输注 FFP 纠正异常的凝血。对循环负荷过重的患者,可考虑输凝血酶原复合物(prothrombin complex concentrate,PCC)替代,但 PCC 并不含有所有的凝血因子如 FV,而且还可能促进血栓的形成,因此应慎重使用。血浆替代疗法的目标是使 PT 控制在正常对照的 2 倍以内。血浆 Fg<1.0g/L 时,可以给予冷沉淀凝血因子或纤维蛋白原浓缩物以补充足量的纤维蛋白原。

第七节　儿科患者输血

一、新生儿的血液生理特征

新生儿期指自胎儿娩出脐带结扎时开始至 28 天之前。新生儿期血液系统及输血具有以下特点:①新生儿红细胞寿命较短,体内红细胞生成素水平低,生长发育过程中可出现生理性贫血。早产儿,特别是极低出生体重儿(出生体重小于 1 500g)住院期间病情重,并发症多,需要进行各种抽血检查,导致医源性失血。②新生儿 Hb 含量高,Hb 与氧亲和力大,Hb 需维持在较高水平,才能满足生理需要。③新生儿心血管功能发育不成熟,输血量计算不当或速度过快,容易引起心力衰竭。④新生儿对失血特别敏感,新生儿失血量达血液总容量的 10%,即可出现明显症状而需要输血。⑤新生儿体温调节功能差,心肺发育尚不成熟,不能耐受低温血,输血时最好将血液加温。⑥新生儿肾脏排钾和保钠及维持酸碱平衡能力差,输入保存时间过久的库存血,容易出现高钾血症低血钙和酸中毒。⑦新生儿免疫功能不成熟,容易感染病毒,尤其是巨细胞病毒。⑧新生儿 ABO 血型及抗体检测不同于成年人。在新生儿期后血红蛋白持续上升,直至青少年期结束时达到成人水平。在 6 个月时,婴幼儿的凝血因子和抗凝因子水平可与成年人相当。

二、新生儿输血

(一)早产儿贫血

1. 病因和发病机制　婴儿出生后红细胞生成显著减少,原因包括开始呼吸和动脉导管闭合,会增加组织氧合并减少 EPO 生成。在健康足月儿中,Hb 水平在出生后最初 8~12 周内下降(称为"生理性最低值"),从而出现轻度贫血。早产儿出生时 Hb 低于足月儿,与足月儿的生理性贫血相比,其出生后 Hb 下降更早且更明显。还伴有加重贫血的其他因素,例如因频繁静脉采血而失血、红细胞寿命缩短、铁储备消耗。这些情况统称为早产儿贫血。

2. 输血治疗指征　当贫血严重至引起症状或影响氧输送时,通常需要输注红细胞。红细胞输注指南是基于贫血程度,以及患者的临床状态(即血流动力学稳定性、呼吸支持需求、症状程度)而实施。早产儿贫血相关的体征与症状包括不明原因的心动过速、体重增长不佳、辅助供氧需求增加和 / 或呼吸暂停,或心动过缓的发作增加。

现有证据提示采用严紧或宽松红细胞输血阈值不会影响早产儿的临床结局。宜根据早产儿的健康状况,包括胎龄、出生日(周)龄、心肺功能、大脑和内脏血液循环的血氧状态、失血(包括医源性失血)状态、其他疾病等,综合分析和权衡贫血的危害、输血的益处及潜在风险，审慎选用严紧或者宽松的红细胞输血阈值。对于超低出生体重儿贫血，宜遵守上述输血指导原则，结合表8-4建议的红细胞输血阈值，选用严紧或者宽松的红细胞输血阈值。对于接受大手术或存在大出血（估计失血量超过自身血容量的10%）、原因不明的乳酸酸中毒（动脉血乳酸≥4mmol/L）等危急病情的患儿，可采用更加宽松的输血阈值。对于其他新生儿贫血，宜采用比超低出生体重儿贫血更为严紧的红细胞输血阈值。

表8-4 超低出生体重贫血患儿红细胞输血阈值

| 出生日龄 /d | 严紧输血阈值 | | | | 宽松输血阈值 | | | |
| | 危重 [a] | | 非危重 | | 危重 [a] | | 非危重 | |
	Hb/(g/L)	Hct/%	Hb/(g/L)	Hct/%	Hb/(g/L)	Hct/%	Hb/(g/L)	Hct/%
≤7	115	34	95	28	140	41	120	35
8～21	100	30	80	24	125	37	105	31
>21	90	27	70	21	115	34	95	28

注：[a] 以下病情属于危重。①有创机械通气；②持续正压通气吸入氧分数 >0.25，持续时间 >12h/d；③需要治疗的动脉导管未闭；④即使已使用甲基黄嘌呤类药品和持续正压通气，患儿在 24 小时内依然出现需要刺激才能缓解的呼吸暂停 >6 次，或者低氧发作 >4 次（SpO₂<60%）；⑤急性脓毒症或坏死性小肠结肠炎，出现循环衰竭，需要强心和 / 或升压支持治疗。

近年来，越来越多的研究开始关注通过使用近红外光谱技术（near-infrared spectroscopy, NIRS）监测脑部局部组织氧饱和度或组织氧合指数，以确定启动红细胞输注的时机。新生儿在重症监护室住院期间贫血和红细胞输注，对早产儿的大脑发育和神经发育的密切相关性可能与脑氧合有关，采用基于 NIRS 的脑组织氧饱和度结合 Hct 或 Hb，有助于帮助临床医生判断患儿是否存在贫血相关性组织缺氧，以指导是否需要输血治疗。

3. 输血剂量 给新生儿计算输血量时，应以"ml"为单位。早产儿红细胞输注可给予 10～15ml/kg，也可按下列公式计算输血量：

$$输血量（ml）=\frac{患者体重（kg）×估计血容量（ml/kg）×（期望\,Hb-患者\,Hb）（g/L）}{献血者\,Hb（g/L）}$$

患者的估计血容量随着年龄的增长而降低，极早产儿为 100～120ml/kg，足月婴儿为 80～85ml/kg，较大的婴儿和儿童约为 70ml/kg。

4. 早产儿输血的注意事项 对于新生儿，宜选择脐静脉置管，用于输液、输血和监测中心静脉压。当不能使用患儿脐静脉置管时，宜选用小隐静脉置管。早产儿肾功能不成熟，输注库存时间较长的血液存在高钾血症风险。因此早产儿输注的红细胞宜为采血后保存时间 <5 天的血液。宜给患儿提供联袋血液，为近期内需要多次输血的患儿提供来源于单个献血者的红细胞，可以减少输血次数和献血者暴露。有报道显示早产儿输血后某些并发症，如坏死性小肠结肠炎、脑室内出血、早产儿视网膜病变、支气管肺发育不良等发生率增加，虽然没有研究显示输血与这些并发症存在确定的因果关系，但临床医师在对早产儿实施输血治疗时，需密切关注这些潜在并发症的风险。对于新生儿，宜在输血前、中、后监测其血糖，必要时给予葡萄糖输注，以防止发生低血糖；宜监测血钙、血钾水平，防止发生低血钙、高血钾或低血钾。

（二）胎儿与新生儿溶血病（HDFN）

1. 病因和发病机制 HDFN 是因母婴血型不合，母亲产生抗胎儿红细胞抗原的免疫性抗体（IgG），此类抗体通过胎盘进入胎儿体内，引起胎儿及新生儿红细胞破坏所致的同种被动免疫性溶血。HDFN 的症状轻重不一，可从无临床症状仅表现为 DAT 阳性，到严重的贫血甚至死亡。

人类的红细胞表面存在诸多抗原,当父母存在血型不合时,胎儿由父亲方面遗传的红细胞抗原恰为母亲所缺乏的,胎儿红细胞进入母体并被母体脾脏巨噬细胞所吞噬,产生针对父源性免疫性抗体。初次产生的抗体为 IgM,不能通过胎盘进入胎儿体内,若母亲再次妊娠,胎儿与上一胎血型相同,第 2 次发生免疫反应时,母体主要产生 IgG 性质的抗体,此类抗体可通过胎盘进入胎儿血液循环,使胎儿红细胞凝集及破坏,发生溶血。通常 Rh 及 ABO 血型系统血型不合引起的溶血病最常见。Rh 血型不合溶血病发生早、症状突出、病情严重,常危及胎儿及新生儿的生命。其他血型系统,如 MNS、Kell、Kidd、Duffy、Diego 等血型系统亦可导致 HDFN,但发病率较低。

2. 实验诊断 HDFN 的实验室检查参见第四章第一节。

3. 输血治疗

(1) 红细胞输注:对于没有重度高胆红素血症的中至重度贫血(血细胞比容为 25%~35% 和 / 或贫血引起症状)患儿,可能需要单纯输注红细胞。此外,对于有较严重贫血和 / 或高胆红素血症的婴儿,若无法进行换血疗法,可采用单纯输血。HDFN 患儿输注红细胞的血型选择见表 8-5。

表 8-5 HDFN 患儿红细胞输注的血型选择

引起 HDFN 的同种抗体	红细胞的选择要求
RhD	RhD 阴性;O 型或 ABO 相容;交叉配血相容
ABO 血型系统不相容	O 型;RhD 阴性或 RhD 相容;交叉配血相容
其他血型不相容(如抗 E)	相应抗原阴性;O 型或 ABO 相容;RhD 阴性或 RhD 相容;交叉配血相容

(2) 换血治疗:换血疗法用于治疗重度贫血和重度高胆红素血症。换血疗法可去除血清胆红素,并通过去除未结合的母源抗体及抗体包被的新生儿红细胞来减轻溶血。随着 HDFN 产前诊断和治疗以及 IVIG 的应用,如今很少有婴儿需要换血疗法。如果婴儿出现高胆红素血症,并伴有急性胆红素脑病的临床征象(如嗜睡、肌张力增高或减退、吸吮无力、哭声高调、反复呼吸暂停、角弓反张、颈后倾或惊厥),应立即实施换血疗法。

对于晚期早产(出生胎龄≥35 周)和足月产的溶血病患儿,宜根据患儿具体病情,结合表 8-6 建议的换血血清总胆红素(total serum bilirubin, TSB)阈值,做出是否需要换血的判断。

表 8-6 晚期早产(出生胎龄≥35 周)或足月产溶血病患儿换血 TSB 阈值

病情[a]	TSB 阈值 /(μmol/L)				
	出生时间 <24h	出生时间 24~48h	出生时间 >48~72h	出生时间 >72~96h	出生时间 >96h
高危	257	291	316	325	325
中危	282	325	359	385	385
低危	325	376	410	428	428

注:[a] 根据出生胎龄和是否存在高危因素,将病情严重程度分为①高危:出生胎龄 35 周~37[+6] 周且存在高危因素;②中危:出生胎龄≥38 周且存在高危因素,或出生胎龄 35~37[+6] 周,且一般情况好;③低危:出生胎龄≥38 周,且一般情况好。高危因素是指存在同种免疫性溶血、G6PD 缺乏、窒息、明显嗜睡、体温不稳定、败血症、酸中毒中任何 1 种病情。

对于低出生体重(<2 500g)的溶血病患儿,宜根据患儿具体病情,结合表 8-7 建议的换血 TSB 阈值,作出是否需要换血的判断。

对于已出现急性胆红素脑病临床表现的患儿,即使其 TSB 水平未达到换血阈值,或者在准备换血期间其 TSB 水平已明显下降,也宜尽快为其实施换血。

表8-7　低出生体重溶血病患儿换血TSB阈值

出生体重/g	TSB 阈值/(μmol/L)					
	出生时间 <24h	出生时间 24～48h	出生时间 >48～72h	出生时间 >72～96h	出生时间 >96～120h	出生时间 >120h
<1 000	137	171	205	205	257	257
1 000～1 249	171	205	257	257	308	308
1 250～1 999	171	205	257	257	308	308
2 000～2 299	205	257	308	342	342	342
2 300～2 499	205	308	342	376	393	393

在准备换血的同时,宜先给予患儿高强度蓝光疗法4～6小时,如果患儿TSB水平未下降甚至持续上升,宜尽快为其实施换血。

用于患儿换血的血液宜符合以下原则:①对于ABO血型不合导致的HDFN,宜选用以O型红细胞和AB型FFP组合的血液;②对于Rh血型不合导致的HDFN,宜选用以ABO血型与新生儿相同、Rh血型与患儿生母相同的红细胞和AB型FFP组合的血液;③组合血液的Hct宜为50%～60%。

换血量宜为患儿自身血容量的2倍(约为150～180ml/kg)。

(三)新生儿血小板减少症

1. 病因　引起新生儿血小板减少的原因主要可分为血小板破坏增加和生成减少。新生儿血小板破坏增加的病因包括新生儿同种免疫性血小板减少、新生儿自身免疫性血小板减少、脾功能亢进、DIC和血栓形成等。新生儿血小板生成减少的病因包括子痫前期、巨核细胞发育和分化缺陷的遗传疾病、骨髓浸润性疾病。同时涉及血小板破坏增加和生成减少两种机制或不能用这两种机制进行分类的其他原因,包括严重细菌、病毒或真菌感染和围生期窒息、药物相关性血小板减少、血液稀释等。

2. 血小板输注指征　成年患者除非PLT降到10×10^9/L以下,否则很少出现严重的出血并发症。与成年患者不同,合并其他疾病的早产儿可能会在较高PLT时发生出血。可能导致早产儿出血风险增加的因素包括:①凝血因子浓度较低;②循环中抗凝物质增多;③内源性或外源性血小板功能紊乱/高反应性;④血管特别是颅内血管脆性较大。对于极重度血小板减少症(PLT$<25 \times 10^9$/L)的早产儿,在针对病因治疗的同时,宜给予输注血小板。对于PLT$\geq 25 \times 10^9$/L、无出血表现的新生儿,不宜常规给予输注血小板。

3. 血小板输注剂量　新生儿血小板的输注剂量一般为5～10ml/kg,输注速度为10～20ml/(kg·h),争取以患儿能承受的最快速度输注。

三、婴儿和大龄儿童输血

除新生儿以外的婴儿及大龄儿童的输血也有其特点。

(一)红细胞输注

1. 一般原则　关于健康儿童达到充分组织氧合所需的血红蛋白水平,现有资料有限,但动物研究和慢性溶血性贫血儿童的临床观察资料表明,研究对象通常可耐受20%的血细胞比容(相当于血红蛋白大约为67g/L)且无不良后果。Hb<50g/L时(血细胞比容<15%),发生死亡和其他不良结局的风险增高。对于大多数患者,严紧输血策略(即以较低血红蛋白水平作为输血阈值)已足够,无须采用宽松输血策略(即以较高血红蛋白水平作为输血阈值)。某些情况下也可在血红蛋白水平较高时输血,如创伤或手术引起的急性失血、发绀型先天性心脏病、恶性肿瘤及慢性贫血(如镰状细胞贫血和地中海贫血)。

需要长期输血治疗的患儿，尤其是血红蛋白病、先天性红细胞生成不良性贫血、再生障碍性贫血和其他骨髓衰竭综合征患儿，宜增加其他红细胞表型/基因型检测，宜在输血前或者在输血开始后尽快做这些检测。需注意的是，在儿童中，可耐受且不会出现死亡及并发症的最小血红蛋白浓度，并不一定是支持其生长和正常活动的最佳浓度。对于需要长期输血的患儿，其生长发育的监测结果是输血有益的重要结局指标。

2. 输注剂量和速度 一般情况下，以去白细胞悬浮红细胞 10ml/kg 输注；对于严重营养不良和/或伴有心肺功能不全者，应减至 5～10ml/kg，并减慢速度输注，约 24 小时后待循环调节稳定后，可再次输血。儿童输注去白细胞悬浮红细胞 4ml/kg，可提高血红蛋白 10g/L。

（二）血小板输注

1. 一般原则 一般而言，对于不存在感染的病情稳定患儿，血小板输注阈值可为 PLT< $10×10^9$/L，病情不稳定或者出血患儿的血小板输注阈值要更高些。在免疫性血小板减少性疾病如 ITP、血栓性疾病如肝素诱导的血小板减少症、TTP 或者溶血尿毒症综合征，不应简单地因 PLT 低而给予血小板输注；对这些疾病的患儿，只有当存在危及生命的出血时方可输注血小板，因为血小板输注具有加重血栓的风险。血小板宜 ABO 血型同型或相容性输注。

2. 输注剂量和速度 血小板的输注剂量一般为 5～10ml/kg，输注速度为 10～20ml/(kg·h)，争取以患儿能承受的最快速度输注。

（三）FFP 和冷沉淀凝血因子

1. 一般原则 FFP 和冷沉淀凝血因子输注可用于治疗或者预防出血，在目前输注 FFP 的许多病情中很少有证据能支持输注 FFP 有益，且 FFP 输注临床实践差异很大，其结果是普遍存在 FFP 的不合理输注；虽然几乎没有关于明显出血患儿 FFP 合理输注量的直接证据，但更大剂量 FFP 输注能更有效地减少凝血试验结果异常。没有关于预防性输注冷沉淀凝血因子有益的证据；婴儿和儿童输注冷沉淀凝血因子的主要适应证是 DIC 伴出血、心脏术后出血和大出血。关于输注冷沉淀凝血因子的 Fg 阈值仍存争议，没有证据支持改变先前的推荐——冷沉淀凝血因子输注阈值为 Fg<1.0g/L（大出血除外）。遗传性低纤维蛋白血症的冷沉淀凝血因子输注阈值也是 Fg<1.0g/L，但是在纤维蛋白快速消耗的疾病，如 DIC 或大出血，推荐采用较高的冷沉淀凝血因子输注阈值。对于凝血功能床边检测如 TEG 的关注日益增加，但有关这类检测结果是否能以及如何指导没有出血患儿输血的证据仍然十分有限。

2. 输注剂量和速度 FFP 的输注剂量为 15～20ml/kg，出血患儿的输注剂量更大，要密切监测临床后果；宜避免容量超负荷，特别是易于出现容量超负荷的患儿更应注意防范。冷沉淀凝血因子输注剂量为 5～10ml/kg，出血患儿的输注剂量更大，要密切监测临床后果和 Fg。

第八节 产科患者输血

妊娠与分娩是一种特殊的生理过程，全身多个组织及系统在此期间会发生变化，因此其输血实践有异于其他患者，本节内容将结合妊娠特有的生理学改变重点介绍产科患者的合理输血。

一、妊娠期血液生理特征

妊娠期母体血液系统、免疫系统与其他器官系统一样，发生一系列生理变化，以适应胎儿的正常生长发育。掌握不同妊娠期血液生理变化，有助于指导孕产妇患者输血治疗。

1. 血液循环量增加 在妊娠 6～8 周，母体红细胞和血浆容量开始增加，妊娠 32～34

周时达到高峰,增加 40%～45%。血容量平均增加 1 500ml,其中血浆量增加约 1 000ml,红细胞增加约 500ml,因血浆增加多于红细胞增加,血液相对稀释,因此妊娠期孕妇会出现高血容量和生理性贫血。但这种生理性贫血并不影响氧的转运,母体可通过增加心排血量和氧分压,以及氧解离曲线右移进行代偿。

2. 血液成分改变

(1)红细胞:妊娠期红细胞生成素增加,在孕 20 周后增加 2～3 倍,同时催乳素产生增加,因此刺激骨髓红细胞生成也相对增多,约增加 18%～25%。网织红细胞于孕 16 周开始升高,孕 25～35 周时达到最高峰。由于存在血液相对稀释,红细胞、血红蛋白、血细胞比容均有所下降,红细胞降低至 $3.6×10^{12}$/L 左右,Hb 降至 110g/L 左右,血细胞比容为 0.31～0.34,同时血液黏稠度降低。

(2)白细胞:妊娠期 7～8 周白细胞开始增高,至 30 周达到高峰,约为(10～15)× 10^9/L,以中性粒细胞增多为主,单核细胞及嗜酸性粒细胞几乎无变化。

(3)血小板:妊娠期多数孕妇血小板无明显变化,少数孕妇略有减少。血小板数在产后有所增加,这可能与分娩时止血需求增强有关。

(4)凝血因子:妊娠期血液处于生理性高凝状态,凝血因子Ⅱ、Ⅴ、Ⅶ、Ⅷ、Ⅸ、Ⅹ含量增加,有利于防止产后出血,但也易发生 DIC。妊娠晚期,PT、APTT 不同程度缩短,凝血时间无明显改变。妊娠期血浆 Fg 含量升高,约增加 40%～50%,妊娠晚期可达 4～6g/L。Fg 增加还可以改变红细胞表面的负电荷量,促使红细胞缗钱状聚集,导致红细胞沉降率增快。

(5)纤溶系统:妊娠期纤溶酶原显著增加,AT 降低,优球蛋白溶解时间明显延长,表明妊娠期间纤溶活性降低,限制了分娩期出血,然而也增加了血栓形成的风险。血浆纤维蛋白降解产物(fibrin degradation products,FDP)含量随孕周增加而增多,到分娩期明显增多,主要是由妊娠和分娩期高凝状态引起的纤溶活性增高所致。分娩后 2 小时逐渐降低。

(6)血浆蛋白:在妊娠早期孕妇血清总蛋白降低,主要为白蛋白降低,约为 35g/L,维持此水平直到分娩。

3. 免疫系统作用

(1)妊娠期母体免疫抑制作用:胎儿作为半同种异体移植物在母体子宫内不被排斥,主要是通过母胎之间的免疫耐受机制进行调节实现的,妊娠期母体子宫蜕膜的绒毛外滋养细胞选择性高表达免疫耐受分子 HLA-G,与 CD8+ T 细胞、巨噬细胞和 NK 细胞表面受体结合,抑制细胞活性,维持母胎免疫耐受和正常妊娠。妊娠期母体胎盘分泌大量的激素,如 HCG、胎盘催乳素、胎盘特异性蛋白、雌激素、孕激素、皮质激素,以及胎儿产生的胎盘抗原和甲胎蛋白(alpha fetoprotein,AFP)等均为免疫抑制物,可以保护胎儿免受母体免疫排斥。

(2)胎盘免疫屏障作用:免疫活性物质和大分子抗原物质不能通过胎盘,滋养层细胞表面的唾液黏蛋白可以掩盖组织相容性抗原,使之不与母体抗体接触,脱落进入母体血液循环的滋养层细胞及其碎片可以刺激母体产生抗体,并与滋养层细胞上的 HLA 形成复合物,可以覆盖来自父方的 HLA 抗原,使胎儿不受损害,蜕膜细胞属于免疫惰性细胞,对胎儿抗原的刺激反应不敏感。

二、妇产科输血实践

妊娠期可合并慢性贫血、血小板减少、白血病和妊娠期高血压等疾病,这些疾病虽然不完全由妊娠引起,但妊娠可以加重病情,间接影响宫内胎儿生长发育,造成流产、早产、宫内胎儿发育受限、畸形甚至死胎等。妊娠期的不同血液系统疾病有不同的输血治疗方法。

1. 妊娠合并贫血 因孕产妇血液存在生理性稀释,以及分娩及手术存在出血风险等因素,孕期贫血为较常见的现象。而孕期贫血可造成早产、新生儿出生低体重和其他不良后果,包括母亲的输血率增高。2024 年版 WHO 指南中孕期贫血的诊断标准为：妊娠早期 Hb<110g/L，妊娠中期 Hb<105g/L，妊娠晚期 Hb<110g/L。按病因分类可分为：①获得性贫血：包括缺铁性贫血、缺乏叶酸和维生素 B_{12} 所导致的巨幼细胞贫血、再生障碍性贫血、自身免疫性贫血、感染引起的贫血、肿瘤继发的贫血、阵发性睡眠性血红蛋白尿症等；②先天性贫血：包括遗传性再生障碍性贫血、镰状细胞贫血、地中海贫血及其他血红蛋白病等。对于妊娠合并贫血的孕产妇，优化红细胞总量和增加孕产妇对贫血的生理耐受能力是围生期管理的关键环节。

缺铁性贫血是妊娠期最常见的贫血，主要是因为孕期铁的摄入不足和需要量增加，严重者可导致贫血性心脏病、妊娠期高血压、产科休克和产褥感染等。大多数缺铁性贫血孕妇铁剂治疗后，临床症状及贫血能得到改善，不需要输血治疗。严重的妊娠期缺铁性贫血可给予输血，特别是对于口服铁剂无效和临床需要迅速纠正贫血的患者。输血指征应以症状为主，Hb<60g/L 建议输血，Hb 在 60～70g/L 时，应根据孕妇是否合并疟疾、严重心脏疾病、肺炎、严重细菌感染、心力衰竭或缺氧以及是否需要行剖宫产等做出输血决策。

巨幼细胞贫血主要是由于叶酸和维生素 B_{12} 缺乏引起细胞核 DNA 合成障碍所导致的贫血。妊娠期由于胃肠蠕动减小，叶酸经肠道吸收比非孕期差，而胎儿因造血需要，仍不断摄取母体的叶酸，使得母体血清叶酸水平下降更为显著。发生巨幼细胞贫血时，三系细胞均可受累，可表现为三系细胞减少。应加强孕期营养指导，补充叶酸及维生素 B_{12}。严重的妊娠期巨幼细胞贫血，可输血治疗，原则同缺铁性贫血。

妊娠合并再生障碍性贫血是一种罕见且严重的疾病，是指既往无贫血病史，在妊娠期出现的再生障碍性贫血。在妊娠期间，可输注红细胞及血小板纠正其贫血和血小板减少，但需要严格掌握输血指征。如 Hb<80g/L，可输注红细胞以维持胎儿宫内正常发育；如 PLT<20×10^9/L 时，会增加自发性出血的可能性，应酌情输注血小板。需要注意的是，在分娩前应纠正贫血，尽量维持 Hb≥80g/L，PLT>50×10^9/L，分娩时应避免组织损伤，严格止血，产褥期应预防感染及出血。

2. 妊娠合并血小板减少 血小板减少是妊娠期仅次于贫血的第二常见的血液系统异常，在妊娠期的发生率为 6.6%～11.6%。轻度的血小板减少对于孕妇和胎儿无明显影响，无须特殊处理。当妊娠期 PLT<100×10^9/L 时，即可诊断为妊娠期血小板减少。除生理性血小板减少外，其他引起血小板减少的原因包括妊娠期血小板减少症、子痫前期、HELLP 综合征等妊娠期特有的血小板减少症，另外还包括 ITP、TTP 合并自身免疫性疾病等非妊娠期特有的血小板减少症。

对于妊娠合并血小板减少，首先需明确发病原因。对于最常见的妊娠期血小板减少症而言，通常无需特殊治疗，而其他类型需根据原发病进行积极干预，去除血小板减少的病因。但不管是哪种病因，妊娠过程中，母亲血小板极少会低于 80×10^9/L。正常情况下，不提倡输注血小板，一般经糖皮质激素、IVIG 和血浆置换等控制原发病的治疗，血小板可维持在 50×10^9/L 以上。为了预防分娩或剖宫产术中出血，可在术前和术中输注血小板。

三、产科出血的输血治疗

产科出血可发生于产程各个阶段，其中 80% 以上在产后。产后出血（postpartum hemorrhage，PPH）指的是胎儿经阴道娩出 24 小时内，出血量≥500ml 或剖宫产后出血量≥1 000ml。而无论以何种方式分娩，产妇在 24 小时内持续失血>1 000ml 或伴有低血容量症状或体征定义为严重 PPH；危及生命的大量 PPH 的定义是产妇失血>2 500ml 或出现低血容量性休克。产后出血的主要危险因素为子宫收缩乏力，包括多次妊娠、多次生产、羊水过多、胎儿巨大等因素均可导致宫缩乏力，另外手术切口或撕裂伤、凝血功能障碍、体重指数偏高均是产后出血的危险因素。

（一）实验室检查

对于 PPH 的产妇，需进行凝血功能和血常规检查。评估凝血功能障碍的方法包括临床观察和实验室检查，包括评估 PT、APTT、Fg、全血细胞计数等，尤其是对存在严重 PPH 者，便于指导开展以止血为目标导向的成分血输注和止血药物治疗。但检测结果报告时间可能滞后。因此，应进行连续监测，以发现患者凝血功能变化趋势，并据此输注具有相应止血作用的成分血。另外快速床旁凝血试验，如 TEG 和旋转血栓弹力测定能够评估形成血凝块的强度和纤维蛋白溶解情况，可用于对传统的凝血检查进行补充，同时还可明确患者是否存在纤溶亢进，在大出血时辅助指导输血。

（二）输血治疗

1. 红细胞输注 当发生 PPH 时，需将临床表现作为输血需求的主要判断依据，并结合估计失血量及是否继续出血，在维持机体循环的基础上进行红细胞输注，目的是维持机体红细胞携氧能力及组织代谢能力。对于 PPH 的输血方案及输血时机选择，迄今尚未达成共识，目前推荐使用严紧输血策略。根据出血及止血情况综合考虑，如 Hb>100g/L 时通常不需要输血；如出血已控制且排除后续出血风险时，Hb 目标设为 >70g/L；出血尚未控制、不能排除后续出血风险等情况下，可维持更高的 Hb 水平，如存在术前贫血、低蛋白血症、术前心肺功能不全者需将 Hb 维持在较高的水平。

2. 血小板输注 发生 PPH 时因失血、止血消耗、合并 DIC、低体温、酸中毒等亦可直接引起血小板数量减少或功能下降从而影响正常止血功能。通常情况下出现以下情况时可考虑输注血小板。①产后出血未控制且 PLT<75×10^9/L 或床边快速检测结果表明血小板功能受损；②对于出血已控制且后续出血风险小的患者在 PLT<50×10^9/L 时，可考虑输注血小板。

3. 凝血因子输注 产后出血患者易出现凝血功能障碍，包括失血后的液体复苏使凝血因子水平下降；出血时合并凝血启动，消耗凝血因子使凝血因子水平下降导致凝血功能障碍，即消耗性凝血病；出现原发或继发性纤溶导致纤维蛋白原降低；低体温、酸中毒及低血钙降低凝血因子的活性，均可导致凝血功能障碍。开展凝血因子替代治疗时，应根据需要替代的凝血因子，选择相应的血液成分或凝血因子制剂。

FFP 含有血液中全部的凝血及抗凝因子，可用于改善失血患者止凝血功能，在产科出血患者扩容的同时，应酌情补充。如产妇存在 PT 大于参考区间中点值的 1.5 倍和/或 APTT 大于参考区间中点值的 1.5 倍且持续出血；TEG 显示 R 值延长；输注红细胞 6～8 单位后仍继续出血；出血超过血容量的 40%；胎盘早剥、羊水栓塞、临床怀疑存在 DIC 的患者，应考虑尽早输注 FFP。

大量出血患者经复苏治疗时，Fg 往往是最先降至危急值水平的凝血因子。PPH 患者出血的严重程度与 Fg 水平相关。此外，Fg<2g/L 会增加严重 PPH 的风险，需输注纤维蛋白原浓缩物，以补充纤维蛋白原。另外，冷沉淀凝血因子含有 Fg 和 FⅧ，如产妇存在持续出血，且 Fg<2g/L 或 TEG 显示 K 值延长、α 角缩小并伴有明显出血，亦可输注冷沉淀凝血因子。

4. MTP 所有产科应建立明晰的 MTP（见本章第五节），早期输注红细胞和 FFP，及时抢救危及生命的 PPH 产妇。

第九节　精准输血的发展

精准输血医学坚持以患者为中心，在输血医学基础理论引领下，遵循循证医学的原理和方法，应用现代相关多学科交叉新理论、新技术、新方法，包括基因组学、蛋白组学、影像技术、智能化技术和生物医学信息互联网及大数据和智能化应用技术等，紧密结合患者个体遗传信息、生理状况与临床数据以及医师的经验,为患者输血治疗制订最佳的个体化科学方案,最终使输血达到安全、高效、节源的目的。

一、循证医学与输血指南

循证医学是指临床医生针对个体患者,在充分收集病史,体检及必要的实验室和影像检查结果的基础上,结合自身的专业理论知识与临床技能,围绕患者的主要临床问题(如病因、诊断、治疗、预后以及康复等),检索、评价当前最新、最佳的研究证据,进一步结合患者的实际意愿与临床医疗环境,形成科学、适用的诊疗决策,并在患者的配合下付诸实施,最后分析和评价其效果。

随着输血医学证据日益增加,临床输血逐渐从"以输血为中心"向"以患者为中心"转变,该转变要求在实践过程中使用重要、高质量的研究证据,同时充分尊重患者的价值观和意愿,在客观条件具备的范围内,尽可能选用最佳证据实践,对输血工作者的技术、能力、知识、决策过程等提出新的要求。

循证输血指南是改进输血实践的基石。临床实践指南一般以随机对照试验和系统综述为依据,经专家讨论后由专业机构或学会制定,具有权威性,对临床医学实践具有重要的指导意义。实践指南可以帮助医生更合理地制订临床决策,并有助于减轻患者的医疗负担。

二、基于大数据的输血管理

电子病历的出现开启了卫生保健行业的大数据时代。对电子病历不同数据集进行链接和数据采集与挖掘可产生大量信息,这些信息有助于推动患者结局的改善。

1. 标杆对比 将医疗机构之间和/或不同国家之间的血液使用进行比较,可确定输血医学最佳实践。建立能够取得成效的标杆比对流程,面临的主要挑战包括最佳输血实践的定义和具有较好成本效益的数据采集技术。医院的信息技术一般不支持数据挖掘工具,输血科不可能从不同医院采集统一数据。标杆比对数据的来源有多个渠道,包括病历评审、第三方的差距评估、血库库存管理、财务系统(如患者账单和预算)、患者发病率和死亡率数据以及主要利益相关者的观察或支持资料。

2. 输血相关并发症的主动监测 开展输血反应追踪,有助于发现输血相关不良事件的漏诊和漏报。发现存在问题时,可制订和实施教育计划,提高医务人员的知识水平和不良事件报告遵从程度。

3. 不同手术类型用血模式变化监测 将输血过程数据与诊断和治疗代码关联,便能开展特定手术类型(如髋关节置换、心脏手术)患者的输血率监测。

4. 手术备血申请 可利用麻醉电子管理系统的数据制订手术最大备血量申请方案,根据实际数据制订方案,有助于优化输血申请。

三、临床决策支持系统

临床决策支持系统(clinical decision support system,CDSS)是通过应用信息技术,综合分析医学知识和患者信息,为医务人员的临床诊疗活动提供多种形式帮助,支持临床决策的一种计算机辅助信息系统。在输血决策时设置同步提醒,如在开具输血医嘱前完成核对清单、医院设置在医嘱系统的输血指征提醒等,能够改进输血实践。具有临床决策支持(clinical decision support,CDS)功能的计算机辅助医嘱管理系统(computerized provider order entry,CPOE)在检测到申请超指征输血时要求医师做具体说明,这有助于改善输血实践。间断性"弹出警报",可以内置到医嘱数据库中,以某种逻辑公式加入血液申请数据库中,以提取患者最近的实验室检测结果。

本章小结

患者血液管理（PBM）是以循证医学为证据，以患者为中心，采用多学科的技术方法，维持患者血红蛋白水平，优化凝血功能，最大限度地减少失血，以达到减少或避免输异体血、改善患者预后、获得最佳病情转归的目的。其基本原则包括促进自身造血、减少出血和失血以及优化贫血耐受。

在判断是否对贫血患者进行输血时，要考虑许多因素，而不是仅根据症状存在与否或特定的血红蛋白水平来决定。血小板输注可分为预防性血小板输注和治疗性血小板输注两大类。预防性血小板输注是指以预防出血为目的，通过血小板输注使血小板生成障碍患者的血小板提高到某一安全水平。治疗性血小板输注可以用于治疗正在出血的血小板减少症患者。

对于 HSCT 移植前或植活后的患者，可根据当前的血型正、反定型结果输血。在 HSCT 移植的血型转变期间，宜监测患者血型抗原和抗体的变化状态，并根据 ABO 血型抗体效价，权衡输注所选血型的血液对造血重建和输血效果的影响，实时调整输血方案。

严重出血患者在补充血液成分时，宜根据标准实验室结果进行目标导向。必要时启动 MTP。

危重症患者可能来源于临床各个科室，其基础疾病与器官功能状态千差万别，但有一个共同特点就是有重要脏器功能受损，基本生命体征不平稳。因此重症患者常常合并贫血，对输血的需求较其他专科的普通患者高。

儿童的血液系统、脏器功能、免疫系统、止凝血功能状态等均有别于成人，使得儿童患者的输血实践有别于成人。

妊娠期母体血液系统、免疫系统与其他器官系统一样，发生一系列生理变化，以适应胎儿的正常生长发育。掌握孕妇不同妊娠期血液生理变化，有助于指导孕产妇患者输血治疗。妊娠期的不同血液系统疾病有不同的输血治疗方法。对于出现产后出血的患者，早期发现、启动预案和积极干预至关重要。

（桂 嵘）

第九章　输血治疗技术

通过本章学习，你将能够回答下列问题：

1. 临床上已开展了哪些临床输血治疗技术？
2. 什么是治疗性血液成分单采术？
3. 治疗性血浆置换术主要适应证有哪些？
4. 富血小板血浆疗法主要应用于治疗哪些疾病？
5. 常用的细胞治疗有几个类型？
6. 造血干细胞有哪几种来源？

传统的血液及成分的简单替代性输血治疗方式，已在临床上广泛应用，相关技术与管理体系日益成熟。近年来，随着现代输血理念与技术的革新与进步，目前已发展了多种具有独特疗效、现有临床技术不能替代的治疗新技术，为多种恶性肿瘤和临床疑难疾病的治疗带来了希望，引领了输血医学发展的新方向。血液成分分离机是一种在无菌密闭塑料管道系统内完成采血、离心、成分去除和回输整个工作程序的医疗设备。随着这些血液成分分离机不断改进及相关技术的日益完善，其在临床输血治疗中的应用不断得到拓展。目前，治疗性血液成分单采术及置换术已广泛应用于多种疑难疾病的治疗，并获得了传统治疗方法难以达到的良好疗效。细胞治疗技术也在推广应用过程中取得了可喜的进展。

血液成分单采术及置换术中，为防止血液凝固，流到体外的血液须进行抗凝。最常用的抗凝剂是柠檬酸葡萄糖溶液（acid-citrate-dextrose solution，ACD），也可采用肝素作为抗凝剂。在血液成分去除或置换术中，为维持患者血容量和胶体渗透压的平衡，避免低血压和水肿的发生，需补充一定量溶液替代已被去除的血浆，该溶液称为置换液。常用的置换液有晶体溶液（生理盐水、林格液、平衡盐等）、血浆代用品（右旋糖酐、明胶等）和蛋白质溶液（白蛋白、新鲜冰冻血浆等）。

第一节　治疗性血细胞单采术

在疾病发展过程中，患者血液内所产生的含量或功能异常并与临床病症相关的血液成分或内、外源性有害物质，被称为病理性成分。治疗性血液成分单采术（therapeutic cytapheresis，TCA）主要是通过建立体外循环，血细胞分离机动态地将离体的血液分离，分离出浓缩白细胞（粒细胞、淋巴细胞和单核细胞）、红细胞、血小板、血浆等成分，从而除去病理性细胞成分，并回输其他血液成分，以避免或减少病理性成分对患者的致病作用，达到治疗疾病或缓解病情的目的。根据单采去除的细胞成分的不同，可分为治疗性白细胞单采术（therapeutic leukapheresis，TLA）、治疗性红细胞单采术（therapeutic erythrocytapheresis，TEA）、治疗性血小板单采术（therapeutic thrombocytapheresis，TTA）等。

一、治疗性白细胞单采术

TLA 是采用血细胞分离机,选择性地除去患者循环血液中异常增多的病理性白细胞。

1. 临床应用 TLA 主要适用于各类高白细胞性的急、慢性白血病,也适用于需要除去病理性白细胞增多的其他临床情况。高白细胞白血病患者,循环血液中的白血病细胞过高(通常超过 100×10^9/L),可导致严重的高黏滞血症、微血管淤滞,引发脑梗死或脑出血、肺栓塞和肺出血等严重并发症。TLA 可迅速减少白细胞,缓解白细胞淤滞状况,还可避免因化疗杀伤大量白细胞而引起的肿瘤溶解综合征(如高尿酸血症、高磷酸盐血症、高钾血症和低钙血症等)。另外,化疗药物往往只对增殖期细胞有杀伤作用,而对静止期细胞无效。高白细胞白血病患者体内有相当数量的细胞处于静止期,因此化疗效果不佳。而 TLA 可去除循环池中的大部分白血病细胞并动员储存池中的细胞进入循环池,更有助于发挥化疗药物的作用。

属下列情况之一者,应及时实施 TLA:①白细胞计数 $>200 \times 10^9$/L 者;②白细胞计数 $>100 \times 10^9$/L,伴有血液高黏滞综合征者;③白细胞计数 $>50 \times 10^9$/L,伴有严重的脑、肺等重要器官相关并发症者;④白细胞计数在 $(50 \sim 100) \times 10^9$/L,准备实施化疗,需预防化疗破坏大量白细胞所致的严重并发症者。

2. 注意事项 ①TLA 通常只能作为对症处理和辅助治疗的手段,如果没有积极有效的化疗跟进,去除白细胞后可能很快出现"反跳"现象;②进行白细胞单采时,血细胞分离机处理的血量较大,抗凝剂用量也随之增大,应积极予以钙剂补充;③若去除白细胞量大时,可考虑静脉补充适量晶体盐溶液。

二、治疗性红细胞单采术

TEA 是采用血细胞分离机,选择性去除患者循环血液中病理性增多的红细胞。

1. 临床应用 TEA 适用于原发性红细胞增多症和继发性红细胞增多症的患者。循环血液中红细胞过多,可导致严重的高黏滞血症、形成血栓,影响组织器官的正常供血供氧和生理功能,甚至危及患者的生命安全。通常,外周血红细胞 $>6 \times 10^{12}$/L,血红蛋白 >180g/L,且有明显的组织器官缺血缺氧表现,特别是伴有心脑血管基础疾病者,应考虑及时实施 TEA 治疗。原发性红细胞增多症患者可同时伴有血小板异常增多,采用血细胞分离机去除红细胞的同时,可选择性去除血小板。

2. 注意事项 ①患者红细胞去除的总量应根据具体病情和患者的情况进行调整,通常一次可单采云除压积红细胞 $800 \sim 1\,200$ml,必要时可在 $1 \sim 2$ 周内重复进行单采去除;在实施红细胞去除术的同时,要以同样的速度输入与采出的浓缩红细胞相等量的晶体溶液(生理盐水或平衡盐溶液)及胶体溶液(6% 羟乙基淀粉或明胶),一般先用晶体溶液,后用胶体溶液。②TEA 通常只作为辅助手段,目的是缓解临床症状,减少并发症的发生,为原发病的治疗创造更好的条件。③对原发性红细胞增多症的患者,应积极对因治疗,否则可能在红细胞去除后数天内出现"反跳"现象。④对继发性红细胞增多症的患者,应注意掌握采集红细胞后的治疗时机。⑤血液体外分离时,用于抗凝的柠檬酸盐可引起低钙血症,应适时并适量予以口服或静脉补钙。

三、治疗性血小板单采术

TTA 是采用血细胞分离机,选择性单采去除患者循环血液中异常增多的血小板。

1. 临床应用 慢性骨髓增生性疾病常伴有血小板计数的极度增高,这种原发性血小板增多可导致血栓形成、微血管栓塞、出血等并发症。TTA 适用于血小板计数 $>1\,000 \times 10^9$/L

的慢性骨髓增生性疾病的患者。但血小板和症状出现并不具有显著相关性,当血小板计数<1 000×10⁹/L,原发性血小板增多有血栓和出血危险的患者,也应考虑及时行 TTA 治疗。

2. 注意事项 ①TTA 只能作为对症治疗的手段,必须联合应用药物治疗才能维持长期缓解。②TTA 需要体外循环处理的血量较大,一般为患者总血量的 1~2 倍,应做好低钙血症的预防和处理措施。③原发性血小板增多症患者,进行治疗性血小板单采时获得的血小板,不能用于临床输注。

第二节 治疗性血浆置换术

治疗性血浆置换术(therapeutic plasma exchange,TPE)是通过血细胞分离机技术,用健康人的血浆、白蛋白制剂、代血浆、晶体盐溶液等置换液,将患者循环血液中的血浆成分置换出来,以去除病理性血浆成分,主要包括:①各种致病因素直接或间接引起含量或功能异常的血浆成分,如低密度脂蛋白、溶血产生的游离血红蛋白、胆红素、肌酐、异常免疫球蛋白、自身抗体、循环免疫复合物等。②内、外毒性物质,如代谢性毒性物质、药物和毒物等。

一、临床应用

TPE 目前已成功应用于某些血液系统疾病、神经系统疾病、泌尿系统疾病、风湿性疾病及代谢紊乱性疾病等多种病症的治疗,能有效缓解患者的症状,改善患者预后。美国血液分离学会(American Society for Apheresis,ASFA)将 TPE 治疗的疾病分为四类(表 9-1):第一类为公认的标准治疗适应证;第二类为可接受的辅助治疗适应证;第三类为疗效尚不确定的适应证(利益/风险比例不确定);第四类为研究表明疗效有限或无效的适应证。

表 9-1 治疗性血浆置换的主要适应证

适应证	应用条件	分类	标准疗程(治疗次数)
急性播散型脑膜炎	类固醇激素治疗无效	II	隔天 1 次(3~6 次)
吉兰-巴雷综合征	初治	I	隔天 1 次(5~6 次)
急性肝衰竭	高容量 TPE	I	每天 1 次(3 次)
ANCA 相关性快速进展性肾小球肾炎	透析依赖或弥漫性肺泡出血	I	每天 1 次或隔天 1 次(6~9 次)
抗肾小球基底膜病(肺出血肾炎综合征)	透析非依赖或弥漫性肺泡出血	I	每天 1 次或隔天 1 次(可变)
自身免疫性溶血性贫血	严重冷凝集素病	II	每天或隔天 1 次(可变)
心脏移植	脱敏	II	每天或隔天 1 次(可变)
灾难性抗磷脂综合征		II	每天 1 次(3~5 次)
慢性炎症性脱髓鞘性多神经病		I	每周 2~3 次
冷球蛋白血症	症状性/严重	II	隔天 1 次(3~8 次)
家族性高胆固醇血症	小血容量的纯合子	II	每周 1~2 次
局灶性节段性肾小球硬化症	移植肾复发	I	每周 1~3 次(可变)
桥本脑病		II	每天 1 次或隔天 1 次(3~9 次)
单克隆免疫球蛋白增多症的高黏滞血症	症状性或利妥昔单抗预防治疗	I	每天 1 次(1~3 次)

续表

适应证	应用条件	分类	标准疗程（治疗次数）
肌无力综合征		Ⅱ	每天1次或隔天1次（可变）
肝移植	脱敏治疗，ABO血型系统不相容LD	Ⅰ	每天或隔天1次（可变）
多发性硬化症	急性CNS炎症性脱髓鞘疾病	Ⅱ	隔天1次（5~7次）
重症肌无力	中度/重度	Ⅰ	每天1次或隔天1次（可变）
骨髓瘤管型肾病		Ⅱ	隔天1次（10~12次）
视神经脊髓炎谱系疾病	急性	Ⅱ	隔天1次（5~10次）
抗 N-甲基-D-天冬氨酸受体脑炎		Ⅰ	隔天1次（5~6次）
中毒	蘑菇中毒	Ⅱ	每天1次（可变）
链球菌感染相关的小儿自身免疫性神经精神障碍	病情恶化	Ⅱ	每天或隔天1次（3~6次）
植烷酸贮积病（Refsum病）		Ⅱ	每天1次（可变）
利妥昔单抗相关的进行性多灶性白质脑病		Ⅰ	隔天1次（可变）
肾移植，ABO相容	抗体介导的排斥或脱敏，LD	Ⅰ	每天或隔天1次（可变）
系统性红斑狼疮	重型	Ⅱ	每天或隔天1次（3~6次）
血栓性微血管病，补体介导	H因子自身抗体	Ⅰ	每天1次（可变）
血栓性微血管病，药物相关	噻氯匹定	Ⅰ	每天1次或隔天1次（可变）
血栓性血小板减少性紫癜		Ⅰ	每天1次（可变）
血管炎	HBV-结节性多动脉炎	Ⅱ	隔天1次（9~12次）
电压门控性钾通道抗体		Ⅱ	隔天1次（5~7次）
肝豆状核变性	暴发性	Ⅰ	每天或隔天1次（可变）

注：TPE，治疗性血浆置换；ANCA，抗中性粒细胞胞质抗体；LD，活体器官移植供者；CNS，中枢神经系统。

治疗性血浆单采术常见的适应证如下。

1. 中毒症 包括外源性中毒（如麻醉药、农药等）和内源性中毒（如高胆红素血症、代谢性酸中毒、细菌内毒素血症、败血症等）。用TPE可迅速有效降低血浆毒素或药物的浓度，是这类患者最有效的治疗措施之一。

2. 高黏滞综合征 主要见于浆细胞克隆性疾病（如巨球蛋白血症、多发性骨髓瘤等）与异常冷球蛋白白血病患者。当血液中存在大量单克隆免疫球蛋白（M蛋白）时，可引起血液黏度异常增高、血栓及微血栓形成，危及患者生命安全。TPE对病理性IgM去除效果最好，对病理性IgG和IgA去除效果较弱。

3. 血栓性血小板减少性紫癜 这是一种少见、病因不明的危急综合征，表现为微血管病性溶血性贫血、血小板减少及血小板在微血管中聚集等，可导致神经系统病变和肾功能不全，至今尚无特异性治疗手段。TPE的疗效较好，早期应用效果更佳。宜采用新鲜冰冻血浆作为置换液。

4. 肺出血肾炎综合征 这是一种由抗肾小球基底膜抗体介导的自身免疫性疾病。临床表现为急进性肾小球肾炎、肾功能急剧下降和肺出血。TPE可有效去除抗肾小球基底膜抗体,恢复肾功能,改善病情。置换液宜选用 5% 白蛋白。

5. 重症肌无力 该病属自身免疫性疾病,表现为一系列肌无力的临床症状,甚至累及呼吸肌导致呼吸困难。TPE 可迅速降低患者血液中抗乙酰胆碱受体的滴度,缓解症状。

6. 急性吉兰-巴雷综合征 这是一种急性自身免疫性脱髓鞘多神经病变性疾病。TPE 可有效清除患者血浆中的抗髓磷脂抗体、淋巴因子和感染后产生的炎症介质,改善症状,降低死亡率。急性期的患者应尽早使用 TPE 来缩短严重症状的持续期。对慢性型的患者在使用其他的治疗方法无效时,也可考虑应用 TPE。

7. 母婴血型不合的妊娠 母体血浆中含有高效价的针对胎儿血型抗原的免疫性抗体(IgG),会危及胎儿生命安全,可通过 TPE 迅速清除。一般认为将母体抗体效价降低到 64 以下方安全。

8. 其他 如家族性高胆固醇血症、多发性硬化症、溶血性尿毒综合征、再发局灶节段性肾小球硬化、类风湿关节炎、自身免疫性溶血性贫血、伴有抑制物的血友病、系统性红斑狼疮等,TPE 也是有效的治疗措施之一。

二、注意事项

在实施 TPE 时,应注意:①去除小分子病理性血浆物质,血液透析效果比 TPE 好;大分子病理性血浆物质血液透析无法去除,只能用 TPE 去除。②在确定血浆置换前,医师应充分估计病情与去除血浆量,并选择与准备好患者所需的置换液(晶体盐溶液、代血浆溶液、白蛋白溶液、血浆制品等)。③在决定置换量和置换频率时,应综合考虑疾病的种类、病情严重程度、患者的一般情况、病理性成分的性质和含量、病理性成分生成的速度及在血管内外的分布等情况。④在治疗过程中,应密切关注患者的状况与并发症现象(如低钙血症、低血压或过敏反应),主治医师应主动配合技术操作人员做好各种突发情况的应急处理。

第三节 富血小板血浆疗法

富血小板血浆(PRP)是指通过离心方法从自体血提取的血小板浓缩物,富含生长因子、细胞因子和抗菌肽等多种生物活性物质,具有促进细胞增殖、分化、基质合成、组织再生与修复等作用,在再生医学中扮演着重要角色。富血小板血浆疗法是指医师将自体富血小板血浆注射到机体特定部位的一种治疗方法,具有安全、有效、操作简单等特点,其在临床中应用越来越受关注。

一、富血小板血浆制备方法

1. 手工制备方法 将采集的全血在室温下于 4~6 小时内,以 27.5~37.5r/min,低速离心 15~20 分钟(或 1 220r/min,离心 5 分钟),使红细胞、白细胞基本下沉,由于血小板比重轻,大部分保留在上层血浆中;分离出上层血浆,即为富血小板血浆,一般可获得全血中 70% 以上血小板。该手工制备方法存在污染的可能,且获得的血小板纯度不高,操作较为烦琐。

2. 自动化分离方法 目前,临床上多采用血细胞分离机来获取 PRP。实现 1 次采集多次使用(−80℃ 保存,随取随用),减少患者经济负担;在全封闭状态下采集,污染机会极低;制备产品浓度高、纯度高,红细胞混入率极低;接受治疗的患者自体血液损失少。

二、临床应用

1. 骨科应用 PRP 在骨科方面适用于膝关节的半月板撕裂、肩关节的肩袖撕裂、脚底跖筋膜炎，以及脊柱、髋关节、肘关节和足踝损伤。身体的这些部位损伤后，愈合很困难。例如，韧带和肌腱（它们连接骨骼和肌肉）血供比较差，这些组织的扭伤和拉伤愈合缓慢。富含血小板血浆疗法使用自体血液来加快这些部位的愈合，并且可以减少疼痛。

2. 整形和组织再生领域应用　可以用于面部年轻化、秃发治疗、瘢痕及创面修复。面部年轻化方面，PRP 可以实现除皱、祛疤、优化肤质、抗衰、淡化色斑等功能。

3. 伤口愈合　大多用于伤口创面的修复，包括应用在急性创面中增加早期伤口的强度，促进胶原沉积、加速表皮生长；应用在慢性难愈合伤口（如创伤合并感染、糖尿病溃疡、神经源性和静脉源性溃疡等）中可以抑制伤口炎症反应、减少瘢痕，促进血管再生。

4. 妇产科应用　PRP 在改善薄型子宫内膜、提高临床妊娠率方面也有良好的临床效果。

此外，PRP 在泌尿科、疼痛科、康复中心、神经外科、眼科等领域也被越来越多的专家所认可，治疗技术也将会越来越规范化。

三、注意事项

1. 禁忌证　对于存在血小板功能障碍、凝血功能障碍、严重心肝肾功能不全等疾病的患者，以及正在接受抗凝治疗的患者，应避免进行富血小板血浆治疗。

2. 知情同意　在进行 PRP 疗法前，应向患者详细解释治疗过程、可能的疗效以及可能的副作用，并回答患者的问题和疑虑，然后需签署知情同意书。

3. 规范操作　在制备和注射 PRP 的过程中，必须严格遵守无菌操作，以防止感染。PRP 的注射技术和位置准确性对于疗效至关重要。不正确的注射技术可能会导致疗效不佳或组织损伤。

4. 副作用　虽然 PRP 疗法的副作用相对较少，但仍需密切观察患者的反应。如有疼痛、红肿、发热等不适，应及时处理。

第四节　造血干细胞移植

细胞治疗（cell-based therapies）是一种利用某些具有特定功能的细胞（干细胞或免疫细胞）特性，采用生物工程方法获取，进行体外培养、扩增等处理后，使其具有促进组织器官再生和机体康复、增强免疫、杀灭病原体和肿瘤细胞等治疗功效，从而达到治疗疾病的目的。造血干细胞移植（hematopoietic stem cell transplantation, HSCT）研究始于 20 世纪 40 年代末，发展至今已成为临床重要的有效治疗方法，可用于治疗造血系统的多种疾病及实体瘤患者大剂量放疗、化疗后的造血系统重建。自动化干细胞采集设备的广泛使用，推动了自体及异体外周血造血干细胞（peripheral blood stem cell, PBSC）移植迅速发展，并成为目前主要的 HSCT 技术。

一、概述

干细胞（stem cell）是一类具有增殖和分化能力，能自我复制、自我更新的多潜能细胞，在特定条件下，能定向分化为多种特定功能的细胞，并形成组织及器官。而造血干细胞（hematopoietic stem cell, HSC）存在于造血组织及血液中，是机体各种血细胞的共同来源。HSC 同样具有自我更新和分化为各种血细胞的能力，植入足够数量后，能使机体的正常造血功能得到重建和恢复。HSC 的生物学特点主要包括：HSC 具有分化、成熟和定向增殖能力，植入一定数量 HSC，随着 HSC 的分化成熟，HSC 逐渐定向为一个或多个细胞系并逐渐丧失自我更新能力，使受者造血系统重建和恢复，包括红细胞、粒细胞、淋巴细胞、血小板等；HSC具有归巢能力，从静脉输入的HSC能进入骨髓中进行增殖分化，因此通过静脉输入HSC，即可达到移植目的。此外，HSC可长期保存，冰冻、溶解过程对HSC损伤较小，HSC对冰冻及溶解的耐受性使其能长期保存。

HSCT能够治疗多种疾病，包括血液、免疫、代谢、肿瘤性疾病，但主要用于治疗恶性疾病，特别是造血系统的恶性疾病。抗肿瘤化疗及放疗效果与放疗、化疗剂量呈正相关，大剂量放疗、化疗能大量杀灭肿瘤细胞并能克服轻度耐药。然而，大剂量化疗或放疗可造成严重骨髓抑制，必须用HSCT作为拯救措施，才能进行大剂量的化疗或放疗。经过大剂量放疗、化疗或其他免疫抑制剂预处理，清除了受者体内的肿瘤细胞、异常克隆细胞，然后把自体或异体HSC移植给受者，使受者重建正常造血及正常免疫，从而达到治疗的目的。此外，异基因HSCT还可产生免疫介导的移植物抗肿瘤（graft versus tumor，GVT）效应，而GVT效应可逐渐清除体内残余的肿瘤细胞，达到长期缓解甚至治愈的目的。

二、造血干细胞移植分类

目前在细胞治疗中临床应用较多的主要干细胞有两大类：HSC和间充质干细胞（mesenchymal stem cell，MSC）。其中，HSC主要用于HSCT。HSCT是指对患者全身放疗、化疗和免疫制剂预处理后，输入从供者或自身回输的骨髓、外周血或脐带血中分离出的HSC，使其重建造血及免疫功能。

1. 按HSC来源分类 HSC可以从骨髓、外周血、脐带血中进行采集分离，因此，根据HSC来源不同，HSCT分为骨髓移植（bone marrow transplantation，BMT）、外周血造血干细胞移植（peripheral blood stem cell transplantation，PBSCT）和脐带血移植（umbilical cord blood transplantation，UCBT）。BMT是骨髓造血干细胞移植的简称，指将供者的正常骨髓移植给受者，以重建受者造血功能和免疫系统的治疗过程；PBSCT是指通过造血生长因子动员采集外周血中的干细胞，移植给受者，以重建受者造血功能和免疫系统的治疗过程；UCBT是指将新生儿的脐带血移植给受者，以重建受者造血功能和免疫系统的治疗工程。

2. 按供受双方遗传学关系分类 可分为自体造血干细胞移植（autologous HSCT，auto-HSCT）、同基因造血干细胞移植（syngeneic HSCT，syn-HSCT）和异基因造血干细胞移植（allogeneic HSCT，allo-HSCT）。auto-HSCT是指HSC供、受者是同一个人的HSCT；syn-HSCT是指基因型相同的两个个体间的移植，常指同卵双胎之间的HSCT；allo-HSCT是指HSC供、受者为不同人的HSCT，包括HLA相合HSCT和HLA部分相合HSCT。

3. 按干细胞人类白细胞抗原相合程度分类 分为HLA全相合HSCT、HLA部分相合HSCT、HLA单倍体相合HSCT。

三、造血干细胞移植过程

HSCT过程包括：①大剂量化疗或化疗加放疗，以清除肿瘤细胞并使植入的造血干细胞能够植活；②输入HSC；③在HSC植活前的支持治疗；④免疫抑制剂预防移植物抗宿主病。

HSC可以从骨髓、外周血或脐带血中进行采集分离，采集后可在液体状态下保存数小时到数天，但长时间保存必须冻存。不同来源的HSC冻存处理大致相同。这三种来源的HSC各有优点和缺点，见表9-2。

表9-2 不同来源HSC的优缺点

干细胞来源	优点	缺点	备注
骨髓	含丰富的HSC；含淋巴细胞比外周血造血干细胞少；发生GVHD较少	采集时需要麻醉；祖细胞含量比外周血中的少	是传统的HSC来源，已有丰富经验

续表

干细胞来源	优点	缺点	备注
外周血	含少量的 HSC；含大量淋巴细胞，移植物抗肿瘤效果更强	供者需要 G-CSF 进行动员，耗时较长	更多用于自体 HSCT；多用于减低剂量预处理方案的异基因 HSCT
脐带血	采集对母亲及婴儿均无危险；传播感染性疾病的可能性较小，容易获得，不要求 HLA 完全相合；淋巴细胞免疫功能不成熟，GVHD 发生率及严重程度低	干细胞数量有限，对大体重儿童及成人来说细胞数量不足；需要更长时间才能产生移植物抗肿瘤效应	越来越多地作为儿童无血缘供者移植的首选；从寻找供者到移植所需时间短

（一）外周血造血干细胞

在正常状态下，人外周血循环中存在少量的 PBSC，后者与骨髓 HSC 有着相似的特性，即具有自我复制和多向分化潜能，移植后能完全持续地重建受者的造血和免疫功能。随着移植相关技术的迅猛发展、造血细胞因子与血细胞分离机的广泛使用，使得自体及异体 PBSC 移植迅速发展起来，并成为目前主要的干细胞移植技术。

PBSCT 在临床上成功应用，其与骨髓移植相比，具有以下优势：①痛苦小，采集时不需麻醉，术后无明显的疼痛；②恢复快，移植后外周血常规的恢复较同类型骨髓移植快。

1. 外周血造血干细胞的动员 PBSC 的动员是指将造血干细胞、祖细胞从骨髓池"驱赶"到外周血中的过程。目前，常用的动员方案包括：常用化疗药物动员、单用造血生长因子动员以及化疗药物联合造血生长因子动员等。

单用化疗药物动员是最早应用于临床的方案之一。大剂量化疗药物在杀伤肿瘤细胞或白血病细胞的同时，也杀伤正常的造血细胞，引起反馈性造血增生，PBSC 数量随之增加，可达正常的 100 倍，从而起到了 PBSC 的动员效果。常用大剂量的环磷酰胺、白消安或阿糖胞苷等作为肿瘤患者 PBSC 的动员剂。

单用造血生长因子动员被广泛用于自体和异基因 PBSC 移植。造血生长因子刺激骨髓造血干细胞池的干细胞增生，并打破正常状态下骨髓造血干细胞池和 PBSC 池的平衡，使骨髓造血干细胞池内的造血干细胞、祖细胞被"驱赶"到 PBSC 中。临床上最常用的为粒细胞集落刺激因子（granulocyte colony-stimulating factor，G-CSF）和粒细胞-巨噬细胞集落刺激因子（granulocyte-macrophage colony-stimulating factor，GM-CSF）。其中，G-CSF 进行 PBSC 动员的疗效好、副作用轻，是动员健康供者 PBSC 较好的动员剂。化疗药物联合造血生长因子动员，一般用于肿瘤患者的自体 PBSC 移植。

2. 外周血造血干细胞的采集与保存

（1）PBSC 的采集：采集时机与动员方案有关。单用造血生长因子进行动员时，采集时机一般为用药开始后的第 5、6、7 天。单用化疗或化疗联合造血生长因子动员时，应检查外周血 CD34$^+$ 细胞计数，当 CD34$^+$ 细胞计数达（20～40）×10^6/kg 时进行 PBSC 的采集。

PBSC 的采集是利用血细胞分离机将供者外周血分离成不同组分，采集其中的单个核细胞层，这层细胞中富含动员的 PBSC。采集结束后，需要测定采集 CD34$^+$ 细胞数。一般认为，要保证 PBSC 移植后造血重建，自体移植时 CD34$^+$ 细胞数不应少于（1～2）×10^6/kg 受体体重，异体移植时 CD34$^+$ 细胞数不应少于（2～3）×10^6/kg 受体体重。急性白血病或既往接受强化放化疗导致的"动员不良"患者，临床研究显示动员效果差，且需要的 CD34$^+$ 细胞数量更多。

（2）PBSC 的保存：随着存放时间延长，HSC 会进行性减少，冷冻保存是目前最常用的

PBSC保存方法。常用的冷冻保存液由70%组织培养液,20%二甲亚砜(DMSO),10%同型血清或AB型血清,或白蛋白等成分组成。配好后4℃保存备用。冷冻前一般采用离心浓缩法去除血浆及成熟细胞,可采用转移袋离心、细胞洗涤机洗涤,或血细胞分离机进行处理;HSC在冷冻前需将细胞浓度调至一定值,或将冻存保存液按照1:1容积缓慢加入PBSC中。当PBSC中加入冷冻保存液后立即进行程控降温,一般每分钟降1~2℃,降至-40℃后每分钟降5~10℃,降至-80℃时取出置于-80℃冰箱或液氮保存。-80℃可保存1年,-196℃液氮中可长期保存。

(3)PBSC的回输:当患者预处理后,取保存的PBSC立即置于40~42℃水浴中迅速解冻,并不停晃动样品,使其内外均匀复苏。解冻完成后,立即从静脉快速输给患者。

(二)骨髓造血干细胞

在HSCT术中,BMT最早用于临床。HSC存在于骨髓中,骨髓HSC约占骨髓有核细胞的1%。

1. 骨髓采集 采集在手术室内进行,无菌操作。采集量应根据骨髓有核细胞计数及受者的体重确定。

2. 骨髓的处理 包括一般处理和特殊处理两种。骨髓的一般处理包括滤除骨髓中的骨髓小粒、粒细胞和血浆成分。骨髓过滤器可滤除骨髓中的骨髓小粒,不丢失HSC和造血祖细胞。当供、受者ABO血型不相合时,输入骨髓可能发生急性或迟发性溶血反应。因此,在采集骨髓后,需要去除骨髓中的红细胞和/或血浆成分。

骨髓的特殊处理主要指骨髓的体外净化。所谓净化是利用正常HSC与肿瘤细胞的生物差异,在体外尽可能地灭活肿瘤细胞,而保留足够移植数量的正常HSC。常用的骨髓体外净化方法包括阴性选择法和阳性选择法。阴性选择法是从骨髓中去除肿瘤细胞,临床上多用。阳性选择法是从骨髓中分离出正常HSC。近年来,CD34$^+$细胞纯化技术已在临床上应用,如采用细胞分选器进行CD34$^+$细胞纯化,值得注意的是,阳性选择法只适用于肿瘤细胞上没有CD34$^+$抗原的患者。

3. 骨髓的保存 对于同基因或异基因BMT,骨髓随采随输,一般不保存。但自体BMT时,骨髓采集后,还要对患者进行预处理,此时就需要对采集的骨髓进行适当保存。骨髓保存的方法包括冷冻和非冷冻保存。冷冻保存同PBSC。非冷冻保存是将骨髓保存于4℃冰箱中,不需任何处理。这种保存方法的缺点是随着保存时间的延长,骨髓中有核细胞数量逐渐减少。一般非冷冻保存骨髓的时间不超过60小时,若骨髓需要保存60小时以上,建议采用冷冻保存方法。

4. 受者预处理 在HSC输入受者体内之前,需要对受者进行放疗和/或化疗的预处理。其目的是:使骨髓腾出空间以使植入的HSC有立足和增殖的场所;最大限度地杀灭受者体内的肿瘤细胞,减少复发;抑制受者机体的免疫功能,防止机体对移植物的免疫排斥反应。但同基因BMT和自身骨髓移植不存在免疫排斥反应,预处理可不考虑抑制受者免疫功能。预处理方案包括清髓性和非清髓性预处理方案,具体实施时需要根据BMT类型的不同而进行调整。

5. 骨髓的回输 骨髓的解冻、回输方法基本同PBSC移植。

(三)脐带血造血干细胞

脐带血是胎儿出生时脐带内和胎盘近胎儿一侧血管内的血液。脐带血中含有丰富的造血干细胞、祖细胞。脐带血中干细胞更原始,增生和分化能力良好,对细胞因子反应更快。脐带血来源广泛,采集方法简单,采集脐带血对母婴基本无影响,可供儿童或体重较轻的成年人移植。脐带血免疫系统尚未成熟,移植时移植物抗宿主病(GVHD)发生率低,严重GVHD很少,供、受者HLA不要求完全相合即可移植;脐带血中EB病毒及巨细胞病毒抗体阳性率低,感染机会少。由于上述优点,近年来,脐带血移植发展迅速,已广泛应用于治疗恶性疾病及遗传性疾病。脐带血已成为儿科领域 HSCT 供体的首选来源。

但是,由于脐带血体积小,干细胞数量有限,一般用于体重 40kg 以下的患者;初次脐带血移植后,一旦移植失败或原有疾病复发,将失去追加采集输注供者 HSC 的补救机会;另外,一些罕见的遗传病在脐带血采集前可能被漏检,可能通过脐带血移植传给受者。

1. 脐带血的采集 新生儿娩出后,立即在距脐带 5~7cm 处结扎脐带并剪断,在胎儿娩出后 5 分钟内从脐静脉抽取血液,包括抽取胎盘表面小血管的血液,将取得的血液装入含有保养液的血袋中。

2. 脐带血的保存 在进行同胞异基因脐带血移植时,如果患者的病情许可,可以根据产妇预产期时间确定对受者进行预处理的时间,当分娩采集脐带血后,可立即输注,不必对脐带血进行保存。

若需要长期保存,需要建立脐血库。脐血库的目的是在无合适骨髓或 PBSC 供者情况下,将脐带血提供给配型相合的受者进行非血缘相关的脐带血移植。脐血库需要保存大量的脐带血干细胞,占用空间大。脐带血的组成和外周血相似,含有大量红细胞、白细胞和血小板,因此,在保存前,需要对脐带血进行分离纯化。分离方法有羟乙基淀粉沉淀法、密度梯度分离法、流式细胞分离法、单克隆抗体法、明胶分离法等。

3. 脐带血的输注 基本同 BMT。

第五节 其他细胞治疗

一些免疫细胞可以抵抗病毒和细菌、杀灭肿瘤,保证人体功能正常和健康。这些免疫细胞经生物工程方法获取、体外培养与扩增后,被输入患者体内可用于免疫增强、抗肿瘤治疗等,使细胞治疗领域进展迅速,已逐渐展现出广阔的临床应用前景。

一、树突状细胞治疗

树突状细胞(dendritic cell,DC)是一类体内专职抗原提呈细胞,它可激活初始 T 细胞增生,诱导初次免疫应答,在抗肿瘤细胞免疫应答中发挥重要作用。DC 存在于除脑组织外的多种组织和器官中。人树突状细胞起源于 HSC 来源有两条途径:①髓样干细胞在 GM-CSF 的刺激下分化为 DC,称为髓样 DC(myeloid dendritic cells,DMC),也称 DC1,与单核细胞和粒细胞有共同的前体细胞;②来源于淋巴样细胞,称为淋巴样 DC(lymphoid dendritic cells,LDC)或浆细胞样 DC(plasmacytoid dendritic cells,PDC),即 DC2,与 T 细胞和 NK 细胞有共同的前体细胞。

1. DC 在临床上的应用 主要临床应用包括抗肿瘤、治疗自身免疫性疾病和诱导移植免疫耐受。DC 治疗肿瘤最常用的技术是 DC 肿瘤疫苗(简称 DC 瘤苗)。DC 瘤苗是当前多种肿瘤疫苗中的一种类型,通过体外诱导培养 CD34+ HSC 或外周单个核细胞分化成为成熟的 DC,负载肿瘤抗原后回输体内,诱导针对特异性抗原的抗肿瘤免疫应答,达到杀伤肿瘤细胞并产生免疫记忆的目的。其原理为:①抗原递呈作用;②高水平表达共刺激免疫分子和黏附分子而促进 DC 与 T 细胞的结合;③调节 T 细胞、B 细胞分化发育;④诱导免疫耐受。

2. DC 瘤苗的制备 经淋巴细胞分离液分离外周血的单个核细胞,贴壁 2 个小时后加入脑脊液、IL-4 诱导一定时间(通常 7~14 天),观察细胞形态、表面标志、采用混合淋巴细胞培养法检测其刺激同种异体淋巴细胞增殖的能力。如果经诱导生成的细胞具有典型的 DC 形态特征和表面标志,如 CD83、CD86、HLA-DR 等,经 TNF-α 诱导培养后形成成熟 DC,可高表达细胞表面标志。

3. DC 瘤苗的临床应用 DC 瘤苗具有杀灭肿瘤细胞的作用,有助于减少恶性肿瘤的转移与复发,对于改善患者的生活质量具有重要意义。DC 在自身免疫性疾病和移植免疫耐受等方面也具有重要治疗作用。

二、自然杀伤细胞治疗

自然杀伤细胞(natural killer cell,NK cell)是机体防御感染和防止细胞恶变的重要免疫调节细胞,无须抗原致敏即可直接杀伤靶细胞,包括肿瘤细胞、病毒或细菌感染的细胞。NK 细胞起源于骨髓 CD34$^+$ 造血祖细胞,其发育、成熟可能循骨髓途径或胸腺途径。人类 NK 细胞约占全血淋巴细胞的 10%～15%。NK 细胞是一种独特的淋巴细胞,形态上似大颗粒淋巴细胞,但不同于 T 淋巴细胞和 B 淋巴细胞,缺乏膜表面免疫球蛋白,不表达特异性抗原识别抗体,特异性表达 CD56,缺乏 T 细胞抗原 CD3。

1. NK 细胞的抗肿瘤作用 NK 细胞具有识别正常自身组织细胞和体内异常组织细胞的能力,表现为仅杀伤病毒感染细胞和突变的肿瘤细胞,而对宿主正常组织细胞一般无作用。NK 细胞杀伤靶细胞可通过释放穿孔素和颗粒酶引起靶细胞溶解;通过 Fas/FasL 途径引起靶细胞凋亡;分泌多种免疫调节细胞因子(如 IFN-γ、TNF-α、GM-CSF),通过与靶细胞表面相应受体结合而杀伤靶细胞;NK 细胞表达的 IgG FcγRⅢ(CK16)与抗体 Fc 段结合,通过抗体依赖细胞介导的细胞毒作用(antibody-dependent cell-mediated cytotoxicity,ADCC)杀伤靶细胞。

2. NK 细胞的分离制备 可采用 Perecoll 非连续密度梯度离心法、单抗铺皿(panning)分离法、磁化细胞分离器(MACS)分离法等方法获得 NK 细胞;另外可采用免疫组化法、酶活性及细胞毒性等进行鉴定。

3. NK 细胞的临床应用 ①NK 细胞的免疫治疗,即利用体内激活 NK 细胞、产生淋巴因子激活的杀伤细胞(lymphokine-activated killer cells,LAK cells)和细胞因子诱导的杀伤细胞(cytokine-induced killer cells,CIK cells)来杀伤自体肿瘤细胞;②同种异体 NK 细胞具有足够强的免疫抑制作用,可增强移植物抗白血病作用,却不会引起移植物抗宿主病 GVHD 的发生,可促进非清髓预处理后相合或不相合 HSC 的植入。

三、细胞因子诱导的杀伤细胞治疗

CIK 细胞是人外周血单个核细胞在体外经 CD3 单抗和多种细胞因子刺激,以表达 CD3$^+$ 和 CD56$^+$ 标志为主的免疫效应细胞,具有 T 淋巴细胞强大的抗肿瘤活性和 NK 细胞的非 MHC 限制性杀伤肿瘤细胞优点,增殖能力强,杀瘤谱广,同时对正常骨髓造血前体细胞毒性小,并可产生多种细胞因子。研究发现,将 DC 细胞与 CIK 细胞联合培养,可制备杀伤肿瘤细胞能力更强的 DC-CIK 细胞。

1. CIK 细胞可通过以下途径发挥抗肿瘤作用 ①对肿瘤细胞的直接杀伤作用;②活化后产生的大量炎症细胞因子的抑瘤杀瘤作用;③诱导肿瘤细胞凋亡及坏死;④促进 T 细胞增殖活化。

2. CIK 细胞的分离制备 将人外周血单个核细胞在体外用多种细胞因子(IFN-γ、IL-2、IL-1α、CD3 McAb)共同培养一段时间后获得一群免疫效应细胞。

3. CIK 细胞的临床应用 CIK 细胞对多种实体瘤(如肾癌、恶性黑色素瘤、结肠癌、淋巴瘤等)均有明显疗效,对白血病也有良好疗效,尤其是骨髓移植或化疗缓解后能够清除残存的肿瘤细胞,防止复发。它可能还具有杀灭肝炎病毒的作用。

本章小结

通过建立体外循环采用血细胞分离机行治疗性血液成分单采术，可用于治疗血液系统疾病、风湿性疾病、神经系统疾病及代谢性疾病等。血浆置换术的常见适应证有：中毒性疾病、血液高黏滞综合征、重症肌无力、急性吉兰 - 巴雷综合征、母婴血型不合的妊娠等。HSCT 的原理是从供者体内采集一定的 HSC 作为移植物，采用化疗或化疗加放疗预处理清除受者患病的造血及免疫系统，然后将供者的 HSC 移植到受者体内，重建受者的造血和免疫系统。依 HSC 的不同来源，HSCT 分为 BMT、PBSCT 及 CBT。PBSC 采集方便，已成为临床主要的 HSC 来源。HSC 保存时间较长时，必须加入冻存保护液进行冰冻保存。供者和受者 ABO 血型不同时，需要对所采集的 HSC 进行处理，如去除血浆或去除红细胞。其他细胞治疗方法还包括使用树突状细胞、自然杀伤细胞和细胞因子诱导的杀伤细胞。

（曾 涛）

第十章 输血反应

通过本章学习,你将能够回答下列问题:

1. 溶血反应有几类,其发病机制和临床表现各有何特点?
2. 如何预防急性溶血性输血反应?
3. 非溶血性发热反应的发病机制是什么?
4. 过敏性输血反应临床表现有何特点,如何预防过敏性输血反应?
5. 如何预防输血相关性急性肺损伤?
6. 如何预防输血相关性移植物抗宿主病?
7. 输血传播感染的病原体有几类,常见的有哪些?
8. 输血传播感染的主要预防控制措施有哪些?

尽管血液经过严格程序的筛查、检测等处理,但是输血依然存在发生不良反应的可能。输血反应(transfusion reaction,TR)也称为输血不良反应(adverse transfusion reaction),是指输血过程中或输血后发生的不良反应。

输血反应分为感染性输血反应(输血传播感染)和非感染性输血反应。从理论上讲,凡能发生病原体血症的疾病均可通过血液输注引起输血传播感染,常见的有乙型肝炎、丙型肝炎、获得性免疫缺陷综合征、巨细胞病毒、梅毒、疟疾、弓形虫和细菌感染等。而且,由于人类的血型系统复杂,同型输血实际上还是异型血液的输注,可能作为免疫原输入而在受血者体内产生相应意外抗体,导致非感染性输血反应发生。图 10-1 为输血反应的分类。

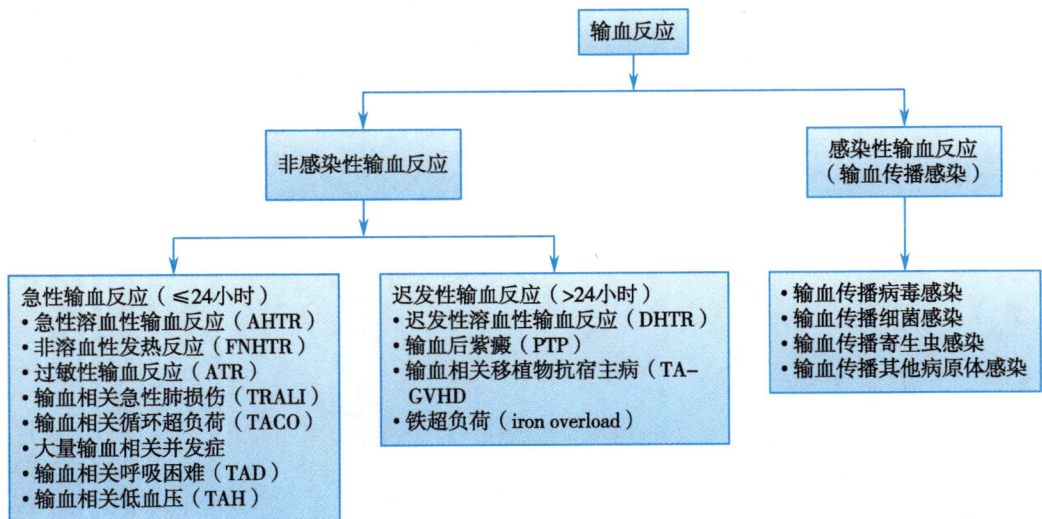

图 10-1 输血反应分类

第一节　非感染性输血反应

非感染性输血反应（transfusion-transmitted non-infectious reactions，TTNIR），是指非病原体引起的、与输血相关的不良反应。非感染性输血反应按照输血反应的发生时间，分为急性输血反应和迟发性输血反应，发生于输血 24 小时及以内的称为急性输血反应（acute transfusion reaction，ATR），发生于输血 24 小时之后的称为迟发性输血反应（delayed transfusion reaction，DTR）。此外，按照输血反应有无免疫因素参与，分为免疫性和非免疫性输血反应。表 10-1 为非感染性输血反应简表。

表 10-1　非感染性输血反应

反应类型	病因 / 发病机制	临床表现	诊断和鉴别诊断	预防和治疗原则
急性溶血性输血反应（AHTR）	红细胞不相容	寒战、发热、腰背部疼痛、低血压、血红蛋白尿、少尿（急性肾衰）、出血（DIC）	观察标本有无溶血；直接抗球蛋白试验（DAT）；复查患者血型、抗筛试验和交叉配血试验；溶血相关检查（血浆和尿液游离血红蛋白等）	立即停止输血；补液；应用利尿剂；低血压患者应用升压药；出血患者输注止血成分（血小板、冷沉淀凝血因子或血浆）
迟发性溶血性输血反应（DHTR）	红细胞抗原的回忆反应	发热、血红蛋白降低、近期意外抗体筛查出现阳性、轻度黄疸	意外抗体筛查；直接抗球蛋白试验（DAT）；溶血相关检查[乳酸脱氢酶（LDH）、胆红素、尿含铁血黄素]	鉴定血液中的同种抗体，避免输入相应抗原阳性红细胞
非溶血性发热反应（FNHTR）	与血液成分中白细胞抗原发生的抗原抗体反应；或血液成分中细胞因子积累所致	发热、寒战、头痛、呕吐	排除其他输血反应和细菌污染	输注去白细胞血液成分；输血前使用退热药；严重者输注洗涤红细胞
过敏性输血反应（ATR）	由供者血浆中的成分引起的 I 型超敏反应	荨麻疹、血管性水肿、支气管痉挛、腹痛、低血压，甚至休克		停止输血；静脉补液；肾上腺素；抗组胺药；糖皮质激素；应用特殊处理血液成分（如洗涤红细胞和血小板）
输血相关急性肺损伤（TRALI）	血液成分中的抗体激活受血者粒细胞，产生炎性反应，造成肺损伤	低氧血症、呼吸窘迫、低血压、发热、非心源性肺水肿	排除溶血反应；排除心源性肺水肿；血液成分 HLA/HNA 抗体筛查；胸部影像学检查	停止输血；支持疗法（吸氧、维持血压）
输血相关循环超负荷（TACO）	循环超负荷导致心衰和肺水肿	急性呼吸窘迫，表现为咳嗽、呼吸困难。心率过速、左心衰	脑钠肽升高；中心静脉压升高；肺水肿的影像学改变；排除 TRALI	吸氧；静脉输注利尿剂
低钙血症	与大量输血相关，输入过量的柠檬酸盐和钙离子形成螯合物，引起低钙血症	神经元兴奋性升高，出现肌肉痉挛、恶心、呕吐等症状	游离钙离子检测；心电图 QT 间期延长	停止输血或减慢输血速度；补钙

续表

反应类型	病因/发病机制	临床表现	诊断和鉴别诊断	预防和治疗原则
低体温	快速输注大量温度较低血液成分	凝血功能异常、酸中毒等		血液成分加温后输注
输血后紫癜（PTP）	再次输血时产生针对血小板抗原发生的二次免疫反应	血小板减少和出血	血小板计数	大剂量静脉注射免疫球蛋白；血浆置换
输血相关移植物抗宿主病（TA-GVHD）	供者淋巴细胞针对受血者组织发生免疫应答反应	发热、皮疹、呕吐、腹泻、肝炎、全血细胞减少	特征性皮肤、肝脏、骨髓组织活检的病理结果	免疫抑制剂治疗；输注辐照血液成分

一、溶血性输血反应

溶血性输血反应（hemolytic transfusion reaction，HTR）是指与输血相关的红细胞异常破坏所引起的一系列病理反应，既可能是受血者破坏不相容献血者红细胞，也可能是献血者血液成分中的同种抗体破坏受者红细胞。

溶血性输血反应的严重程度取决于受血者的基础状态、输入不相容血液的剂量和速度、抗原特性、抗体特性、抗体效价和激活补体的能力、补体浓度及单核巨噬细胞系统的功能等。

溶血性输血反应按发生缓急分为急性溶血性输血反应、迟发性溶血性输血反应和迟发性血清学输血反应；按溶血部位也可分为血管内溶血与血管外溶血。

近年又引入了一个新的概念——超溶血反应，特点是溶血较迟发性输血反应更严重，除被输注的献血者红细胞之外，患者自身红细胞也被破坏；输血后的血红蛋白及网织红细胞不升反降。见于镰状细胞病或其他长期依赖输血的患者。

（一）急性溶血性输血反应

急性溶血性输血反应（acute hemolytic transfusion reaction，AHTR）发生于输血后 24 小时内，多于输血后立即发生，输入 10ml 不相容血液即可迅速引发。多为血管内溶血。

1. 病因和发病机制 大多数严重 AHTR 是由 ABO 血型系统不相容输血引起，主要原因来自人为失误，小部分不相容输血与 Kidd、Kell、Duffy 等血型系统抗体有关。

引起 AHTR 的抗体大多为 IgM，少数为 IgG。AHTR 发生机制主要是抗体和红细胞膜上血型抗原结合、激活补体，形成膜攻击复合物，造成红细胞溶解，血浆及尿中出现游离血红蛋白。非免疫性的 AHTR 少见，存储损伤红细胞等因素可导致溶血。

红细胞溶解后血红蛋白释放入血，经肾脏排出形成血红蛋白尿，同时红细胞内钾离子和 LDH 释放，患者血钾和 LDH 升高。

补体激活产生过敏毒素 C3a 和 C5a，激活肥大细胞，释放组胺和 5- 羟色胺，这些成分连同溶血过程中残留的红细胞基质成分、活化的单核细胞介导促炎细胞因子和趋化因子（如 TNF-α、IL-8 等）释放，激肽系统、凝血系统激活，导致全身炎症反应综合征，包括毛细血管扩张，通透性增加，患者出现发热和低血压，严重时进展为休克、弥散性血管内凝血（DIC）、肾衰竭甚至死亡。肾衰竭的发生机制目前认为是肾血管收缩、低血压、DIC 等综合原因引起肾缺血所致。

2. 临床表现 AHTR 多于输血后数分钟至数小时出现，最常见症状是发热，有时伴畏寒、寒战，可伴有输液部位及胸、腹、腰背部疼痛，面色发红、恶心呕吐，重者出现呼吸困难、血压下降。部分可进展为急性肾功能衰竭、休克及 DIC，甚至死亡。在麻醉患者中，临床表现可能极不典型，仅表现无法控制的低血压、血红蛋白尿或者由于 DIC 引起的手术部位出血。

3. 诊断和鉴别诊断 怀疑 HTR 时，实验检查包括：①检查血液储存条件是否正确，血袋及血液标本有无溶血；②复查患者标本（输血前后）ABO 及 RhD 血型，注意有无混合凝集现象；③重复进行意外抗体筛查，意外抗体鉴定谱细胞分别与输血前后标本进行反应；④过去 24 小时内输入患者体内的供者血液标本，分别与患者标本（输血前后）进行交叉配血试验；⑤直接抗球蛋白试验（DAT）检测红细胞表面的抗体，间接抗球蛋白试验检测血清中的抗体；⑥吸收放散试验检测抗体的存在；⑦检测血清中游离血红蛋白、胆红素、LDH、尿素氮、肌酐、尿血红蛋白及含铁血黄素，进行外周血涂片检查、全血细胞计数、凝血试验等。

发生 AHTR 时，实验检查可能发现血细胞比容下降、球形红细胞增多、血浆触珠蛋白降低、乳酸脱氢酶升高、血浆中出现游离血红蛋白，直接抗球蛋白试验阳性，6～8 小时后血清胆红素可能增高。

根据临床表现、实验检查，诊断 HTR 并不困难，但需与各种溶血性疾病进行鉴别，如自身免疫性溶血性贫血、遗传性球形红细胞增多症、葡萄糖 -6- 磷酸脱氢酶（G6PD）缺乏症、镰状细胞贫血、微血管病性溶血性贫血、阵发性睡眠性血红蛋白尿等。

4. 治疗和预防 AHTR 的治疗关键在于早期诊断、积极治疗，防治休克、急性肾衰竭和 DIC 等并发症。若怀疑 AHTR，立即停止输血，维持静脉通道，严密观察血压、尿色、尿量并注意出血倾向。立即补液以维持循环、纠正低血压、防止急性肾衰竭。静脉输入晶体和 / 或胶体液维持血压并将尿量维持在 1ml/（kg·h），根据血压、心功能状况及尿量调整补液量及速度。使用血管活性物质如小剂量多巴胺治疗低血压并改善肾脏灌注。发生少尿或无尿的患者，应限制入量，予以静脉利尿剂治疗，注意维持电解质平衡，必要时进行血液净化治疗。根据需要输注血小板、冷沉淀凝血因子或新鲜冰冻血浆纠正凝血功能异常。

预防 HTR 发生的关键在于严格而准确地进行输血前血型血清学检查，包括 ABO 正反定型、RhD 定型、意外抗体筛查、交叉配血试验；避免在血样采集、血型鉴定和交叉配血、发血、输血过程中发生差错。

（二）迟发性溶血性输血反应

迟发性溶血性输血反应（delayed hemolytic transfusion reaction，DHTR）常发生于输血后 24 小时到 28 天，主要由免疫记忆引起，部分抗体产生需要较长时间，输血 6 周后才出现溶血症状。临床表现为原因不明的发热、贫血及黄疸，DHTR 主要为血管外溶血。

1. 病因和发病机制 DHTR 多由 Rh、Kidd、Duffy、Kell 等血型系统抗体引起。引起 DHTR 的抗体多为 IgG，一般不激活补体，所致溶血多为血管外溶血，或者只能激活 C3，产生的炎症介质水平很低，DHTR 症状通常比 AHTR 轻。

DHTR 几乎都是回忆性抗体反应，机体第一次接触红细胞抗原时，初次抗体形成较迟，如抗 D 出现于输血后至少 4～8 周，也可能时间更长，此时大多数输入的红细胞已不存在，一般不会发生溶血。随后，抗体水平逐渐下降，意外抗体筛查及交叉配血试验可能阴性，再次输血后，对先前致敏红细胞的抗原产生免疫记忆反应，在数天或者数周内产生大量抗体，最终临床表现由抗体产生速度及其诱导发生溶血的能力决定。

2. 临床表现 DHTR 一般较轻，但也有致死性。主要表现为不明原因的发热、贫血、黄疸、高胆红素血症。部分患者可能出现血红蛋白尿，由于主要为血管外溶血，因此即使出现血红蛋白尿，急性肾衰竭和 DIC 也极少发生。部分 DHTR 无症状，仅表现为不明原因贫血及输血后血红蛋白浓度不增高，在临床中容易被漏诊。往往在需要再次输血时发现直接抗球蛋白试验（DAT）阳性和 / 或检测出新的同种抗体才明确诊断。

3. 诊断和鉴别诊断 发生 DHTR 时，随着不相合红细胞从循环中清除，DAT 可转为阴性，故即使 DAT 阴性也不能排除 DHTR 可能。如有贫血、发热及近期输血史，应高度警惕 DHTR 的发生。

4. 治疗和预防 DHTR 大多无须治疗，如出现类似急性溶血反应症状，则按 AHTR 处理。发生 DHTR 后，应鉴定血液中的同种抗体，以后输血时应避免输入相应抗原阳性的红细胞。

对已检测到具有临床意义的红细胞同种异体抗体应及时记录，条件允许时建立档案，以确保患者再次输血时接受相应抗原阴性血液。

（三）迟发性血清学输血反应

输血可能刺激受血者体内产生同种抗体，但没有溶血的临床证据，这种现象称为迟发性血清学输血反应（delayed serologic transfusion reaction，DSTR）。DSTR 在临床上是良性的，通常在输血科检测过程中被发现，输血停止后 24 小时至 28 天检测到新出现的同种抗体，且本次输血是血清学反应的唯一原因。实验室检查提示直接抗球蛋白试验阳性或者意外抗体筛查阳性。虽然没有溶血的证据，但 DSTR 本质上是一种同种异体免疫反应，因此患者在后续输血时易发生 HTR，应予以相应抗原阴性血液输注。条件允许时建立档案，确保患者再次输血时接受相应抗原阴性血液。

二、非溶血性发热反应

非溶血性发热反应（febrile non-haemolytic transfusion reaction，FNHTR）表现为输血中或输血结束后 4 小时内，体温升高≥1℃或伴有寒战，无原发病、过敏、溶血与细菌污染等所致发热证据。输注红细胞时 FNHTR 发生率为 0.04%～0.44%，输注血小板时发生频率更高，为 0.06%～2.2%。FNHTR 在多次输血或多次妊娠妇女中尤为多见。

（一）病因和发病机制

供者血液成分中的白细胞与患者体内抗体可发生免疫反应（如输注的淋巴细胞、粒细胞和血小板表面的 HLA 抗原与同源 HLA 抗体发生反应），白细胞释放内源性致热原和／或细胞因子，作用于下丘脑体温调节中枢引起发热。这种抗原抗体反应是引起 FNHTR 的主要机制。

（二）临床表现

FNHTR 常发生于输血期间至输血后 1～2 小时内，但很少超过 8～12 小时。轻者可无发热，仅表现为不适或寒战。严重时可出现较明显寒战或发热（体温升高超过 2℃）。部分患者出现头痛、恶心、呕吐等症状。若发热持续 18～24 小时或更久，应考虑其他原因所致。

（三）诊断和鉴别诊断

诊断 FNHTR 无特异性检查，通常采用排除性诊断。排除 HTR、血液成分细菌污染、TRALI 和原发疾病（如感染、血液病、肿瘤等）引起的发热。

（四）治疗和预防

一旦发生 FNHTR 后，立即停止输血，缓慢输注生理盐水保持静脉通路，密切观察病情。寻找原因，首先排除溶血反应、细菌污染等其他输血反应的可能，如果怀疑是溶血反应或细菌污染反应，应进行相关实验室检查，还要考虑有无药物反应或感染性疾病。确定为 FNHTR 可用解热药对症治疗，严重者可给予糖皮质激素。

研究表明 FNHTR 发生率与输入白细胞的数量有关，白细胞含量小于 5×10^6 时能有效预防 FNHTR 发生。因此，预防的方法之一就是输注去白细胞的血液成分。一般白细胞去除可在血液成分保存前或在输血前进行。对于反复发生 FNHTR 者，在输血前应用解热药物可有效减轻发热反应的程度。

三、过敏性输血反应

过敏性输血反应（allergic transfusion reactions，ATR）是输血引发的过敏反应，较常见。

输注血小板、血浆或其他血液成分后可发生轻重不等的过敏反应，轻者只出现局部性过敏反应，包括荨麻疹、血管性水肿，症状通常为自限性；重者可发生过敏性休克，甚至死亡。其中以荨麻疹最为多见。

（一）病因和发病机制

过敏性输血反应的病因通常有以下几种情况：①过敏性体质者对供者血浆成分过敏；②受血者缺乏或具有不同等位基因表达的蛋白（如 IgA、触珠蛋白、C4 等），从而产生相应抗体；③供者血液中存在 IgE、药物和其他变应原。

发病机制一般认为是由 IgE 抗体结合可溶性变应原介导的 I 型超敏反应，但变应原并不十分明确。此外发现，涉及 IgG 抗 IgA 的过敏反应可激活补体，释放过敏毒素 C3a 和 C5a，导致严重过敏反应。

（二）临床表现

过敏反应根据临床表现可分为轻度和严重过敏反应。轻度过敏反应通常临床症状轻微，表现为单纯荨麻疹和 / 或局部血管性水肿。荨麻疹为局部或广泛性，多见于颈部及躯干上部，无其他系统症状、体征。虽然荨麻疹是一种轻微过敏反应的表现，但在严重过敏反应也可能出现。严重过敏反应可出现支气管痉挛、喉头水肿、呼吸困难、发绀、过敏性休克，还可出现恶心呕吐、腹痛、腹泻。在临床上对花粉和食物过敏的患者往往更容易发生过敏反应，老年患者过敏反应程度较轻。

（三）诊断和鉴别诊断

ATR 的诊断可根据输血后短时间内过敏反应的症状体征建立。过敏反应，特别是严重过敏反应注意与循环超负荷、输血相关性急性肺损伤、溶血性输血反应、细菌污染反应以及患者某些基础疾病等鉴别，这些情况除表现为呼吸困难或血压下降外，还有其他特殊的临床表现或实验室检查特点。

（四）治疗和预防

当怀疑发生过敏反应时，应立即停止输注血液成分。轻度过敏反应可应用抗组胺药物，如果荨麻疹已经消失且没有其他症状，可考虑以较慢速度重新输血。当出现严重过敏反应如休克、低血压时，应维持静脉通道并输入生理盐水，立即给予肾上腺素，同时吸氧给予呼吸支持，喉头水肿严重者及时行气管插管或气管切开。

输血前应询问有无过敏史。有血浆过敏史者，输血前可考虑应用抗组胺药进行预防，必要时输注洗涤红细胞。对缺乏 IgA 且血中存在 IgA 抗体者，输注不含 IgA 的血液成分（IgA 缺乏供者的血液或洗涤红细胞）。

四、输血相关急性肺损伤

输血相关急性肺损伤（transfusion related acute lung injury，TRALI）是输血过程中或输血后 6 小时内发生的以急性呼吸功能不全和非心源性肺水肿为特点的临床综合征。输血后急性肺损伤并不罕见，死亡率在 5%～30%。与女性妊娠次数、供者血浆中抗粒细胞抗原（HNA）抗体或 HLA I /HLA II 类抗原抗体的存在有关。

（一）病因和发病机制

TRALI 的发病机制尚不明确，有多个机制假说。①抗原抗体反应学说：供体血浆中的抗 HNA 抗体或 HLA- I /HLA II 类抗原抗体在患者体内激活补体，导致粒细胞黏附在肺内皮细胞上，释放蛋白水解酶、氧自由基和细胞因子，进一步引起中性粒细胞募集和肺内皮细胞损伤。②二次打击学说：初次打击来源于患者的临床因素（如脓毒血症、近期手术或创伤、机械通气、血液系统恶性肿瘤、心血管疾病、慢性酗酒、急性肾功能衰竭以及严重的肝脏疾病等）导致中性粒细胞黏附于肺内皮细胞；再次打击是由于输注的血液成分中含有抗 HNA

抗体或HLA抗体或其他生物活性脂质,激活中性粒细胞导致肺内皮细胞损伤。

(二)临床表现

TRALI通常为输血后6小时内急性起病,表现为非心源性肺水肿引起的急性呼吸窘迫,典型症状为呼吸急促、呼吸困难和血氧饱和度降低,伴胸闷、干咳,也可出现恶心、头晕。发热和寒战也较常见,患者可能在数小时后出现发热。此外,患者可能出现低血压。血氧饱和度降低通常很严重,70%的病例需要机械通气。在全身麻醉或进行机械通气的患者,症状和体征可能会减弱,这种情况下典型指征是血氧分压、氧合指数(PaO_2/FiO_2)下降。

(三)诊断和鉴别诊断

输注的血液成分中的HLA抗体和/或HNA抗体的检出是诊断TRALI的证据。临床上如输血量不大或输血速度不是太快而发生类似急性肺水肿的表现,应考虑TRALI可能性。

根据现有国际标准,TRALI分为TRALI I和TRALI II两种类型。TRALI I型适用于没有急性呼吸窘迫综合征(ARDS)危险因素的病例,而TRALI II型适用于有危险因素或在输血前存在轻度ARDS的病例。因此,在临床中存在ARDS危险因素或已诊断为ARDS并不能排除TRALI的诊断。

TRALI I型诊断标准如下:无ARDS危险因素,输血中或输血后6小时内出现急性呼吸困难伴进行性低氧血症,氧合指数(PaO_2/FiO_2)≤300mmHg或血氧饱和度(SpO_2)<90%,影像学提示双侧肺水肿,同时无证据提示左心房高压或者左心房高压不是低氧血症的主要原因。TRALI II型指的是具有ARDS危险因素(但尚未诊断为ARDS)或先前存在轻度ARDS(PaO_2/FiO_2为200~300mmHg),具备TRALI I的症状体征及影像学表现,输血前12小时呼吸状态稳定,但在输血后呼吸系统症状加重,并可判断为输血所致的病例。

TRALI需与严重过敏性输血反应、输血相关循环超负荷、细菌污染和溶血性输血反应等疾病鉴别。

(四)治疗和预防

TRALI多于发生后48~96小时内缓解,肺功能完全恢复,但重症者也可发生其他严重并发症或死亡。治疗关键在于明确诊断、加强监护、及时改善缺氧。发生TRALI后,立即停止输血,支持治疗为主,充分给氧,维持血压稳定,监测血氧分压,必要时行气管插管、机械通气;若机械通气无法缓解严重缺氧,可考虑体外膜肺氧合(ECMO)治疗。若低血压持续性存在,可给予升压药物。

目前无法预测TRALI发生。首先要减少患者自身危险因素,纠正机体炎性状态,减少促进TRALI发生的各种病因;其次是减少输血相关危险因素,经产妇和有输血史者均为HLA、HNA抗体阳性高风险者,应避免使用其血浆制品。

五、输血相关循环超负荷

输血相关循环超负荷(transfusion-associated circulatory overload,TACO)是指由于输血速度过快、输血量过大或患者存在心肺疾病,无法有效接受血液输注容量等所致的急性心力衰竭。TACO在输血患者的发病率为1%,在围手术期和ICU患者中,发生率可增加到5.5%。TACO是输血相关死亡的常见原因,但在临床中由于认识不足,很大程度上未被诊断和报告。

(一)病因和发病机制

输血使心脏负荷过重,从而左室舒张末期容积和压力升高,导致肺动脉毛细血管静水压升高,液体通过毛细血管壁渗透到肺泡腔,肺泡内气体交换因肺水肿而受阻,最终导致呼吸窘迫和低氧血症。同时,心排血量减少通过压力感受器激活交感神经,引起高血压及心动过速。现有证据表明,输血导致的循环负荷增加与传统的晶体负荷有所不同,当给予等量的血液或液体时,输血会更快导致循环超负荷,具体病理机制尚不明确。

(二)临床表现

在输血中或输血后 12 小时内,出现呼吸窘迫,血液循环超负荷的一系列症状。其中,呼吸困难是最常见的症状。在开始输血几分钟后,症状可迅速进展,也有患者在几小时后发作。其他症状有发绀、端坐呼吸、心悸、颈静脉怒张,听诊可闻及湿性啰音或水泡音。此外,出现中心静脉压升高,心电图提示新发的 ST 段和 T 波变化,实验室检查提示血清肌钙蛋白及脑钠肽(BNP)升高。部分患者可出现发热。严重的 TACO 病例可能出现失代偿性心源性休克的症状,包括四肢冰冷、毛细血管再充盈减少、少尿和精神状态改变。

(三)诊断和鉴别诊断

TACO 的诊断标准有:①急性或加重的呼吸系统症状;②急性或加重的肺水肿(影像学证据);③心血管系统改变,如心动过速、高血压、颈静脉怒张、心界扩大、外周水肿等;④液体超负荷,包括体液正平衡及利尿剂缓解;⑤检验结果提示 BNP 或 NT-proBNP 值大于输血前的 1.5 倍。以上 5 条至少满足 3 条,其中前 2 条至少满足 1 条。

TACO 应与以下输血反应相鉴别:TRALI、输血相关呼吸困难(transfusion-associated dyspnea,TAD)、ATR、FNHTR、ABO 血型系统不相容输血以及输血传播细菌感染等。其中,TACO 最难与 TRALI 鉴别,这是因为两者均可发生肺水肿,患者可能同时合并 TACO 和 TRALI。尽管两者临床表现类似,但 TRALI 的症状一般出现更早,研究表明,在健康人群中仅输注 50ml 血液就会出现症状。诊断标准规定 TRALI 应在输血后 6 小时内出现,而 TACO 可在输血后 12 小时内出现。在没有并发症且输血较少的健康成人中,TACO 出现概率较小。此外,使用利尿剂或正性肌力药可快速改善 TACO 症状。发热在 TRALI 中比 TACO 更常见。

(四)治疗和预防

患者在输血过程中出现呼吸困难,应立即停止输血。TACO 的治疗目标首先是对呼吸系统的支持治疗,其次是对循环超负荷的治疗。最初的治疗为补氧,可采用高流量鼻氧和持续气道正压通气,必要时插管和机械通气。使用利尿剂可缓解循环超负荷,利尿剂的剂量因人而异,对肾功能或心功能不全的患者可应用更大剂量。在输血前识别有危险因素的患者是很重要的(如婴幼儿、严重贫血患者和充血性心力衰竭患者等),与健康的年轻人相比,具有一种或多种危险因素的老年患者在输血时应更谨慎,记录出、入液体量,适当限制每次输血量及速度。

六、大量输血相关并发症

大量输血相关并发症(complications of massive transfusion)指的是输入大量血液引起的患者的不良反应,与血液保养液中的抗凝剂柠檬酸钠、血清钾以及输入大量低温储存血液有关。包括柠檬酸盐中毒(低钙血症)、低钾血症和高钾血症、凝血功能异常、低体温、酸中毒(酸碱平衡失调)等。

(一)柠檬酸盐中毒(低钙血症)

柠檬酸盐是血液采集和保存过程中应用的抗凝剂中的一种成分。在正常情况下,肝脏通过三羧酸循环将柠檬酸盐代谢为二氧化碳。但在快速输入大量血液成分时,输入柠檬酸盐的速度可能远远超过肝脏的代谢能力,尤其是对于肝功能异常患者,过量的柠檬酸盐和钙离子形成螯合物,引起低钙血症。低钙血症会增加神经元兴奋性,导致患者出现肌肉痉挛、恶心、呕吐等症状。此外,由于心肌收缩依赖于细胞内钙离子的流动,患者可有心律失常、心动过缓、低血压等症状。心电图提示 QT 间期延长。

轻微的柠檬酸盐毒性可通过降低输血速度来控制。当患者出现低钙血症的症状和体征,游离钙水平下降时,需要补充钙剂,可选择葡萄糖酸钙或氯化钙。由于钙的输注与室性心律失常甚至心搏骤停的发生有关,因此静脉补钙应谨慎进行。

(二)低钾血症和高钾血症

大量输血时,患者可出现低钾血症或高钾血症。低钾血症更多见,这是由于大量输血之后,抗凝剂中含有的柠檬酸盐在肝脏迅速转化成碳酸氢钠,机体发生代谢性碱中毒,使钾离子从细胞外转移至细胞内,同时肾脏排钾增多,引起低钾血症。

高钾血症是由于红细胞在(4±2)℃保存过程中,细胞内钾离子逸出,细胞外钾离子升高。对于肾功能失代偿、新生儿和婴幼儿患者,大量快速输入血液成分可能导致其发生高钾血症,严重时会导致心搏骤停。由于血液成分中钾离子会被很快稀释,因此成人输血一般不会发生高钾血症。临床上血钾>6mmol/L,应用葡萄糖和胰岛素治疗,同时结合应用碳酸氢钠纠正酸中毒;严重者,在出血停止后应进行血液透析。

(三)凝血功能异常

大量输血所致的凝血功能异常是一个多因素的并发症。创伤对凝血功能的影响不低于大量输血本身,患者在凝血过程中丢失及消耗大量凝血因子和血小板;具有抗凝作用的柠檬酸盐大量输入;低体温和代谢性酸中毒降低了凝血酶的活性;大量输入晶体溶液稀释体内血小板和凝血因子等多种因素,增加了凝血功能异常导致的出血风险。

当患者出现瘀斑,胃肠道黏膜出血,伤口渗血不止,引流的血液不易凝固,应考虑凝血功能异常。凝血功能常规监测血小板计数、PT、APTT、TT等指标。早期控制出血是治疗的关键,可通过外科手术或介入栓塞治疗来控制出血,以改善组织灌注和供氧,纠正酸中毒。研究表明,出血患者早期使用新鲜冰冻血浆(FFP)、凝血因子成分或单采血小板,能有效控制出血,从而减少大量输血的需求。

(四)低体温

快速输注大量低于37℃的血液成分易使患者发生低体温。低体温可导致氧离曲线左移,此时血红蛋白与氧亲和力上升,组织供氧减少,易发生代谢性酸中毒。低体温降低酶反应速度导致凝血功能异常,影响肝脏柠檬酸盐的代谢,加重低血钙对心脏的不良影响。

凝血筛查结果可能会呈假性正常,这是因为实验室检测是在正常温度下进行的。凝血功能异常时,体温下降的最大限度是不能低于35℃;死亡率与低体温程度和纠正凝血紊乱所需的输血量直接相关。

为预防低体温的发生,可在输血前或输血过程中适当将血液加温处理,但应注意遵循血液加温的正确操作方法,过热的血液成分可能会引起溶血及其他的输血反应。下列情况下需要加温血液:①成人输血速度大于50ml/(kg·h),儿童输血速度大于15ml/(kg·h);②换血疗法,特别是对新生儿溶血病的换血治疗;③受血者体内存在强冷凝集素。

(五)酸中毒(酸碱平衡失调)

大量失血导致组织低灌注和供氧不足,引起代谢性酸中毒。低pH的血液成分可进一步加重酸中毒。虽然酸中毒可以促进氧从血红蛋白中解离出来,但同时也会引起组织水肿,降低氧的弥散并破坏线粒体功能。酸中毒影响凝血功能。酸中毒的治疗原则包括补液恢复组织灌注及应用碳酸氢钠治疗等。

七、输血后紫癜

输血后紫癜(post-transfusion purpura,PTP)是一种急性发作的严重血小板减少症,多发生在输血后两周内,多见有输血史或妊娠史的患者,是一种相对罕见的输血并发症。可引起PTP的血液成分包括红细胞、血小板,偶可见血浆引起PTP的案例,可能是由于血浆中存在表达血小板抗原的血小板成分。

（一）病因和发病机制

除少数病例外，绝大多数患者均曾通过妊娠或输血接触过血小板抗原，再次输血时机体会产生针对血小板抗原的二次免疫反应，患者在输血后大约一周出现急性血小板减少。与红细胞抗体引起的溶血不同，PTP患者自身抗原阴性的血小板，与输入的抗原阳性的血小板也一起被破坏，这种导致自身血小板破坏的机制目前仍未完全阐明。有研究表明供者血小板释放相应抗原，该抗原被吸附在患者抗原阴性的血小板表面，使之成为相应抗体的靶标。也有研究提示释放的抗原与血浆中的相应抗体形成免疫复合物，与患者的血小板结合，导致其破坏。与PTP有关的抗体通常是HPA-1a抗体，另外也有HPA-1b、HPA-2b、HPA-3a、HPA-3b、HPA-4a、HPA-5a、HPA-5b等抗体，此外，HPA-15b和Nak^a（CD36）也可涉及。有的病例同时存在多种抗体，例如HPA-1a和HPA-5b抗体。中国人HPA-1a的抗原频率>99.99%，至今尚未发现该抗原阴性者，因此HPA-1a抗原意义不大。

（二）临床表现

通常在输血后约5～12天会出现严重的血小板减少和出血。发病迅速，血小板计数可在12～24小时内由正常降至低于10×10^9/L。出现范围较广的紫癜和黏膜、胃肠道及尿路出血症状。骨髓中巨核细胞数量正常或增加。无并发症PTP患者凝血筛查试验结果可以是正常的。在未经治疗的情况下，血小板减少症通常持续7～28天。

（三）诊断和鉴别诊断

一般在输血后5～12天血小板计数明显减少，可参考血小板抗体检测和HPA基因分型结果。妊娠史或有近期输血史的患者有助于诊断。

鉴别诊断包括其他原因引起的急性血小板减少，如ITP、药物（如肝素）诱导的血小板减少症、非免疫性血小板减少（如弥散性血管内凝血）和血栓性血小板减少性紫癜等。

（四）治疗和预防

立即治疗PTP非常重要，因为在PTP早期致命性出血风险最大，部分病例死于脑出血。治疗的主要目的是通过缩短重度血小板减少的持续时间来预防严重出血。大剂量静脉注射免疫球蛋白在约80%的病例中有效，血小板计数可在2～3天内迅速增高。可考虑血浆置换治疗。血小板输注通常对提高血小板计数无效，但在临床中可能需要输注血小板来控制急性期的严重出血。

虽然复发罕见，但对于有PTP病史的患者输血应采取预防措施，建立患者档案，再次输血时选择去除白细胞的血液成分和HPA相容的血小板输注可预防和减少PTP发生。

八、输血相关移植物抗宿主病

输血相关移植物抗宿主病（transfusion-associated graft-versus-host disease，TA-GVHD）是一种罕见、致命的输血并发症，血液成分中的供者淋巴细胞对受血者组织产生破坏性免疫反应，患者通常表现为发热、皮疹、胃肠道症状、肝功能障碍和低增殖性全血细胞减少症，无其他明显原因，死亡率在90%至100%之间。

（一）病因和发病机制

在大多数情况下，输入的血液成分中含有供者淋巴细胞，由于它们表达与受者不相容的HLA，因此被受血者免疫系统识别并清除。一般情况下，供者淋巴细胞在一周内被清除，辐照血液成分中的淋巴细胞被清除得更快。然而，在极少数情况下，输入的供者淋巴细胞HLA不能被受者免疫系统识别，如果淋巴细胞在受者体内存活并增殖，就会导致TA-GVHD。这与受血者的免疫状态、输入的淋巴细胞数量及受血者HLA单倍型有关。

1. 受血者免疫状态 多数情况下，受血者存在严重的获得性或先天性免疫缺陷，由于自身缺乏识别、排斥异体抗原的能力，输注血液成分中的异体T淋巴细胞在受血者体内存活、分裂增殖,从而引起一系列免疫病理改变及临床表现。

2. 输入的淋巴细胞数量 异基因活性淋巴细胞输注的数量多少与 TA-GVHD 发生及严重程度密切相关,一次输入 10^6 个异基因 T 淋巴细胞,可能引起免疫缺陷者发生 TA-GVHD。输入异体淋巴细胞数量越多,TA-GVHD 病情越严重,死亡率越高。

血液成分如全血、悬浮红细胞、浓缩粒细胞(最常发生)等均富含活性淋巴细胞,具有诱发 TA-GVHD 的可能。通过白细胞过滤、洗涤等技术,可去除大部分白细胞,但残留淋巴细胞仍可导致免疫缺陷者发生 TA-GVHD,因此临床上推荐使用辐照血液成分。

3. 受血者 HLA 单倍型 TA-GVHD 也可发生于没有明显免疫缺陷的患者。一般见于 HLA 杂合子的受血者接受与其 HLA 单倍型基因完全相同的纯合子供者血液的情况下,供者表达的 HLA 也被宿主(受血者)表达,但宿主表达的 HLA 不完全被供者表达。这可能导致单向免疫耐受,即宿主免疫系统不攻击供者淋巴细胞,而供者淋巴细胞却破坏宿主组织。这种情况多发生于一、二级亲属间输血,其风险较非亲属间输血高数倍。

(二)临床表现

TA-GVHD 患者在输血后 4～30 天(中位数 8～10 天)发病,90% 以上病例在出现症状后 3 周内死亡。患者出现发热,然后皮肤损害,出现红斑丘疹,从面部和躯干开始,扩散到四肢。肝脏损害表现为肝功能异常、暴发性肝衰竭。胃肠道损害表现为恶心、呕吐、腹痛、腹泻等。骨髓三系受到抑制,粒细胞降低更显著,这也是促进脓毒症、念珠菌病和多器官衰竭,导致患者死亡的主要原因。TA-GVHD 发病较晚,病程呈进行性加重。

(三)诊断和鉴别诊断

诊断 TA-GVHD 基于特征性的临床表现和组织活检的病理结果。实验室数据显示全血细胞减少和肝功能异常。皮肤活检改变包括表皮基底细胞空泡化和单核细胞浸润。肝脏活检结果包括小胆管变性,门静脉周围单核浸润和胆汁淤积。骨髓活检表现为造血细胞减少,淋巴细胞增多,骨髓纤维化。在患者外周血或组织活检中发现供者来源的淋巴细胞或 DNA。

由于 TA-GVHD 较为罕见,临床表现复杂,症状不典型,且一般发生在输血后数天,容易被误认为患者原发病、药物副反应或是病毒感染所致。对于任何在输入非辐照血液成分(全血、红细胞、粒细胞或血小板)后 30 天内出现发热、红斑、血细胞减少、胃肠道症状和肝功能异常的患者,应考虑 TA-GVHD 的诊断。

(四)治疗和预防

大多数治疗效果非常有限,但仍然可以尝试使用糖皮质激素、抗胸腺细胞球蛋白、环孢素和生长因子等治疗策略。然而,TA-GVHD 的治疗难度较大,许多患者对这些治疗反应不佳,因此预防才是关键。所有的血液成分,包括红细胞、血小板、粒细胞、全血和新鲜血浆(非冰冻血浆),都含有可引起 TA-GVHD 的活 T 淋巴细胞。滤除白细胞不足以预防 TA-GVHD。辐照血液成分是唯一被广泛认可的预防方法,通常通过 X 射线或 γ 射线照射血液成分,由于电离辐射会对细胞膜的脂质成分造成一定程度的氧化和损害,并在储存过程中持续,因此推荐在使用辐照血液成分时,在输血前进行辐照。对具有免疫缺陷或接受移植治疗的高危患者,严格控制输血的适应证,也是一种预防措施。

九、输血相关呼吸困难

输血相关呼吸困难(transfusion-associated dyspnea,TAD)是指输血停止后 24 小时内发生的急性呼吸困难,同时排除 ATR、TACO、TRALI 等导致呼吸困难的其他原因。TAD 是一种相对较新的输血反应类型,是一种排除性诊断。

TAD 发病机制尚不明确。相较于红细胞和血浆,更常见于血小板的输注,发生率为 1/20 000。呼吸窘迫是最突出的临床特征,包括呼吸困难、呼吸急促或血氧饱和度低于

90%。TAD 症状出现时通常是轻微的,并在停止输血后迅速消退,很少需要呼吸支持。减慢输注速度和识别高危人群(如婴儿或合并肺部疾病者)有助于 TAD 的预防。

十、输血相关低血压

输血相关低血压(transfusion-associated hypotensive,TAH)是指在输血后突然发生的低血压,一般于开始输血的前 15 分钟内发生,成人收缩压至少下降 30mmHg 或降至 80mmHg 以下,可伴有面部潮红、心动过速、呼吸困难和腹痛等症状。血小板、红细胞及血浆等血液成分均可引起 TAH。

发病机制尚不明确,目前普遍认为由受者血液中的缓激肽引起。TAH 需与 ATR、AHTR、TRALI 和其他基础疾病相鉴别,以上疾病均可发生低血压,但 TAH 通常仅有低血压症状,无其他伴随症状,并且停止输血后低血压可迅速恢复。立即停止输血是治疗 TAH 的最快的方法。在绝大多数情况下,症状可迅速恢复。由于 TAH 的发生具有偶然性,通常没有 TAH 危险因素的患者可以继续输血。由于洗涤红细胞可以减少缓激肽,理论上洗涤红细胞可预防 TAH。

十一、铁超负荷

铁超负荷(iron overload),是由于多次输血导致体内铁负荷过重的一种输血反应。每毫升血约含铁 0.5mg,但是人体没有代谢过量铁的生理功能,如果长期反复输血(红细胞),会不可避免地引起体内铁负荷过重。可见于镰状细胞贫血、地中海贫血或其他慢性贫血疾病需反复输血的患者,通常发生于多次输血(10~20 次)之后。

人体过剩的铁沉积在网状内皮细胞和其他组织细胞中,如果不加以治疗,可能会引起肝脏、心脏和内分泌器官损害,导致肝纤维化、心律失常以及各种激素缺乏(包括肝硬化、糖尿病、性腺功能减退、垂体功能减退和骨病等),心力衰竭是导致死亡的主要原因。

定期评估肝脏和心肌的铁沉积,是监测铁超负荷进展程度和治疗效果的可靠方法。血清铁蛋白由于无法反映组织器官中铁沉积水平,对铁超负荷的评估效果不佳。在临床中,由于缺乏对于铁超负荷的认识及便捷有效的监测方法,铁超负荷的监测和治疗并不理想。目前铁螯合剂治疗是国际上公认的标准疗法,主要目的是防止组织中沉积过量的铁,从而避免组织器官损伤,降低发病率及死亡率。

第二节 感染性输血反应

一、概述

感染性输血反应(transfusion-transmitted infectious reactions,TTIR)也称为输血传播感染(transfusion-transmitted infection,TTI),是指输入含有病原体的血液而引起的感染或疾病。可通过输血传播的病原体包括病毒、细菌、寄生虫和其他种类病原体等。表 10-2 为输血传播感染与病原体。

自 20 世纪 70 年代以来,全世界为保证血液成分的安全性,在病原体检测及灭活等方面做了大量的工作,输血传播感染的发生风险已经远低于其他类型输血反应,但是仍然不能完全避免。在献血者感染病原体的窗口期采集血液,由于目前方法无法检测到血液中的微量病原体(尽管核酸检测和血清学检测可以将窗口期缩短到几天),受血者经输血感染病原体的风险仍然存在。此外,新毒株或突变株的出现,也为病原体的检测带来了难度。

表 10-2 输血传播感染与病原体

病原体	英文缩写	输血传播感染
病毒		
乙型肝炎病毒	HBV	乙型肝炎
丙型肝炎病毒	HCV	丙型肝炎
人类免疫缺陷病毒 1 型 /2 型	HIV-1/2	获得性免疫缺陷综合征（AIDS）
巨细胞病毒	CMV	巨细胞病毒感染
人 T 淋巴细胞病毒 Ⅰ/Ⅱ型	HTLV-Ⅰ/Ⅱ	成人 T 淋巴瘤 /T 细胞白血病 热带痉挛性下肢瘫（TSP） HTLV 相关脊髓病（HAM）
EB 病毒	EBV	传染性单核细胞增多症 EBV 感染
细菌		败血症或菌血症
寄生虫		
疟原虫	malaria	疟疾
弓形虫	toxoplasmosis	弓形虫病
其他病原体		
梅毒螺旋体	TP	梅毒
朊病毒	prion	变异克 - 雅病（vCJD）

二、输血传播病毒感染

（一）病毒性肝炎

病毒性肝炎的病原体有甲、乙、丙、丁、戊、庚型肝炎病毒（HAV、HBV、HCV、HDV、HEV、HGV）等，分别引起甲、乙、丙、丁、戊、庚型肝炎等疾病，其中乙型肝炎和丙型肝炎较为常见。各型病毒虽然在流行病学上各有特点，但都有类似的临床表现，如发热、乏力、食欲减退、恶心、黄疸、肝脏肿大、肝区压痛及肝功能异常等，鉴别主要靠血清标志物检查。

1. 乙型肝炎 乙型肝炎病毒感染是全球性的公共卫生问题，我国也是乙型肝炎的高流行区。乙型肝炎病毒（hepatitis B virus，HBV）是一种 DNA 病毒，主要传播途径包括血液传播、垂直传播和性接触传播三种。其中血液传播途径包括输血、污染的注射器、污染的外科器械，生活用品（如牙刷、剃刀）也可经破损处传染。HBV 感染后可表现为重型肝炎、急性肝炎、慢性肝炎或无症状携带者，其中部分慢性肝炎可演变为肝硬化或肝癌。

HBV 感染的重要实验室指标包括：①HBV 抗原、抗体检测，HBsAg、抗 HBs、HBeAg、抗 HBe 及抗 HBc；②HBV DNA 检测，是 HBV 早期感染的最直接证据；③肝功能检查，出现 ALT、AST 和血清胆红素等的改变。

2. 丙型肝炎 丙型肝炎病毒（hepatitis C virus，HCV）是一种具包膜的 RNA 病毒，分 6 个基因型，11 个亚型。HCV 感染呈全球性分布，其传播途径与乙型肝炎类似。HCV 感染引起的临床病程轻重不一，可表现为急性肝炎、慢性肝炎或无症状携带者。HCV 感染极易慢性化，演变为肝硬化和肝癌的风险较高。

HCV 感染常见的实验室检查包括：①HCV RNA 检测，平均窗口期为 7.4 天，是早期 HCV 感染的"金指标"；②抗 HCV 检测，抗 HCV IgG 类抗体是感染相对后期标志物，滞后于核酸检测结果 1.5～2 个月；③其他实验室检查，包括肝功能等检测指标。

（二）获得性免疫缺陷综合征

获得性免疫缺陷综合征（acquired immunodeficiency syndrome，AIDS）的病原体是人类免疫缺陷病毒（human immunodeficiency virus，HIV）。HIV 是一种具包膜的 RNA 病毒，属逆转录病毒科，分为 HIV-1 和 HIV-2 两型，目前世界各地 AIDS 多由 HIV-1 型所致，HIV-2 型则主要在西非流行。HIV 传播途径包括性接触传播、垂直传播和血液传播，病毒感染后破坏免疫系统，引起条件致病菌感染或恶性肿瘤。输入含有 HIV 血液成分感染 HIV 概率高达 90% 以上。

目前针对 HIV 感染的实验室检查主要包括 HIV RNA 和血清学 HIV 抗体检测。通过核酸检测，感染后 9 天左右即可检出 HIV RNA；通过灵敏度高的 HIV 抗体检测，可将原有的诊断窗口期从 3~4 周（仅限抗体）缩短至 2 周；核酸和血清学检测进行双重筛查，可将 HIV 窗口期缩短至 6 天。

（三）巨细胞病毒感染

巨细胞病毒（cytomegalovirus，CMV）是人类疱疹病毒属的一种 DNA 病毒。CMV 感染在人类非常普遍，正常人群中抗 CMV 阳性率高达 40%~90%。CMV 感染很少或不引起临床症状，但将含 CMV 的血液成分输给早产儿和 HSCT、器官移植、恶性肿瘤、AIDS 等免疫功能低下患者，可能引起 CMV 感染，出现发热、间质性肺炎、肠炎、心肌炎、脑膜炎、肝炎等，并可增加病原微生物感染的机会，严重者可导致死亡。

CMV 在体内分布广泛，唾液、尿液、精液、子宫颈分泌物、乳汁、血液及内脏器官均可存在。CMV 的传播途径包括垂直传播、性接触传播和输血传播等。预防输血传播 CMV 的措施包括：①输注 CMV 抗体阴性献血者的血液；②输注去白细胞的血液成分；③静脉注射 CMV 免疫球蛋白；④其他预防措施，如应用 CMV 疫苗等。

（四）人 T 淋巴细胞病毒感染

人 T 淋巴细胞病毒（human T-lymphotropic virus，HTLV）是一种具有包膜的 RNA 病毒，归属于人类逆转录病毒科，分为 HTLV-Ⅰ 和 HTLV-Ⅱ 两型。HTLV 患病率差异很大，在日本、加勒比地区及非洲（HTLV-Ⅰ）、美洲的一些本地人群中（HTLV-Ⅱ）存在局部高发流行区。我国 HTLV 感染率比较低。

HTLV 的传播途径包括垂直传播、性接触传播及输血传播等，感染后通常无症状。HTLV-Ⅰ 主要感染 CD4$^+$ T 细胞，感染者最终发展为成人 T 细胞白血病 / 淋巴瘤的概率很低（约几个百分点）。HTLV-Ⅱ 与疾病之间的关系尚不明确。

预防输血传播 HTLV 的措施包括：①输注去白细胞的血液成分；②输注储存时间≥14 天的血液成分；③在 HTLV-Ⅰ/Ⅱ 流行区，可考虑对献血者和血液成分进行 HTLV-Ⅰ/Ⅱ 抗体筛查。

（五）EB 病毒感染

EB 病毒（Epstein-Barr virus，EBV）是一种广泛存在的可经输血传播的病毒。它与传染性单核细胞增多症、非洲 Burkitt 淋巴瘤和亚洲鼻咽癌有关。越来越多证据表明，免疫功能低下者经输血感染 EBV 可致淋巴增生性疾病。

三、输血传播细菌感染

血液被细菌污染可以引起细菌性输血反应。血液的细菌污染受多种因素影响，如血液成分种类、保存温度及时间等。血小板更容易受到污染，这是因为血小板在（22±2）℃保存，并且保养液中的 pH 和高葡萄糖环境也很适合细菌生长繁殖。

（一）病因和发病机制

血液的采集、成分血制备、保存及输注等环节都可能发生细菌污染。可能的原因包括：

①献血者可能存在菌血症（无临床症状）；②采血时献血者局部皮肤细菌进入血袋；③输血器材存在细菌污染等。

（二）临床表现

细菌性输血反应的临床表现取决于污染细菌的种类、进入人体的细菌数量、患者原发疾病以及免疫功能状况等。输注受革兰氏阴性菌污染的血液成分，通常在输血30分钟后出现症状，重者输入10~20ml血后即可发生输血反应，主要症状包括面色潮红、寒战、高热、干咳及呼吸困难等。严重时可出现休克、急性肾衰竭及DIC。在全麻状态下的患者可能仅出现血压下降、手术创面渗血不止等体征而不表现出寒战高热。输注受革兰氏阳性菌污染的血制品发生输血反应的临床表现相对较轻，有时可无输血反应表现，有时仅有发热反应，这与革兰氏阳性菌不产生内毒素有关。

（三）诊断和鉴别诊断

细菌性输血反应的实验室检查主要包括直接涂片镜检和细菌培养。根据输血后短时间内出现高热、休克及皮肤黏膜充血等细菌性输血反应的症状、体征，结合实验室检查结果进行诊断。应与非溶血性发热反应（FNHTR）、急性溶血性输血反应（AHTR）等疾病相鉴别。

（四）治疗和预防措施

治疗措施包括：①立即停止输血，保持静脉通道通畅。②应用广谱抗生素。③治疗并发症，如急性肾衰竭、休克及DIC等。④对症支持治疗等。

预防措施包括：①选择一次性采血、输血器材。②采血、成分血制备、储存、运输及输注过程中严格执行无菌操作。③可疑细菌污染的血制品不得使用。④存在感染病灶的献血者应暂缓献血。⑤输血过程中应严密观察，必要时及时终止输血。

四、输血传播寄生虫感染

（一）疟原虫感染

疟原虫是疟疾（malaria）的病原体，可感染人类的疟原虫包括间日疟原虫、卵形疟原虫、三日疟原虫和恶性疟原虫。在全球致死的寄生虫病中，疟疾居第一位。其传播媒介为雌性按蚊，经叮咬人体传播；少数病例可因输入带有疟原虫的血液或经垂直传播后发病。疟原虫进入人体后在肝细胞内寄生、繁殖（红细胞外期），成熟后侵入红细胞繁殖（红细胞内期），因此所有含有红细胞的血液成分均可传播疟疾。无症状携带者是输血传播的主要传染源，献血人群中疟原虫隐性携带率在不同国家、不同地区存在很大差异。由于疟原虫在室温或4℃储存的血液成分中可存活1周，因此输注储存2周以上的血液成分可大幅降低其经输血传播的风险。

输血传播疟疾是通过输注含有疟原虫滋养体、裂殖体或裂殖子的血液成分所引起，临床过程与自然感染的疟疾有所区别，由于输入的疟原虫不能在肝脏定居，没有红细胞外期只有红细胞内期，所以不会因为潜伏在肝脏中的疟原虫再次进入血液循环而引起复发。实验室可通过血液涂片的显微镜检查、血清学测试及疟原虫DNA检测等手段辅助临床做出诊断。

预防输血传播疟疾的措施包括：①有疟疾病史者3年内不得献血。②输注4℃储存2周以上的血液成分。

（二）弓形虫病

弓形虫病（toxoplasmosis）是由弓形虫引发的一种人兽共患寄生虫病。弓形虫是细胞内寄生的原虫，可侵犯除红细胞以外的各种组织细胞。人、哺乳动物、鸟类、爬行动物均为中间宿主，猫科动物为终末宿主。弓形虫的传播途径包括垂直传播、消化道传播和接触传播等。输入含弓形虫的血液也可引起感染。多表现为隐性感染或携带者，在免疫功能低下时可引起中枢神经系统损害和全身播散性感染。实验室诊断主要包括病原学和血清学检测。

五、输血传播其他病原体感染

（一）梅毒

梅毒螺旋体（*Treponema pallidum*，TP）可通过性接触、垂直传播和输血等传播方式引发梅毒（syphilis）。梅毒螺旋体在体外生存能力较差，煮沸、干燥和一般消毒剂很容易将其灭活。一般认为其在4℃冷藏血液中3～6天失去活力，不再有传染性。目前通过输血传播梅毒的概率极低。

预防输血传播梅毒的措施包括：①对献血者进行常规梅毒血清学筛查；②输用储存一段时间后的血液成分。

（二）变异克-雅病

变异克-雅病（variant Creutzfeldt-Jakob disease，vCJD）的病原体是引起牛海绵状脑病（又称疯牛病）的朊病毒。朊病毒是具有感染性的蛋白粒子，通过激发细胞蛋白质发生构象改变而引起致死性神经系统疾病。人在摄入感染动物组织后发生感染，也可通过输血传播。vCJD主要发生在年轻人中，表现为精神异常和运动障碍等神经系统损害，并常伴有大脑中不寻常的斑块形成。目前为止，全球共报告病例200多例。

六、输血传播疾病的预防和控制

已报道的输血传播病原体还包括微小病毒B19、西尼罗病毒、登革热病毒、基孔肯雅病毒、嗜吞噬细胞无形体、巴贝虫、克氏锥虫等。此外，尚有许多微生物感染的疾病迄今没有被认识。因此应当高度重视输血可能传播疾病的危险性，采取有效对策，积极预防和控制输血传播性感染的发生，以保障临床输血安全。

预防及控制策略包括：①推进无偿献血宣教，严格筛选安全献血者；②加强血液成分从采集至输用全流程的质量管理；③严格筛检血液成分中相关病原标志物；④对血液成分进行病毒灭活；⑤合理用血等。

本章小结

输血是临床上的重要治疗手段，但任何血液成分都可能会给受血者带来输血风险，引起输血反应。输血反应分为感染性输血反应和非感染性输血反应两大类。

非感染性输血反应是与输血有关的非病原体引起的不良反应。按照输血反应的发生时间，分为急性输血反应和迟发性输血反应；按照输血反应有无免疫因素参与，分为免疫性和非免疫性输血反应。非感染性输血反应有溶血性输血反应、FNHTR、过敏性输血反应、输血相关急性肺损伤、输血相关循环超负荷、大量输血并发症、PTP、TA-GVHD、输血相关呼吸困难和输血相关低血压等。为预防非感染性输血反应，输血前须对患者及献血者进行免疫血液学检查，包括血型鉴定、意外抗体筛查和交叉配血试验等。

感染性输血反应也称为输血传播感染，是由输入含有病毒、细菌、寄生虫和其他种类病原体的血液而引起的感染或疾病。常见的输血传播感染有肝炎、获得性免疫缺陷综合征、梅毒和细菌感染等。此外，对当前国内外已知可能通过输血传播的疾病或新发现的输血相关传染病，如变异克-雅病、微小病毒B19感染、西尼罗病毒病、戊型肝炎等都应高度重视。

预防及控制策略包括：①推进无偿献血宣教，严格筛选安全献血者；②加强血液成分从采集至输用全流程的质量管理；③严格筛检血液成分中相关病原标志物；④对血液成分进行病毒灭活；⑤合理用血等。

（张鹏宇）

第十一章 临床输血管理与血液安全监测

通过本章学习，你将能够回答下列问题：

1. 临床输血实验室建立应当具备哪些条件？
2. 输血相容性检测主要包括哪些项目？
3. 为什么强调输血相容性检测的过程质量管理？过程质量管理如何实施？
4. 临床输血实验室室内质量控制具有哪些重要意义和特点？
5. 如何进行输血相容性检测的室内质量控制？
6. 输血相容性检测室间质量评价具有哪些重要意义和特点？
7. 如何实施输血相容性检测室间质量评价计划？
8. 临床用血管理的过程和内容是什么？
9. 临床用血管理委员会的职能和作用是什么？
10. 血液安全监测的内容和意义是什么？

临床输血管理是以关注患者输血治疗转归为目的，以节约人类稀缺资源、临床安全有效输血为原则，保证输血全程质量的管理过程，其内容包括输血前评估、输血指征控制、输血申请、输血相容性检测、血液储存与发放、输注过程的监护及输血后疗效评价等。

第一节　临床输血实验室质量管理

临床输血实验室（blood transfusion laboratory）是指在医疗机构输血科（血库）设置的实验室，提供临床输血服务的各级血站也可以设置，但必须符合相应的条件要求。质量管理是临床输血实验室管理极其重要的组成部分，是保证输血相容性检测及其他免疫血液学试验结果准确可靠的基本条件。临床输血实验室只有进行严格的质量管理，才能为患者提供安全的血液，保证输血治疗的安全、及时、有效。

一、临床输血实验室的基本要求

（一）临床输血实验室的任务和功能

临床输血实验室属于医学实验室范畴，除了常规开展红细胞相容性试验外，还可以根据医疗机构或采供血机构实验室条件和技术水平开展血小板相容性试验（血小板特异性抗原、HLA等相容性试验）、白细胞相容性试验（粒细胞特异性抗原、HLA等相容性试验）以及器官、骨髓移植配型。条件允许的实验室还可开展其他免疫血液学相关试验、血清学参比试验以及经相关机构授权的亲子鉴定试验等，以便为临床相关疾病提供实验室诊断依据，解决本实验室常规工作中或其他医疗机构输血科（血库）不能解决的血清学相关问题等。

（二）临床输血实验室设置的基本要求

无论是独立设置的输血科（血库）还是非独立设置的血库，都应当设置临床输血实验室。实验室建筑、设施和布局应当按照生物安全防护水平二级（BSL-2）的要求建设，应当根据承担的任务和功能进行合理的人员和设备配置以及质量管理。

1.临床输血实验室建筑、设施和布局的基本要求 临床输血实验室应参照《临床实验室管理》相关内容要求进行设置与布局。实验室应远离污染源，位于环境干净、采光明亮、空气流通、水电气供应充足的地点，并具备畅通的通信设施。建议临床输血实验室紧邻手术室、急诊科、ICU、血液内科等用血量大或常有紧急用血需求的科室。

2.人员 临床输血实验室人力资源配置应当数量适宜，能够满足承担的各项试验需要。临床输血实验室工作人员都应具备相应的学历和资质，以及业务技术水平和能力。实验室负责人员最好具备医学实验室相关专业高级技术职称，具有医学实验室工作经历和管理能力。负责临床输血咨询的人员宜具有输血医师资格、中级专业技术职称，且应有从事输血工作的经历。一般技术人员应具备医学或相关专业中专及以上学历和国家认可的卫生技术职称。

3.设备及物料 临床输血实验室设备配置应与所承担的试验项目相匹配。基本配置的设备应当主要满足红细胞相容性试验需要，至少包括：普通样本处理离心机、血型血清学专用离心机、显微镜、样本储存冰箱、试剂储存冰箱、低温样本储存冰箱、储血冰箱、融浆机、水浴箱、通信设备以及计算机系统等。关键设备最好配置2台，以供紧急情况备用。配备以上设备，实验室可通过手工完成输血相容性检测，满足输血科（血库）的基本工作需要。条件允许或输血相容性检测工作量较大的实验室，可以配置全自动血库检测系统，进行批量输血相容性检测，使试验标准化和自动化。

临床输血实验室应根据本实验室开展的项目准备适宜的物料，至少满足红细胞相容性试验的需要。这些物料主要包括：ABO血型鉴定试剂、RhD血型鉴定试剂、意外抗体筛查试剂红细胞、交叉配血试验试剂等。根据本实验室室内质量控制规则和方法，配置适宜的室内质控品，保证输血相容性检测的室内质量控制顺利实施。

4.质量管理文件 临床输血实验室应参照《临床实验室管理》相关内容制定相应的质量管理文件以及各项规章制度。

二、输血相容性检测过程控制

输血相容性检测控制参见《临床实验室管理》相关要求，通过对临床输血相容性检测的过程控制（process control）与管理，达到为患者提供安全血液的目的。

（一）基本原则

临床输血实验室应当建立方法和程序，进行输血相容性检测过程控制，其内容主要参见《临床实验室管理》。在物料控制方面，临床输血实验室使用的所有试剂及其他物料应当符合国家相关标准，必须"三证"齐全。抗A、抗B单克隆试剂，应根据《中华人民共和国药典（2020版）》规定进行抗体效价、特异性和亲和力测定。

（二）输血相容性检测的过程控制

临床输血实验室应当有效地控制输血相容性检测分析前、分析中和分析后的各项活动，从临床医生开具输血申请开始，到输血科血液发出结束。

1.输血申请和样本接收 临床医生根据患者病情需要决定进行输血治疗，首先应当征得患者同意，患者或被授权的亲属签署输血治疗知情同意书后方可进行。

2.输血相容性检测 部分内容参见第六章第二节中输血相容性检测要求。应建立ABO、RhD血型鉴定试验，红细胞意外抗体筛查试验和交叉配血试验的室内质量控制方法和规则，确保试验结果的准确、可靠。

（1）ABO血型鉴定：进行ABO血型鉴定时，最好采用试管法或柱凝集法，不宜使用玻片法。必须进行ABO血型正、反定型（新生儿除外），正、反定型结果一致方能确定血型。

（2）RhD 血型鉴定：目前市场提供的抗 D 试剂分为 IgM 型单克隆抗 D 试剂和 IgM＋IgG 混合型单克隆抗 D 试剂，使用后者结合间接抗球蛋白试验技术基本可以检测出目前已知的绝大多数 RhD 血型，包括弱 D、部分 D 等。受血者只需要使用 IgM 型单克隆抗 D 试剂做直接凝集试验，一般不需要做弱 D 确证试验。因为无论是弱 D 型还是部分 D 型的受血者只能输注 RhD 阴性的红细胞、血小板或全血。

（3）红细胞意外抗体筛查试验：试验应当能检出 IgG 类抗体，选用的筛查红细胞应表达在受检人群中具有临床意义的抗原。筛查红细胞应当在有效期内使用。

（4）交叉配血试验：进行交叉配血试验前，应当仔细核对输血申请单上的信息与受血者血样本试管标签上信息是否一致，核对无误后方可进行试验。临床输血实验室采用的交叉配血试验方法必须能够检测出 IgM 和 IgG 两种红细胞抗体，以证实 ABO 血型是否相同或相容，是否存在针对红细胞抗原 IgM 或 IgG 类的意外抗体。

（5）输血信息比对：临床输血实验室最好能建立计算机系统自动比对程序，以确保本次输血能与上次输血的相关信息进行精准比对，包括 ABO 血型、RhD 血型和意外抗体检测结果。通过比对可以有效发现临床科室样本错误或输血科登记错误。

（6）献血者血液血型复核：全血、各种红细胞成分发出前应当进行 ABO 血型复检，RhD 阴性的献血者红细胞成分应当进行 RhD 血型复检，必要时加做献血者意外抗体筛查。检测结果与血袋标签标识一致时，方可进行交叉配血试验。机采或手工采集的血小板发出前，应当进行献血者 ABO 血型反定型复检，必要时加做献血者意外抗体筛查。

（7）输血相容性检测注意事项

1）注意影响试验结果的重要环节控制，包括血清和红细胞比例、红细胞悬液浓度、试剂的选择和使用、试验温度和孵育时间、离心时间与速度、凝集强度或溶血现象等。

2）进行交叉配血试验时，应当由同一人完成整个试验过程。只有受血者和献血者 ABO 血型复核无误后，方可进行交叉配血试验。

3）对于 3 个月以前输过血的患者、妊娠 3 个月以上的孕妇、病史不清或不能提供相关病史者，应当使用输血前 3 天内采集的样本进行交叉配血试验。我国原卫生部制定的《临床输血技术规范》要求："受血者配血试验的血标本必须是输血前 3 天之内的。"国外要求 3～12 天内有输血史的患者，应当使用输血前 24 小时内采集的血液样本进行输血相容性检测。原则上进行交叉配血试验使用离体时间越短的血样本越好。

4）使用试管法进行交叉配血试验时，不得忽略观察盐水介质直接离心试验的结果。

5）发现意外抗体筛查阳性时，应当进行意外抗体鉴定，明确抗体针对的抗原，一般情况下选择相应抗原阴性的血液给患者输注。

6）拟发出的血液其血袋表面必须进行标签标识，标识内容主要包括受血者重要个人唯一性信息，以便护士在输血前进行核对。

3. 血液选择及紧急用血　患者输注的血液成分，最佳的选择是与自身 ABO 血型和 RhD 血型相同。在无法获得相同 ABO、RhD 血型的血液成分且不输血可能危及患者生命时，可以考虑相容性输注。一般情况下，输注相容的红细胞或血浆不影响疗效。相容性输注时，血型选择策略见第六章。

紧急输注未配合血液（urgent transfusion of uncrossmatched blood）是指若延误输血将危及受血者的生命安全，在未完成交叉配血的情况下，发出并输用同型或相容血液的应急措施。医疗机构应当制定程序，规范紧急用血。启动紧急用血程序前，临床医生要告知患者或其家属，并在病历中记录。ABO 血型未知的受血者只能接受 O 型红细胞；ABO 血型已知，但未能完成交叉配血试验时，受血者只能接受同型或血型相容的红细胞。在输血过程中，尽可能早地采集患者血样本，对已发出的血液尽快进行补救性交叉配血试验，并把试验结果尽快告知临床科室。如果发现某份血液与受血者不相容,实验室工作人员应尽快通知临床科室,立即终止该份血液的输注,临床医生应当依据患者是否出现急性溶血性输血反应来决定是否需要采取相应的治疗措施。

三、临床输血实验室室内质量控制

(一)临床输血实验室室内质量控制意义及特点

临床输血实践中,输血导致受血者死亡事件时有发生,虽然原因很多,但 ABO 血型不相容输注占很大比例。在欧美等国家发生 ABO 血型系统不相容输血的比例是 1:(12 000~135 000)单位红细胞,因此而造成受血者死亡的比例是 1:(800 000~1 800 000)单位红细胞。值得注意的是,ABO 血型不相容输血几乎都是人为错误造成的,临床输血实验室错误主要包括样本错误、试验错误、交叉配血单书写错误和发血错误等,占 ABO 血型不相容输血 30% 左右。Maurizio(2000 年)明确提出了"通过减少人为错误来增加输血安全"的观点。通过临床输血实验室质量管理和室内质量控制,可以有效防止或减少实验室人为错误的发生。

输血医学的学科特点,决定了临床输血实验室的质量管理与其他医学实验室相比有独特之处。例如,在紧急情况下输血,为首先保障患者生命权,可不经输血相容性检测直接发出血液,而这在其他任何实验室都是绝对不允许的;输血相容性检测主要是以细胞凝集试验为主,属于免疫学定性试验范畴,因此不能照搬生化、临床检验等实验室的定量试验质量控制方法和规则。依据免疫学定性试验的室内质量控制原则,临床输血实验室的室内质量控制主要是检测能力控制和特异性控制。检测能力控制是保证检出分析物中的最小值,对于输血相容性检测可以通过采用描述最大检测能力情况的判断标准来监测检测能力。在输血相容性检测中,由于交叉配血试验和抗体筛查试验不能监测特异性,所以不宜采用特异性控制,这种控制方法仅适用于血型鉴定试验。鉴于输血相容性检测的特殊性,室内质量控制应当贯穿试验全过程以及涉及的人员、设备、物料、试验方法和环境。通过完整的室内质量控制过程,保证试验结果的可靠性。

(二)临床输血实验室室内质量控制的实施

临床输血实验室的重要功能之一就是进行输血相容性检测,确保受血者能够输注安全的血液。因此,如何有效地控制输血相容性检测过程至关重要,包括试验涉及的操作人员、仪器设备、试剂、环境、方法和使用文件均应得到有效的控制,才能使试验达到预期的质量要求。临床输血实验室可以承担的试验很多,但这里仅重点讲述国内外通行的输血相容性检测的室内质量控制。

1. ABO 血型和 RhD 血型鉴定室内质量控制 临床输血实验室应当进行规范的 ABO 血型和 RhD 血型鉴定室内质量控制,确保试验结果的可靠。

(1)基本要求和试验方法选择:ABO 血型鉴定应当采用正、反定型。正定型使用单克隆抗 A、抗 B 试剂;反定型使用 A_1 型和 B 型试剂红细胞;当 A_1 和 B 细胞上的 D、E、C 抗原并非全部阴性时,应增加使用 O 型试剂红细胞。RhD 血型检测使用抗 D 试剂。当结果出现正、反定型不一致,进行补充试验例如 A 亚型鉴定、红细胞吸收放散试验、唾液血型物质检测后,有确凿证据证明是某种血型时,可发出血型鉴定报告。对于临床输血实验室而言,ABO 血型和 RhD 血型鉴定应当选择可靠、稳定、干扰因素少和易于标准化的试验方法,目前多首选试管法或柱凝集法。

(2)室内质量控制方法和规则:ABO 血型鉴定和 RhD 血型鉴定试验应当同时设置阳性和阴性对照,抗 A 与 A_1 型红细胞凝集,凝集强度≥+++,但与 B 型红细胞不凝集;抗 B 与 B 型红细胞凝集,凝集强度≥+++,但与 A_1 型红细胞不凝集。抗 D 与 RhD 阳性红细胞凝集,凝集强度≥+++，但与 RhD 阴性红细胞不凝集。控制抗 A 的检测能力是使用 A 型质控试剂红细胞作为阳性对照，使用 B 型质控试剂红细胞作为阴性对照；控制抗 B 的检测能力是使用 B 型质控试剂红细胞作为阳性对照，使用 A 型质控试剂红细胞作为阴性对照；控制抗 D 的检测能力是使用 RhD 阳性细胞做阳性对照，使用 RhD 阴性细胞做阴性对照。控制频率应当根据工作模式决定，手工 ABO 血型鉴定和 RhD 血型鉴定采用每批次设置对照的方法。使用全自动设备进行自动化 ABO 血型鉴定和 RhD 血型鉴定时，应当注意对照和待检样本同步检测。控制频率为每天 2 次，两次间隔时间应当根据实验室试验时间而定。ABO 血型鉴定试验时，为了防止由于溶血造成 ABO 血型的错误判定，推荐使用含有 EDTA 的红细胞悬液来稀释红细胞，用于反定型。对已确认存在自身冷凝集素或怀疑可能存在高效价冷凝集素的患者血样本，进行 ABO 血型和 RhD 血型鉴定试验时，应当进行患者自身红细胞对照。

仅由同一人单独完成 ABO 正、反定型试验，判读和发布血型鉴定结果，这种操作模式容易发生错误。可通过两位操作人员分别进行试验，然后相互核对试验结果以减少人为错误。手工进行 RhD 血型鉴定需要进行 2 次重复试验，采用与 ABO 血型相同的试验模式，可减少人为因素造成的血型鉴定错误，这种做法值得借鉴。使用全自动设备进行血型鉴定可以有效避免人为错误，出现混合外观设备难以识别时，应当使用人工肉眼判断，必要时补充使用手工方法进行血型鉴定试验，确保血型鉴定结果正确。

血型鉴定结果发布前，应了解患者是否有过往血型鉴定结果记录并进行比对，如果出现不一致，应当重新抽取患者血样本，再次进行血型鉴定。

2. 意外抗体筛查试验室内质量控制 国外报道意外抗体筛查试验假阴性率大约 0.5%～3.2%。为了避免或减少意外抗体筛查试验的错误，临床输血实验室应当建立有效的室内质量控制规则和方法，规范进行此项试验。

（1）试验方法选择：抗体筛查试验的方法很多，主要包括盐水介质法、间接抗球蛋白法（柱凝集法、固相凝集法等）、凝聚胺法、酶法等。目前国际公认的试验方法是间接抗球蛋白技术，鉴于这种技术的灵敏度和特异度，使用这种方法最有利于检测出具有临床意义的抗体。抗球蛋白试管法和柱凝集法两种方法的灵敏度基本相同，试管法需要洗涤红细胞和判读结果，操作较烦琐，但成本较低；柱凝集法操作简单、结果可靠，但成本较高。前者只能采用手工方法，后者可以采用手工方法或全自动设备。

（2）室内质量控制方法和规则：推荐的意外抗体筛查试验的质量控制方法要求在进行批量红细胞意外抗体筛查试验时，意外抗体筛查室内质控品设计包括阴性和高值及低值阳性质控品。①弱阳性抗体质控品凝集强度为 ++～+++；②推荐使用有临床意义的特异性弱抗体（如抗 Fy^a、抗 E、抗 c）为低值阳性质控品，以确保检测的灵敏度和试剂保存过程中红细胞抗原表达的完整性；③使用弱 IgG 抗 D 与 O 型 R_1R_1 或者 R_2R_2 细胞能够保证整个检测过程操作的正确性。无论使用手工方法还是全自动方法进行抗体筛查试验，都应遵循上述质量控制原则。进行意外抗体筛查试验时，一般不需要自身对照，可以在意外抗体鉴定试验时设立自身对照，以判断是自身抗体还是同种抗体或两种抗体同时存在。选择使用抗球蛋白试管法进行意外抗体筛查时，出现阴性反应结果，需要加入 IgG 抗体致敏的红细胞，重新离心，如果加入的红细胞凝集，表明试验结果可靠；如果加入的红细胞不凝集，必须再次进行抗体筛查试验，可以有效控制试管法洗涤红细胞过程的质量。批量进行意外抗体筛查试验时，可以根据本实验室制定的程序，按照一定规律选择本批内部分样本加入 IgG 抗体致敏的红细胞，进行控制。

检测出红细胞意外抗体后，应当进行意外抗体鉴定，以确定抗体针对的是何种抗原，选择缺少相应抗原的血液进行输血治疗，才能保证输血安全。进行意外抗体鉴定试验时，应当建立自身对照。自身对照阳性，应当进行直接抗球蛋白试验，直接抗球蛋白试验阳性，表明存在自身抗体，为了排除同时存在同种抗体的可能，应当进行吸收放散试验。

3. 交叉配血试验室内质量控制 交叉配血试验的方法很多。无论使用何种方法进行交叉配血试验，必须保证能够发现受血者和献血者ABO血型不相容和意外抗体导致的血液不相容。为了确保交叉配血试验结果能够达到预期的质量要求，应当开展室内质量控制。

（1）试验方法选择：交叉配血试验的方法很多，主要包括盐水介质法、间接抗人球蛋白法[低离子盐溶液法（LISS）、柱凝集法、固相凝集法等]、凝聚胺法、酶法等。应选择最敏感的技术和方法，以保证检出受血者体内存在的可破坏输入红细胞的各种同种抗体。目前国际上主要推荐使用经典的盐水介质直接离心加抗人球蛋白试管法或柱凝集法（含有抗人球蛋白试剂）进行交叉配血试验。柱凝集法的微柱内含有抗人球蛋白试剂，是一种抗人球蛋白试管法的替代方法，具有标准化、自动化，可批量试验的优点，已被广泛应用。

（2）室内质量控制方法和规则：临床输血实验室可根据各自使用的交叉配血试验方法、设备，工作量大小等综合考虑，建立符合自己实验室的交叉配血试验室内质量控制规则和方法。质控品设置应能同时检出ABO血型不相容和非ABO血型不相容。以往交叉配血试验主要是在室温下进行，为了避免自身抗体与同种抗体混淆，需要建立自身对照；现在由于广泛使用37℃条件下抗人球蛋白法进行交叉配血试验，不再主张使用自身对照。只有出现交叉配血不相容的情况下，才设立自身对照，以判别是否存在自身抗体。临床输血实验室应根据具体工作模式选择质控方法和规则。采用手工试管法进行单人份交叉配血试验的工作模式，可以在每天上午和下午试验前使用含有抗D质控血清（与抗体筛查试验要求相同，且呈弱反应）加试剂红细胞（RhD阳性）遵照标准操作程序（SOP）进行交叉配血试验。采用批量手工试管法、柱凝集法或使用全自动设备进行交叉配血试验的工作模式，应当每批次进行室内质量控制，质量控制方法及规则与单人份交叉配血试验的模式相同。无论采用何种工作模式，一旦出现失控的现象，立即停止试验，及时调查分析、处理并记录。

四、输血相容性检测室间质量评价

在实验室质量管理中，室间质量评价（external quality assessment，EQA）是重要内容之一，相关内容参见《临床实验室管理》。临床输血实验室通过EQA可以提高输血相容性检测能力，为临床安全输血奠定基础。

（一）输血相容性检测室间质量评价的发展、目的及作用

1979年英国开始开展国家血型血清学室间质量评价活动，1982年已初步确立输血相容性检测的室间质量评价计划，项目包括：ABO血型、RhD血型和红细胞抗体筛查试验；1984年同时把红细胞意外抗体鉴定也纳入了计划，形成了比较完整的输血相容性检测室间质量评价体系。2004年，WHO制定了《建立血型血清学室间质量评价计划指南》，希望通过这一指南指导如何去设计、计划以及开展国家血型血清学室间质量评价工作，建立血型血清学室间质量评价体系。

（二）我国输血相容性检测室间质量评价的特点及实施要点

1. 输血相容性检测室间质量评价特点 全国输血相容性检测室间质量评价工作由国家卫生健康委临床检验中心负责开展。血型室通过中国合格评定国家认可委员会（CNAS）认定符合ISO/IEC 17043:2023《合格评定—能力验证的通用要求》，同时依照CNAS-CL03《能力验证提供者认可准则》的要求制定输血相容性检测室间质量评价组织者工作程序与流程，以及参加者的流程。根据我国现阶段临床输血相容性检测实验室技术条件和检测状况，采用红细胞和血浆分样的质控样本（不可作为标准品使用）。

2. 输血相容性检测室间质量评价计划实施要点 输血相容性检测室间质量评价计划实施要点参见《临床实验室管理》制定,内容主要包括 EQA 靶值的确定、成绩判定与证书发放标准、结果反馈、样本检测要求以及不合格结果的分析与改进等。

五、监控与持续改进

监控与持续改进的具体内容参见《临床实验室管理》进行制定。

第二节　临床输血管理

一、管理依据

我国从 20 世纪 90 年代开始逐步建立了以《中华人民共和国献血法》为代表的一系列法律法规体系,临床输血相关的法律法规主要包括《医疗机构临床用血管理办法》《临床输血技术规范》等。

二、临床输血管理组织结构及功能

(一)临床用血管理委员会

1. 组织管理 委员会由主管院长、医务处、输血科(血库)、麻醉科及相关科室的主任或专家组成,负责指导、管理和监督临床科学合理用血。临床用血管理委员会每年应召开一次以上的工作会议。若遇特殊情况,可由主任委员或副主任委员召开临时会议,常设机构在医务处。

2. 委员会职能

(1)认真贯彻临床用血管理相关法律、法规、规章、技术规范和标准,制定本机构临床用血管理的规章制度并监督实施。

(2)评估确定临床用血的重点科室、关键环节和流程。

(3)定期监测、分析和评估临床用血情况,开展临床用血质量评价工作,提高临床合理用血水平。

(4)分析临床用血不良事件,提出处理和改进措施。

(5)指导并推动开展自体输血等血液保护及输血新技术。

(6)承担医疗机构交办的有关临床用血的其他任务。

(二)输血科、血库设置

医疗机构根据其临床输血业务需求设置输血科或血库。

(三)输血科、血库的任务

输血科或血库在临床用血管理委员会的管理架构内,在医院行政部门的指导和授权下,实施具体的输血管理工作。其工作内容决定临床安全有效输血开展的水平,同时工作内涵也对学科的发展意义深远。

(1)建立临床用血质量管理体系,推动临床合理用血。

(2)负责制订临床用血储备计划,根据血站供血的预警信息和医院的血液库存情况协调临床用血。

(3)负责血液预订、入库、储存、发放工作。

(4)负责输血相关免疫血液学检测:输血科(血库)应负责进行输血相关免疫血液学检测,即指红细胞、血小板和白细胞血型血清学检测的质量管理。

（5）参与推动自体输血等血液保护及输血新技术。

（6）参与特殊输血治疗病例的会诊，为临床合理用血提供咨询。

（7）参与临床用血不良事件的调查：输血不良事件包括输血管理中发现的不符合相关规定，可能引发输血安全的隐患或已导致发生输血安全的相关管理问题及严重输血反应。

（8）根据临床治疗需要，参与开展血液治疗相关技术：血液治疗相关技术包括血细胞分离，血液成分去除及置换，富血小板血浆制备、储存及应用等技术。

三、设备、设施环境管理

（一）设备管理要求

参见《临床实验室管理》。

（二）设施环境要求

具备与输血科、血库功能和业务相适应、布局合理的工作场所，并符合国家相关标准及生物安全要求。输血科工作区可根据实际工作需要设置如下室/区：入库前血液处置室、血液样本处理区、储血室、发血室、血型鉴定与配血室、血液治疗室、安全输血相关检测实验室、自体输血采集室、物料储存室、教学示教室、血液信息处理室、免疫血液学实验室、仪器分析室、资料档案室、污物暂存处置室等；生活区可根据实际工作需要设置如下室/区：学习室（小型会议室）、办公室、值班室、更衣室、卫生间、浴室等。

四、科室人员管理

输血科、血库由于其工作特殊性，对工作人员的责任心和风险压力的承受能力要求相对较高，人员配置应满足计划用血：输血申请审核，血液接收、储存、发放，受血者样本接收、检测，输血治疗，临床输血指导及质量管理等岗位的需求。

五、质量管理文件

（一）管理基本要求

输血科应建立并实施持续改进质量体系。质量体系和质量管理文件应覆盖临床输血的整个过程。

（二）质量管理内容

质量体系和质量管理文件参见《临床实验室管理》。

六、血液库存管理

血液库存在医疗机构绝不是一个被动的单纯仓库作用的储存模式。忽视对输血科血液库存问题的研究和管理不仅会影响医疗机构的正常运转，同时会对采供血机构献血者的动员招募及应急状态下的血液供应及库存预测产生连锁反应。

（一）优化血液库存要素

血液库存管理不仅仅是血液的出入库和储存温度的监控，更重要的是对血液库存的优化和血液短储存天数用出率的提高。其统计评价指标为储存天数用出率，短储存天数用出率越高，说明库存管理优化调控能力越好。库存优化的要素包括：安全储血量、用血调控、择期用血评估。如有条件，可通过人工智能、大数据模型进行库存管理。

1. 安全储血量 是指库存各型血液的最低储存量，该数量应能满足抢救时医疗机构向血站发出抢救用血申请后，至血站送血到达或取回血液，并完成输血相容性检测的时间段内对血液的需求。安全储血量一般不少于3天常规医疗用血量。

2. 用血调控 是根据申请用血的方式和病种对血液储存时间要求，调配相应血液。其原则是在保证治疗效果的前提下,按采血日期先进先出。

3. 择期用血评估 主要针对手术用血,是根据申请用血的单病种特性对医生申请用血的数量及对血液储存时间的要求进行测算,来确定由血站调配血液,平衡库存的评估手段。原则是按该病种既往用血数据统计的平均数和手术执行者的用血指征控制水平综合测算,再将全部备血总计后增加一个风险基数,确定为增加库存的血液数量和种类。

(二)血液预订、入库、储存

建立并实施血液预订、入库、储存管理程序,参见第六章第三节。

(三)血液储存的温度监控

建立并实施血液温度监控程序。储血冰箱应具有温度控制(或自动控制)记录和报警装置,其温度监控主要分为两大类,一是冰箱自备的温度显示和温度记录纸;二是单独安装的数字化温度管理系统。

七、临床输血相容性检测管理

输血相容性检测是临床输血前最后一个关键环节,质量水平直接决定输血安全,高质量的检测能最大限度地减少输血风险。检测结果对临床医生来说,即为确诊结果,其检测结果决定临床是否进行输血治疗,其结果的正确性决定临床输血治疗能否成功。

(一)管理基本要求

建立和实施输血相容性检测的程序。为确保输血安全有效,应根据临床诊断和治疗情况选择适宜的相容性检测项目和方法。常规选择输注全血及红细胞、白细胞、血小板、血浆等成分应进行 ABO 血型和 RhD 血型同型相容性检测。

(二)过程管理

建立和实施以下过程的管理程序:检测项目组合、受血者血样本采集与送检、血样本采集、样本的接收和保存、输血相容性检测、室内质量控制、检测报告签发、检测后样本的保存和销毁。

八、输血相容性检测实验室认可

实验室认可是自愿申请的能力认可活动,通过国家实验室认可的检测/校准机构,证明其符合国际上通行的校准与检测实验室能力的通用要求,这些机构所出具的报告/证书可在多个国家和地区得到互认。参与实验室认可有助于提高输血科管理水平和技术能力,打造规范化、标准化、国际化的输血相容性检测实验室。目前我国有较多输血科通过国际标准化组织的《医学实验室——质量和能力的要求》认可(简称 ISO 15189),少数通过了美国 CAP 认可。

(一)ISO 15189

2003 年 2 月,国际标准化组织制定了专门针对临床实验室的管理标准,即 ISO 15189,目前更新到 ISO 15189:2022 第四版。该标准从组织与管理、质量体系、文件控制、持续改进、人员、设施与环境、实验室设备、检验程序、结果报告等方面提出了 15 个管理要素和 8 个技术要素,这是专门针对医学实验室管理的第一个国际标准。

ISO 15189 规定了中国合格评定国家认可委员会(CNAS)对医学实验室质量和能力进行认可的专用要求,包含医学实验室为证明其按质量体系运行、具有技术能力并能提供正确的技术结果所必须满足的要求,是当前指导医学实验室建立和完善先进质量管理体系的最适用标准,也是实验室生物安全管理的重要依据。

(二)CAP

CAP 是美国病理学家协会(College of American Pathologists,CAP)组织的临床试验质

量认证计划,在全球被公认为是行业的"金标准"。CAP是针对医学实验室开展的一种国际项目认证,也是对实验室技术管理水平的全面认可,通过该认可意味着诊断质量与水准进入国际最高水平行列,并获得国际各相关机构认同。

第三节 血液安全监测

一、血液安全监测系统

(一)血液安全监测定义

血液安全监测(haemovigilance,HV)是血液质量管理的重要工具,是对输血链中所有与血液安全有关的不良反应、不良事件与幸免事件的相关信息进行持续、规范的收集、调查、鉴定、分析和报告的过程,以防止其发生或再发生。血液安全监测可以对血液安全进行客观评估和持续改进,确定事件的原因、后果、残余风险和变化趋势,通过早期预警以阻止或预防不良事件的发生或再发生,从而改善决策机制,并通过具有针对性和有效性的教育培训,指导输血链中实践的改进,促进血液安全。

(二)不良反应

发生于献血者或受血者,与献血或输血具有时序相关性的非期望病理生理作用。

1. 献血不良反应 献血不良反应(adverse blood donation reaction),也称作献血相关并发症,是极少数献血者在献血过程中或者献血后出现的穿刺部位局部出血、疼痛、过敏或者全身性血管迷走神经反应。

2. 输血反应 输血反应(定义见第十章)与输血具有时序相关性,可能是,也可能不是不良事件的后果。

(三)不良事件

对血液质量、献血者或受血者的安全,以及相关产品和人员的安全造成或可能造成危害的偏差事件。

1. 采供血不良事件 发生于输血链中采供血环节的不良事件,包括献血者健康检查、血液采集、成分血制备、血液检测、血液隔离放行、质量控制、血液保存发放与运输等环节。

2. 临床输血不良事件 发生于输血链中临床输血环节的不良事件,包括血液运输、血液入库及储存、输血前评估及输血申请、血液样本采集、实验室检测、血液发放、血液运送、血液暂存、血液输注、输血后处置与评价等环节。

(四)幸免事件

在造成实质性后果前被发现并纠正的非期望事件。

二、献血不良反应的监测

绝大多数情况下,献血是安全的,但个别献血者偶尔可能出现轻度献血不良反应,极个别可能出现较为严重的献血不良反应。血站医务人员应当对献血不良反应予以早期识别,及时处置,并采取有效措施消除常见的献血不良反应诱发因素,保护献血者的健康。其他相关内容参见第五章。

三、输血反应的监测

在患者输注血液或成分血过程中,输血反应的风险始终无法完全避免。因此,临床上正确处理、上报输血反应至关重要。一旦发生输血反应,临床治疗处理与调查上报应同时进行。做好输血反应调查处理记录与上报工作,有利于提高输血反应监测、调查处理、反馈、质量管理水平,进而降低输血反应对患者临床治疗的影响,为临床安全输血提供保障。输血反应的上报流程包括输血反应调查、输血相关性分析、严重度评估和报告上报。

(一)输血反应的调查

当实验室收到可能发生输血反应的通知时,技术人员应采取以下步骤。

1. 要求返回任何输注残留的血液成分和血袋、输血器,以及可能的细菌培养管或革兰氏染色管。

2. 要求采集输血后患者血液样本。

3. 对成分袋、标签、文件和患者样本进行文书检查。

4. 对输血后样本重复 ABO 血型检测。

5. 对输血前和输血后的样本进行肉眼观察,以寻找溶血的证据(如果存在 <50mg/dl 的血红蛋白,则可能看不到溶血)。

6. 对输血后样本进行直接抗球蛋白测试(DAT)。

7. 向输血科主任或血站相关人员报告结果,他们可能要求进行额外的调查或检测,要求隔离来自同一献血者采集的共同成分,或施加输血限制/指示。

(二)不良反应与输血的相关性评估

不良反应与输血的相关性分为 6 级。

1. 明确相关 明确证据证明不良反应的原因是输血,未发现其他原因。

2. 可能相关 证据清楚地支持不良反应的原因是输血,但其他原因不能排除。

3. 疑似相关 最可能是输血之外的原因引起不良反应,但输血不能排除。

4. 可能无关 证据清楚地支持不良反应是输血之外的原因,但输血不能排除。

5. 明确无关 充分的明确证据证明不良反应是输血之外的原因。

6. 无法确定 不良反应与输血的关系未知或无法判断。

(三)输血反应严重程度评估

输血反应严重程度共分为 4 级。

1. 非重度 需要治疗措施(如对症治疗),但未接受治疗不会导致永久性损伤或机体的功能受损。

2. 重度 与不良反应直接相关的住院治疗或住院时间延长,不良反应的后果导致患者永久或明显的残疾,或丧失工作能力,或必须药物或外科治疗,以避免机体的永久性损伤或功能受损。

3. 危及生命 输血后需要紧急救治(如使用血管收缩药物、气管插管、转入重症监护室)以避免死亡。

4. 死亡 受血者由于输血反应而死亡,仅适用于死亡与输血的相关性属于疑似、可能或明确的情况。如果患者发生了输血反应且出现死亡,但其死亡的主要原因是输血之外的原因,根据《血液安全监测指南》(T/CSBT 001—2019),不良反应的严重程度等级应按照与反应相关的临床情况给予恰当的分级。

(四)输血反应的上报流程

1. 医疗机构内上报流程 患者有输血反应时,临床医生应按输血反应回报制度处理。

(1)逐项填写输血反应调查处理表,内容至少包括患者姓名、性别、住院号、科室、年龄、血型、输血史、主要诊断、主要输血原因、输注血液品种、症状和体征与输血相关性、输血开始时间、严重程度、反应类型、反应发生时间、转归、原因分析。

(2)输血反应调查处理表送至输血科(血库)保存 10 年。

(3)输血科(血库)每月应对医院输血反应进行统计,并在年底对全年输血反应发生率进行分析,将结果上报给医疗机构的医务管理部门。如果怀疑输血反应与血站有关,应当书面报告给相关血站。

(4)医疗机构医务管理部门和输血科(血库)对输血反应评价结果的反馈率应为100%。此外,医疗机构医务管理部门还应每年向上级卫生行政部门上报医院输血反应的发生率。

2. 国家层面血液安全监测上报途径

(1)哨点单位自愿向中国输血协会血液安全监测专业委员会上报输血反应和不良事件。

(2)各联盟单位向中国血液预警联盟的"血液预警数据管理平台"上报输血反应。

(3)各医疗机构向"国家医疗质量(安全)不良事件报告与学习平台"上报不良事件(包括输血不良事件)。

四、国际血液安全监测现状

2018年全球血液安全数据库表明,49%的国家报告建立了国家血液安全监测系统。其中62个国家报告了临床输血的血液安全监测数据。

各国血液安全监测报告内容基本上都以临床输血相关事件为主要关注点。以具有代表性的英国和法国血液安全监测为例,英国输血严重危害(Serious Hazards of Transfusion,SHOT)报告重点关注临床输血相关的不良反应和不良事件,尤其是临床输血中的偏差,并通过对原因的分析和提出建议来促进实践改进。法国血液安全监测报告则重点关注献血不良反应和输血反应,此外也包括输血链中的偏差事件和献血后信息。

各国血液安全监测报告各有侧重,各具特色。英国和德国血液安全监测报告虽然同时包括献血者和受血者安全,但献血者安全内容比例较小。如SHOT报告仅包括少数严重及特殊的献血不良反应;德国血液安全监测报告则仅提及献血不良反应总体数据而未进行详细分析。澳大利亚血液安全监测报告缺乏全国血液发放、输注等基础数据,输血反应发生率难以计算和比较。日本血液安全监测报告2016年之前包括献血不良反应和输血反应,近年来则只包含输血反应。

建立健全血液安全监测系统和共享重要经验已是全球的共同需求。2009年,欧洲血液安全监测网络被升级为国际血液安全监测网络(International Haemovigilance Network,IHN)。国际范围血液安全监测和知识共享数据库包括但不限于IHN输血相关反应和事件监测数据库和WHO全球人源医疗产品监测数据库。

通报数据库(Notify Library)是一项全球联合倡议,由WHO和作为其合作中心的意大利国家移植中心共同发起,它以教学为目的支持共享已发表的监测数据。通报数据库是由国际专家、监管机构和临床医生组成的编辑小组收集和分析数据并能公开访问的数据库。该数据库不是一个安全监测报告程序,而是专家根据科学期刊和/或书籍中已发表文章的数据进行收集和评估的程序。对于每种不良事件类型,至少引用一个参考来源,该项目的国际专家提供结构化分析。此外,为促进全球血液安全监测工作,WHO于2016年发布了《建立国家血液安全监测体系指南》,2022年发布了《逐步实施血液安全监测用户指南》。

为了在全球范围内进行有意义的数据收集、分析和基准测试,血液安全监测必须"使用统一术语",使用标准的定义和术语来定义和报告不良事件。2014年许多组织包括ISBT、IHN、ARC、美国血液中心、Vitalant等共同努力对AABB和ISBT血液安全监测术语之间的差异进行了协调和统一,发布了第一项国际统一的AABB-ISBT献血并发症定义标准。2019年的国际血液安全工作组研制并验证了献血者不良反应严重程度分级评估方法。该评估方法与2014年AABB-ISBT标准定义一起用于献血相关并发症的评估,为献血相关并发症严重程度分级提供了客观的标准化框架。血液运营者联盟、欧洲血液联盟和IHN已正式认可这一评估工具。

五、我国血液安全监测现状和未来

（一）中国血液安全监测现状

中国正逐步推进血液安全监测工作。卫生部在 2000 年《临床输血技术规范》和 2006 年的《血站质量管理规范》等文件中，明确了"输血/献血不良反应和不良事件的监测和管理要求"。2012 年卫生部发布的《医疗机构临床用血管理办法》和国家卫生健康委 2022 年修订的《三级医院评审标准（2022 年版）》中明确了临床用血管理委员会和输血科在临床用血不良事件中的职责要求，也规定了临床科室发现输血反应的报告制度。国家卫生健康委的《临床用血质量控制指标（2019 年版）》中明确了"千输血人次输血不良反应上报例数"指标，以实现临床用血管理的持续改进。2021 年国家卫生健康委发布了《全国血站服务体系建设发展规划（2021—2025 年）》，明确提出要建设区域血液安全中心，负责区域内血液安全风险监测。并选择部分血站和用血医院作为监测哨点，开展对献血不良反应和输血反应的监测，建立监测报告工作制度，完善风险预警机制，最大限度降低血液安全风险。

中国输血协会血液安全监测专业委员会于 2019 年 5 月发布《血液安全监测试点工作招募书》，招募血液安全监测（HV）试点单位，以自愿、保密和非惩罚的原则开展试点工作。2019 年 7 月 1 日开始收集监测数据。截至 2023 年 12 月 31 日，共有 189 家医院和血站成为血液安全监测哨点单位，包括 94 家血站和 95 家医院，同时成立了 8 个 HV 区域中心开展区域血液安全监测工作。目前监测委已经发布 2020 年、2021 年、2022 年和 2023 年《CSBT 血液安全监测报告》。2023 年中国医学科学院医学与健康科技创新工程输血不良反应创新团队和输血不良反应研究重点实验室发布了《中国血液安全预警报告》。这些工作为提升我国输血治疗的安全性和有效性做出了积极的努力，进一步提高了我国血液安全的防控能力和水平。

（二）我国血液安全监测未来发展方向

当前我国血液安全监测体系正在进一步完善。未来需加强全国性监测网络建设，明确相关概念与标准，提升监测哨点的技术能力与数据质量，并通过培训与国际合作，推动监测工作的规范化发展。

1. 完善全国监测体系与标准化建设　未来需持续扩大全国血液安全监测网络的覆盖范围，整合采供血机构与医疗机构资源，建立统一的数据共享平台。同时，需进一步明晰监测术语与标准，与国际规范接轨，为大数据分析与国际交流奠定基础。

2. 强化技术能力与人才培养　通过系统性培训，提升监测哨点单位的技术能力，优化监测工具的应用，确保数据报告的准确性与完整性。加强专业人才队伍建设，推动血液安全监测领域的科研创新与实践转化。

3. 深化国际合作与经验共享　积极参与国际血液安全监测合作项目，借鉴先进经验，优化我国监测流程与评价体系。通过国际交流促进标准互认与技术合作，全面提升我国血液安全监测的国际化水平。

本章小结

临床输血实验室为医疗机构或采供血机构提供临床输血服务，主要承担输血相容性检测。实施临床输血实验室质量管理，重点应当对输血相容性检测过程进行有效的控制与管理。过程改变应当得到有效控制，试验过程应当能够完整地追溯，患者样本和发出的血液应当明确标识。临床输血实验室质量管理实施时，应当有效地控制试验过程中使用的资源，包括人力资源、设备、物料等，并采取室内质量控制、室间质量评价以保障试验质量。

　　输血管理是依托于国家法规架构，针对行业发展需要的一种持续改进的实践活动，是在确保安全有效输血前提下的临床用血质量管理体系的建立及持续改进。在质量体系建立的实践过程中，对实际工作中诸多环节现实问题的认识及现状的理性思索是输血管理的发展源泉。输血医学的专业特点，决定了输血管理在实现血液这一人类稀缺资源在临床治疗中做到针对适宜的患者、采用正确的血制品、在恰当的时机以适合的剂量进行输血这一安全有效输血目标中的作用和意义。

　　血液安全监测是血液质量管理的重要工具，建立健全监测报告工作制度，完善风险预警机制，将最大限度降低血液安全风险。

（黄远帅）

推荐阅读

[1] 中华人民共和国国家卫生健康委员会. 输血医学术语: WS/T 203—2020. (2020-04-23). http://www.nhc.gov.cn/wjw/s9493/202005/662fbf9a8800419d815a4a6f5950f33e/files/42352de25c0f465a9d192d50164f8b67.pdf.

[2] 中国医学装备协会. 去白细胞混合浓缩血小板的制备和质量控制: T/CAME 11—2020. (2020-02-13). https://www.ttbz.org.cn/Pdfs/Index/?ftype=st&pms=35907.

[3] 中华人民共和国国家卫生健康委员会. 输血相容性检测标准: WS/T 794—2022. (2022-01-21). http://www.nhc.gov.cn/wjw/s9493/202202/c889abbcce8e4bc38d5576ffe2589c48/files/a477b49948cb4faab7be6dabe95b9b16.pdf.

[4] 中华人民共和国国家卫生健康委员会. 全血及成分血质量要求: GB 18469—2012. (2012-05-11). http://www.nhc.gov.cn/wjw/s9493/201207/55380/files/a1bb8c98233146408357e804b09013b4.PDF.

[5] 中华人民共和国国家卫生健康委员会. 全血和成分血使用: WS/T 623—2018. (2018-09-26). http://www.nhc.gov.cn/ewebeditor/uploadfile/2018/10/20181025094534990.pdf.

[6] 中华人民共和国国家卫生健康委员会. 内科输血: WS/T 622—2018. (2018-09-26). http://www.nhc.gov.cn/ewebeditor/uploadfile/2019/01/20190110142329706.pdf.

[7] 中华人民共和国国家卫生健康委员会. 围手术期患者血液管理指南: WS/T 796—2022. (2022-01-21). http://www.nhc.gov.cn/wjw/s9493/202202/5e3bc1a664094da592bcb3e2e85efd34/files/93f67b893b634ca9be00020c08ce6ab4.pdf.

[8] 中华人民共和国国家卫生健康委员会. 儿科输血指南: WS/T 795—2022. (2022-01-21). http://www.nhc.gov.cn/wjw/s9493/202202/a180d07419e04584adf80165a33fac57/files/0d66dee7e82b4512b05792621ec85e1a.pdf.

[9] 中华人民共和国国家卫生健康委员会. 血液储存标准: WS 399—2023. (2023-09-05). http://www.nhc.gov.cn/wjw/s9493/202311/207be9b2786e45d299716c33621e2c1a/files/901214587ff94db4ac4c71c341c333da.pdf.

[10] 中华人民共和国国家卫生健康委员会. 血液运输标准: WS 400—2023. (2023-09-05). http://www.nhc.gov.cn/wjw/s9493/202311/9001a97c20574d699a5471b718c80afc/files/f0b806be312943ebb0e1755e5ac6ba2a.pdf.

[11] 中华人民共和国国家卫生健康委员会. 输血反应分类: WS/T 624—2018. (2018-09-26). http://www.nhc.gov.cn/ewebeditor/uploadfile/2019/01/20190110142653203.pdf.

[12] 中国输血协会. 血液安全监测指南: T/CSBT 001—2019. (2019-04-12). https://www.sbc.org.cn/upload/default/20190424/6c55472a56446bf1c51e942b10c61ad2.pdf.

[13] 杨成民, 刘洪, 赵桐茂. 中华输血学, 2版. 北京: 人民卫生出版社, 2021.

[14] 夏荣, 蔡晓红. 临床输血学检验技术: 案例版. 北京: 科学出版社, 2024.

[15] CONNELLY-SMITH L, ALQUIST C R, AQUI N A, et al. Guidelines on the use of therapeutic apheresis in clinical practice-evidence-based approach from the Writing Committee of the American Society for Apheresis: the ninth special issue. J Clin Apher. 2023, 38(2): 77-278.

[16] VALENTINE S L, BEMBEA M M, MUSZYNSKI J A, et al. Consensus recommendations for RBC transfusion practice in critically ill children from the pediatric critical care transfusion and anemia expertise initiative. Pediatr Crit Care Med, 2018, 19(9): 884-898.

[17] FOUKANELI T, KERR P, BOLTON-MAGGS P H B, et al. Guidelines on the use of irradiated blood components. Br J Haematol, 2020, 191(5): 704-724.

[18] ROSSAINT R, AFSHARI A, BOUILLON B, et al. The European guideline on management of major bleeding and coagulopathy following trauma: sixth edition. Crit Care, 2023, 27(1): 80.

[19] NEW H V，BERRYMAN J，BOLTON-MAGGS P H B，et al. Guidelines on transfusion for fetuses，neonates and older children. Br J Haematol，2016，175（5）：784-828.

[20] KILLICK S B，BOWN N，CAVENAGH J，et al. Guidelines for the diagnosis and management of adult aplastic anaemia. Br J Haematol，2016，172（2）：187-207.

[21] ESTCOURT L J，BIRCHALL J，ALLARD S，et al. Guidelines for the use of platelet transfusions. Br J Haematol，2017，176（3）：365-394.

[22] MURPHY M F，ROBERTS D J，YAZER M H，et al. Practical transfusion medicine. 6th ed. Hoboken，NJ：John Wiley & Sons，Inc，2022.

[23] CLAUDIA S C，MEGHAN D，SUSAN T J，et al. Technical Manual，21st ed. Bethesda：Association for the Advancement of Blood & Biotherapies，2023.

[24] SIMON，T L，MCCULLOUGH，J，SNYDER E L，et al. Rossi's Principles of Transfusion Medicine. 5th ed. New York：Wiley-Blackwell，2016.

[25] DANIELS G. Human Blood Groups. 3rd ed. New York：Wiley-Blackwell，2013.

[26] Educational modules on clinical use of blood. Geneva：World Health Organization，2021.

[27] 王庭槐，孔炜. 循环系统. 北京：北京大学医学出版社，2024.

中英文名词对照索引